> [新版]
> # 患者の権利オンブズマン勧告集
> 最新事例で検証する
> 患者の権利の現状

患者の権利オンブズマン
全国連絡委員会 編

明石書店

序文

　患者の権利オンブズマンは、WHO ヨーロッパ事務局が 1994 年に発表した「ヨーロッパにおける患者の権利の促進に関する宣言」が規定している、「患者が自己の権利が尊重されていないと感じる場合には、苦情申立ができなければならない」、患者は「自分の苦情について、徹底的に、公正に、効果的に、そして迅速に調査され、処理され、その結果について情報を提供される権利を有する」という理念を現実のものとする第三者機関たることをめざして、1999 年 7 月に福岡市で設立された特定非営利活動法人（NPO）です。

　以来 17 年あまり、患者の権利が真に尊重される医療の実現をめざして、苦情相談活動を中心としながら、福岡で活動を開始し、やがて関西、東京にも独立した組織による相談活動が開始され、九州では大分や熊本にも相談窓口ができました。残念ながら、ボランティアスタッフの不足から、関西の活動は中断せざるを得ず、大分の窓口も閉鎖することとなりましたが、患者の自立を支援する活動を、すべてをボランティアの手によって、継続しています。

　日常的な苦情相談活動に加えて、必要な場合には、相談者が相手方の医療機関から説明を求める場に市民ボランティアが同席する「同行支援」等も提供しています。これらの支援を経てもなお苦情が解決しない場合には、相談者からの苦情調査申立を受け、調査すべき事案であると判断すれば、オンブズマン会議が調査を開始します。具体的には、調査小委員会が、申立人だけではなく、相手方からも事情を聴取します。その上で、苦情の当否や患者の権利が侵害されているか否かについて検討し、オンブズマン会議メンバーの全員一致で調査報告書をまとめて、公表してきました。

　日頃の苦情相談を担当するのは、市民相談員と法律専門相談員（弁護士）ですが、苦情調査を行うオンブズマン会議は、相談担当者とは別のメンバーからなり、第三者として公平な観点から分析することを心がけています。歴代のオンブズマン会議メンバーの氏名や肩書も本書には収録されていますので、ご参照下さい。

この調査報告書は、冒頭に紹介したWHO欧州宣言をはじめとする患者の権利に関する国際準則にのっとって検討分析したもので、日常医療において、患者の権利が十分に擁護されるためには、具体的にどのような方法が講じられるべきかについて明らかにするものとなっています。

　さて、これらの調査報告書をとりまとめた最初の『患者の権利オンブズマン勧告集』が刊行されたのは2007年、同書には15件の報告書が収録されていました。その後現在に至るまで、九州で8件、東京で1件について調査報告書を公表してきました。

　また、2007年からは診療記録不開示苦情調査を開始しました。自分が受ける医療について正確に理解するためには、診療記録の開示を受けることが必要です。したがって、苦情相談ではカルテの開示を求めるように助言することもたびたびです。この間の患者の権利オンブズマンの活動をはじめとした患者の権利運動に加え、個人情報保護法が完全施行されるにあたり、厚生労働省が原則開示すべきとの指針を明らかにしたことなどから、今やカルテ開示は患者の有する当然の権利として広く認識されるに至っています。ところが、苦情相談ではカルテ開示を拒否されたというケースがいくつか見受けられました。そこで、不開示の場合に調査申立を受け、弁護士である法律専門相談員が調査員となり、相談者と共に相手方医療機関に出向いて事情を聞き、事実を確認し、その調査結果を受けてオンブズマン会議が不開示に正当事由があるか否かを判断して、なければ開示勧告を行うという仕組みを創設したのです。

　これまでに12件の調査が行われ、調査や勧告によってもなお開示を拒否した一例については、開示請求訴訟代理人支援により紹介した代理人弁護士による損害賠償訴訟が提起され、開示請求権を認める判決が確定しています。

　本書は、最初の勧告集の出版から10年の節目を迎えるのを機に、この間の活動成果を紹介するため、新版勧告集として企画されました。

　この10年の間には様々なことがありましたが、患者の権利オンブズマンにとって最も大きかったのは、NPO法人の初代理事長であった池永満弁護士が2012年12月に志半ばにして没したことです。1994年WHO視察の翌年に「ヨーロッパにおける患者の権利の促進に関する宣言」の翻訳権を獲得し、いち早く英文対訳リーフレットを公刊、その後、2年にわたるイギリス留学での「患者の苦情手続」に関する学びを経て、患者の権利オンブズマンを設立した

彼は、まさに、理論的にも精神的にもこの活動を牽引してきたかけがえのないリーダーでした。複数の困難ながんを患いながらも、患者の権利の確立に向けた発言や行動を続け、臨終を迎えることになった病床にあっても、最後まで自らの論稿をまとめ、重厚な『新患者の権利』という書籍に結実させて去りました。

本書に収められた第1102号事件の調査報告書が採択されたのは、彼が亡くなる年の7月7日です。奇しくも、末期がんのため緩和ケア病棟に移った患者に正確な情報が提供されず、かつ本人の願いに即した医療が提供されなかったために生じた苦情事案でした。調査小委員会からの報告書原案を受け、池永初代理事長が夜を徹して手を入れて完成させた報告書には、病院組織全体として患者の権利についての認識が不十分であったことが苦情の原因であること、末期がんの患者に対しても想定される予後について正確に情報提供すべきであることが指摘されており、その強い想いが伝わってきます。

本書にはまた、この報告書が採択された直後に福岡県太宰府市で行われた患者の権利オンブズマン全国連絡委員会主催のボランティア合宿における彼の報告が収録されています。インフォームド・コンセントを巡る裁判例についての分析報告を受けて、訴訟で問題となるインフォームド・コンセントは、法的責任追及のための理論であって、必ずしも医療現場におけるインフォームド・コンセント原則の前進をもたらすものではないと指摘し、他方で、患者の権利オンブズマンによる調査点検活動においては、インフォームド・コンセント原則が医療現場における患者の自己決定権の確立と促進を直接的に求める機能と役割を意識したものになっているとしています。

私たちがインフォームド・コンセント原則により実現しようとしているのは、損害賠償責任を回避するためのアリバイ的な「ICフォーム」の励行ではなく、患者の権利についての正しい理解に基づいた患者と医療者の対話の促進であり、患者のみならず医療者にとってもめざすべき医療を可能にする人権へのまなざしです。

合宿での最後の報告において、池永満さんは、医療現場において未だにパターナリズム医療が残存している背景として、わが国には患者の権利を保障する法律が存在していないことを指摘しています。NPO法人患者の権利オンブズマン及び患者の権利オンブズマン東京は、これまでも患者の権利を定める法

律の制定を呼び掛けてきましたが、2016年秋、患者の権利法をつくる会等が提唱する医療基本法骨子案の共同提案団体として、憲法13条、25条と医療関連諸法規をつなぐ理念法としての「医療基本法」において患者の権利を規定することをめざすこととなりました。

　法律によって患者の権利を定めることがどうして必要なのか、本書に収められた各報告書と、池永満さんの報告が、その理由を明示しているといえるのではないでしょうか。

　さて、私たちの活動は、すべてを熱心で献身的なボランティアのみなさんの力によってまかなっています。それぞれが自身の生活を営みながら、日々の研修や振り返りを欠かさず、取り組んでくださるボランティアの存在こそが、私たちの宝ともいうべきものです。これからも池永満さんの思いを引き継いだボランティアのみなさんと共に、「苦情が医療・福祉を変える」をスローガンに活動していきたいと思います。

2017年1月

　　　　　　　　　　　　　　　特定非営利活動法人 患者の権利オンブズマン
　　　　　　　　　　　　　　　　　　理事長　久保井　摂

[新版]
患者の権利オンブズマン勧告集
―― 最新事例で検証する患者の権利の現状

もくじ

序文 3

第1部　苦情調査

❶患者の権利オンブズマンが行う「苦情調査」 12
　患者の権利オンブズマン「苦情調査」 13

❷ NPO法人患者の権利オンブズマン　苦情調査申立事件 18
　①第０７０１号事件　産科 18
　　＊切迫早産予防のために入院していたのに、双児とも死産
　②第０７０２号事件　内科及び在宅酸素提供企業 35
　　＊在宅酸素療法の装置のトラブルに対し、メーカーと
　　　病院はきちんと対応してくれなかった
　③第０８０１号事件　腫瘍科 69
　　＊急性骨髄性白血病の患者が、臍帯血移植後にＧＶＨＤを発症して死亡
　④第１００１号事件　眼科 100
　　＊白内障手術直後より、様々な支障が発生
　⑤第１１０１号事件　産科 125
　　＊分娩待機中に胎児の心拍が消失して死産
　⑥第１１０２号事件　緩和ケア科 153
　　＊緩和ケア病棟で、患者の意思に反して行動抑制
　⑦第１２０１号調査事件　循環器科 172
　　＊受診の翌日に、患者が自宅で死亡
　⑧第１４０１号事件　消化器内科 197
　　＊死亡当日、医師の診察などの適切な対応がなかった

❸患者の権利オンブズマン東京　苦情調査申立事件 223
　①第３号事件　乳腺外科 223

＊医師から十分な説明を受けることができず、再建術式を選択することができなかった

4 インフォームド・コンセント原則を考える
～患者の権利オンブズマンの苦情調査事件から～　　池永満　　244

5 「医療機関における患者の権利規定の現状」に関する実態調査　　252

第2部　診療記録不開示苦情調査

1 診療記録不開示に対する簡易で迅速な調査勧告事業と相談支援事業　　262

2 NPO法人患者の権利オンブズマン 診療記録不開示苦情調査事件　　264

　①第07-1号不開示苦情調査報告書
　　独立行政法人 国立病院機構病院　　264
　②第08-1号不開示苦情調査報告書　病院　　266
　③第08-2号不開示苦情調査報告書
　　医療法人 社団ブックスクリニック　　273
　　第08-2号不開示苦情調査に関する判決　　275
　④第09-1号不開示苦情調査報告書　特別養護老人施設　　280
　⑤第09-2号不開示苦情調査報告書　病院　　282
　⑥第09-3号不開示苦情調査報告書　医院　　284
　⑦第11-1号不開示苦情調査報告書　婦人科クリニック　　286
　⑧第11-2号不開示苦情調査報告書　病院　　287
　⑨第13-1号不開示苦情調査報告書　歯科クリニック　　289
　⑩第13-2号不開示苦情調査報告書　医院　　291

⑪第14-1号不開示苦情調査報告書　　歯科医院　　　　　　　　293
　　⑫第15-1号不開示苦情調査報告書　　歯科医院　　　　　　　　295

オンブズマン会議メンバー名簿　　　　　　　　　　　　　　　　297
　　①　　NPO法人　患者の権利オンブズマン　　　　　　　　　　297
　　②　　患者の権利オンブズマン東京　　　　　　　　　　　　　300

全国の患者の権利オンブズマン組織紹介　　　　　　　　　　　　302

第 1 部

苦情調査

1 患者の権利オンブズマンが行う「苦情調査」

　患者の権利オンブズマンは、医療・保健・福祉・介護に関する患者や家族からの苦情や疑問等について面談相談を行っています。この相談・支援活動によっても苦情が適切に解決されない場合、患者・家族はオンブズマン会議に対して苦情調査の申立をすることができます。苦情相談と苦情調査は無料で実施しています。

　オンブズマン会議は、医師・看護師などの医療関係者、社会福祉関係者、弁護士、市民などで構成されており、患者・家族からの申立を受けて、苦情の調査・点検・勧告活動を行います。患者の権利オンブズマン全国連絡委員会は、2011年より「苦情調査ガイドライン案」の検討を重ね、2012年4月8日、苦情調査の目的や手続き等について詳細に説明する文書を確定しました。

患者の権利オンブズマン「苦情調査」

患者の権利オンブズマン全国連絡委員会

2012年4月8日制定

目　次
前文
第1　目的
第2　苦情の申立
第3　調査の開始・不開始の決定
第4　調査の実施
第5　事実認定
第6　苦情に対する判断
第7　調査報告書の作成
第8　調査報告書の通知と公表

前文

「患者が、自己の権利が尊重されていないと感じる場合には、苦情申立ができなければならない。裁判所の救済手続に加えて、苦情を申し立て、仲裁し、裁定する手続を可能にするような、その施設内での、あるいはそれ以外のレベルでの独立した機構が形成されるべきである。」

「患者は、自分の苦情について、徹底的に、公正に、効果的に、そして迅速に調査され、処理され、その結果について情報を提供される権利を有する。」

世界保健機関（WHO）ヨーロッパ会議が1994年に発した「ヨーロッパにおける患者の権利の促進に関する宣言」の本文は、この項で結ばれている。

患者の権利オンブズマンは、このWHO宣言が明確化した患者の苦情調査申立権に対応するために、施設外の独立した機構として設立された。患者の権利

オンブズマンのひとつの役割は、患者（保健・医療・福祉サービスの利用者）の苦情に基づいて事実を客観的に調査し、問題の所在を明らかにして、患者の権利を保障・促進するために適切な情報を提供することである。

第1　目的

　患者の権利オンブズマンの苦情調査は、当事者間の誠実な対話によってもなお解決できない場合に、第三者による客観的な事実調査を実施して、苦情発生の原因を究明するとともに、必要に応じ勧告・提言を行うことで、速やかな問題解決ならびに再発の防止に寄与し、さらには報告書の公表などにより、「苦情から学ぶ医療」を実現し、広くわが国の医療・福祉の質の向上と患者の権利の促進に資することを目的とする。

第2　苦情の申立

1　面談相談の後、記録検討や同行支援などを得て当事者による対話を行ったにもかかわらず解決を得られなかったとして、患者・家族から患者の権利オンブズマン会議（以下、オンブズマン会議という）に対する苦情の調査申立書が提出された場合には、これを受理することを原則とする。ただし、苦情調査は法律上の責任の所在を解明するものではないので、訴訟や損害賠償、謝罪などの交渉の支援を求める目的で調査の申立を行うことはできない。なお、相手方が同行支援を拒否するなど、相手方側の理由により、対話の機会が得られなかった場合は、苦情内容を勘案のうえ、苦情調査申立書を受理することができる。

2　患者本人による申立を原則とする。ただし、患者本人に申立をできない事情がある場合は、当該事情および本人と申立人の関係を勘案のうえ、本人以外による申立を認める。

3　申立がなされても調査を開始しないことがありうること、調査を開始した場合には申立人の有利不利にかかわらず、当事者双方に調査結果が通知されること、オンブズマン会議の決定には法律上の効力はなく、オンブズマン会議が表明する見解の実現や相手方の履行についても何らの保証責任を

有しないこと、調査結果は記者会見、ホームページ、出版物への登載などにより原則として公表されることなどを、調査申立時に説明し、文書で同意を得ておくものとする。

第3　調査の開始・不開始の決定

1　相談者からの苦情調査申立に対しては、オンブズマン会議が、調査開始決定・不開始決定を行う。
2　不開始が決定された場合には、その理由を付して申立人に伝える。

第4　調査の実施

1　調査にあたっては、患者に関する診療記録などの資料を収集し、公平な第三者として申立人と相手方から事情を聴取し、記録する。
　　もし相手方が聴取を拒否した場合には、相手方に対し、申立人の苦情に対する弁明の機会を自ら放棄することになること、苦情解決に非協力であった機関として機関名等を公表する理由になる旨を説明し、聴取に応じるよう再考を求める。文書での回答を含め相手方が調査への協力を拒否した場合は、相手方が苦情調査に対する一切の協力を拒否した事実を明記したうえで、入手できた情報及び申立人の聴取録のみに基づいて報告書を作成する。
2　医学的情報が必要とされる場合、医学文献、医療者等から専門的情報を収集し、参考意見を聴取する。また、必要に応じて、申立人家族や後医、メーカー等の第三者からの情報収集、意見聴取を行う。

第5　事実認定

1　苦情調査手続における事実認定は、争いのない事実に基づいて事実認定することを基本とし、争いのある事実については、それが苦情に対する判断を導く上で不可欠である場合を除き、真偽の判断を行わないことを原則とする。なお、事実に争いの存在することが苦情発生原因と関連するなど必

要な場合には、争いのある状態自体を事実認定することができる。
2 苦情調査において認定すべき事実は、「当該事実に照らせば患者の権利の侵害があるか、苦情を支持できるか」といった、苦情判断の前提として必要な範囲の事実である。当該苦情判断に必要ではない周辺事実についてまで認定することは、原則として不要である。

第6 苦情に対する判断

1 苦情に関する判断は、患者の権利を基準とする。権利の侵害があるか、侵害があるとまでは判断されない場合でも、権利擁護上、相手方に是正すべき点があるかという観点によって判断される。苦情調査の目的は、苦情の発生原因を究明して、当事者の権利を回復し、同種苦情の再発を防止することにある。したがって、客観的事実に基づく苦情原因の究明は、権利侵害の事実認定と一体となって進められる。さらに、原因究明と権利回復・再発防止のための提言・勧告の検討に際しては、申し立てられた苦情の根底に、患者や家族の抱える苦痛や葛藤が存在することを理解し、十分な配慮を行う必要がある。
2 苦情判断の基準となる患者の権利については、その内容および根拠を調査報告書に明示することを要する。患者の権利の存在に関して法令や判例が存在する場合は、権利侵害の判断基準として引用する。また必要に応じ、国際規約、条約あるいは国際機関の宣言も同様に判断基準として援用する。

第7 調査報告書の作成

1 苦情に理由があるか否かにつき判断をする前提となる事実認定、苦情に関し問題となった患者の権利および判断の理由を明示する調査報告書を作成しなければならない。
2 調査の結果、同種苦情の再発防止、医療の改善に必要と判断されるときは相手方に対して勧告を行う。勧告内容は調査報告書に明記する。
3 最終的な調査報告書は、オンブズマン会議の全会一致により採択されるものとする。

第8　調査報告書の通知と公表

1　調査報告書は、申立人、相手方の双方に通知する。
2　申立人の苦情を支持するか否かにかかわらず、苦情調査報告書は全て公表することを原則とする。公表に際しては、必要に応じ、個人情報の保護に配慮した公表用報告書を作成する。
3　調査報告書の公表は、記者発表、患者の権利オンブズマン・ホームページ、ニュースレターなどの方法により適宜行う。

以　上

2 NPO法人患者の権利オンブズマン苦情調査申立事件

①第0701号事件

産科

切迫早産予防のために入院していたのに、双児とも死産したのは何故か

　双胎妊娠において高い確率で発生する早産予防のため、子宮頸管縫縮術（妊娠19週）を受け順調に経過していたが、医師の勧めで切迫早産予防の安静目的で入院（33週6日）。安全な分娩に向けて治療を受けるための入院であったにも関わらず、入院13日後（35週5日）、2児共に死産に至り、母児の状態観察を含めた医療対応への不審と、死産の後に受けた医師の説明に納得がいかず、苦情申立に至った。

本ケースのポイント

　双胎妊娠における切迫早産予防のための入院中に予期せぬ2児共の死産に至った事案で、当時立法が目指されていた医療事故調査制度の対象となる「診療関連死」（第三次試案）にあたる医療事故である。

　医師は死産の原因は不明であると説明したが、法律上の責任の有無に関わらず医療事故の原因究明と再発防止は、安全な医療を受ける患者の権利に対応する医療機関の法令上の義務であるとして、本件事故の原因分析と再発防止策の確立に向けた作業を進めることを勧告し、その際に必要なポイントについても指摘した。

　また、相手方クリニックが、患者の権利オンブズマンの相談員による同行支援を受け入れず、苦情調査に対して過度に防衛的な姿勢をとったことについて、苦情調査申立権に対する無理解を示すものとして、苦情相談窓口の設置と苦情解決システムの構築を勧告した。

2008年4月20日

第０７０１号苦情調査申立事件

調 査 報 告 書

特定非営利活動法人
患者の権利オンブズマン
理事長　池永　満

目　次
第１　事案の概要
第２　調査の経過
第３　本件診療経過の概要
第４　申立人の苦情の内容と相手方の弁明
第５　患者の権利オンブズマンにおける判断基準と苦情の当否
第６　相手方に対する勧告と要望

第１　事案の概要

　申立人（当時35歳）は、双胎の切迫早産を予防するため相手方クリニック（福岡県所在）の勧めにより2007年（平成19年）３月29日（妊娠33週６日）から安静入院していたにもかかわらず、同年４月10日（妊娠35週５日）双児ともに死産するに至った事案につき、母体や胎児の健康状態に関する観察を含めた医療対応と、死産後の相手方医師から受けた説明内容等に納得できず、同年12月５日付けでNPO法人患者の権利オンブズマンに対し苦情調査の申立をなしたものである。

第2　調査の経過

1　オンブズマン会議定例常任運営委員会（2008年1月6日）は申立人からの苦情調査申立を受理し調査を開始することを決定するとともに、4名のオンブズマン会議メンバーと1名の法律専門相談員からなる調査小委員会を発足させた。

2　調査小委員会は、同年1月14日（調査方針の検討並びに申立人とその夫の事情聴取）、同月24日（産科専門医からの参考意見聴取）、2月9日（相手方クリニックへの聴取内容の検討）、3月19日（相手方クリニックの事情聴取）、同月27日（調査報告書案作成にむけての検討）など、関係者に対する事情聴取の機会を含め6回にわたり調査小委員会を開催した。

　その間並行的に、専門医の意見を参照しつつ、申立人が相手方クリニックから入手した診療記録並びに医学文献等の検討をすすめ、これら調査結果を集約してオンブズマン会議（2月3日）、同常任運営委員会（3月2日）に調査結果の概要を報告するとともに、4月6日のオンブズマン会議に調査小委員会としての調査報告書を提出した。

3　オンブズマン会議（2008年4月6日）は、調査小委員会から提出された報告書等を審議し、基本的な視点について承認するとともに、オンブズマン会議における議論を踏まえて補充調査を行った上で常任運営委員会による最終報告書案のとりまとめを行い、オンブズマン会議メンバー等への再度の意見集約を経て、4月20日、全会一致により本調査報告書を採択した。

第3　本件診療経過の概要

1　申立人は7年前に自然分娩で男児を出産している経産婦で、2006年（平成18年）9月11日、相手方クリニックを受診して妊娠が確認され、10月17日一卵性双胎であると診断された。

2　相手方医師は、申立人に対し、双胎妊娠の場合に高い可能性で発生する早産を予防するため子宮頸管縫縮術（以下「シロッカー術」）を実施することを勧め、申立人は、同年12月15日から22日まで相手方クリニックに入院し、その間の同月16日（妊娠19週1日）に同手術を受け、その後、順調に妊娠

を継続していた。
3 申立人は、相手方医師の勧めに従い切迫早産防止のため2007年（平成19年）3月29日（妊娠33週6日）、相手方クリニックに安静入院した。
　相手方クリニックが入院時に示した治療計画は、同年4月24日（37週4日）まで妊娠を継続した上で帝王切開術により分娩するというものであった。
4 申立人は、前記入院時より下肢浮腫が著明で手のこわばりや腹壁の緊張が強く、断続的に頭痛や目眩、動悸、目のチカチカ感、鼻血などの訴えがあったため、相手方クリニックにおいては、入院翌日の3月30日から張り止めのためリンドルフ（切迫早産治療薬）の点滴を開始した。頭痛の訴えや高血圧、全身浮腫が著明に観察されるようになった4月4日からは血圧抑制のためマグネゾール（鎮痙剤）の点滴も併用された。
5 そうした中で4月9日（35週3日）の朝に至り、申立人は、それまで頻繁に感じていた双胎のうち一人の胎動が少ないことに気づき、午後5時の医師検診時には便秘、腹痛、息苦しいこと等を訴えたが「双子のため」と説明がなされた。さらに午後8時の看護職員の回診時には、腹痛が激しく腰も痛くて寝返りも出来ず、胎動も少ないこと等を訴えた。（但し、この項に記載している患者の訴え等は医療記録には記載されていない。）
6 翌4月10日（35週4日）午前0時以降における申立人の訴えと看護職員などの対応経過は以下のとおりであり、看護記録等の記載内容もほぼ一致している。
　① 午前0時00分：「便出さないと苦しくてねむれない、トイレ行くも力めず。」と訴え。モニターも下腹はりで付けられない。「Dr報告。医師指示にて、浣腸実施（反応便少）」
　② 午前0時40分：「Dr報告。医師指示でアローゼン（下剤）1包水分多めで内服」
　③ 午前2時00分：「時々グル音しているが、便意（－）座位のまま横にならず、腹はり時々」「Dr報告」
　④ 午前3時30分：「腹満感かわらずと、椅子に座っている……」
　⑤ 午前5時00分：（申立人によれば）看護職員に足を持ち上げてもらったが動かすと激痛が走り、筋肉が動かず切れているような感じあり。看護記録

では「時々腹部キューンとする感じ　下腹部張った感じかわらず　筋肉痛（＋）　背中も痛む」
⑥　午前5時30分：「息苦しい。座位のままでいる。」「O₂（酸素）吸入 3〜4 リットル開始」「O₂開始後少し楽になりました。と」
⑦　午前9時10分：「Dr訪室　<u>NST</u>装着」（下線部は当方付記）
⑧　午前10時20分：「分娩室へ移動　<u>NST</u>にて心拍とれず」（前同）

　　〈下線部の注記〉
　　　NST（non-stress test）は、胎児死亡の危険を避けるために、一過性頻脈の振幅により胎児の健康状態を把握する検査法であり、「NSTによる診断（判定基準）にて、"non-reassuring fetal status"（胎児仮死と評価できる心拍の状態）と診断されたら、可及的速やかに妊娠の中断を行う」とされている。（『標準産科婦人科学』第3版331頁）

7　4月10日の午前9時（前日9日17時の診察から16時間ぶりに）病室を訪れた相手方医師の診察を受けて以降の措置状況について、看護記録上は前述の⑦⑧のように極めて簡潔な記載にとどまっているが、申立人は次のように述べている。

　　「そんなにきつかったら17日にする？　それとも妊娠やめますか？」と聞かれ、意味が分からず「どういうことか」と応えていた申立人の様子を見て、相手方医師が駆け寄り脈を確認してNSTの装着を指示するとともに「今日オペをする」と言われた。

　　NST装着後、胎児1人の心音が確認できないようで、針の山が波になっていた。緊急手術が決まったが、連絡を受けて手術前に到着した申立人の夫に対しては、「1人は死亡しており、もう一人も危ない」との説明がなされた。

　　なお医師記録によれば、4月10日の経過は「（35＋4d）昨夜より便秘（＋）ではり（増強）　NST装着」で始まり、午前9時50分：「本日Ope（pm）へ」、午前10時30分：「胎児心拍がとれないとの事→USTにて確認すると　第2子　心拍（−）」午前11時23分：「両児とも死産となる」と記述されている。さらに死産の原因に関しては「今回の進行の早さから見て早剥が一番疑われる。」と記述されている。

8　手術後、相手方医師から申立人の夫に対し「死因不明」であることが告げ

られ、解剖するかどうかの意思確認がなされたが、申立人の夫から看護職員を通じて「解剖しない」との回答がなされたため実施されなかった。

第4　申立人の苦情の内容と相手方の弁明

1．苦情発生の経緯

　申立人は、死産後も相手方クリニックにおいて入院治療を続け、2007年4月17日に退院したが、入院期間中である4月13日相手方医師に対して死産の経過を尋ねた。

　相手方医師は、「腹痛は陣痛ではない。早期胎盤剥離も考えられるが、出血もなく子宮・胎盤・羊水もきれいな状況だった。へその緒にも問題なかった。胎児にも見たところ何の異常もなく、死因は原因不明である」と説明した。その上で「朝一で緊急手術をしておけば一人は助かっていたかもしれないのに救ってあげられなくて申し訳ない」と述べた。

　申立人は、退院後の同年5月10日、相手方医師に死産の原因等につき再度説明を求めたが、「母体の痛みは早期胎盤剥離でも陣痛でもなく、胎児の死亡は循環器系の急変ではないか」と言われた。また「母体の腹痛・呼吸困難については原因不明」と説明された。2度の説明内容の食い違いに納得できなかった申立人は、同年10月15日、患者の権利オンブズマンに苦情相談を行い、オンブズマン相談員の同行支援を受けて相手方クリニックからの説明を求めようとしたが、相手方クリニックから相談員の同行を拒否されたため、同年11月12日、申立人と夫のみで説明を受けた。

　しかし、やはり医師の説明に納得できなかったため、前述のとおり、同年12月5日、患者の権利オンブズマンに対し本件苦情調査の申立を行うに至ったものである。

2．申立人が調査を申し立てている苦情の内容

　①双子の死産について明確な説明がなされていない。
　②申立人に対するマグネゾール投薬等の処置について十分な事前説明がなされていない。
　③申立人の急変に対して十分または適切な処置がなされていない。

④医師が入院患者の様子を十分に確認していない。

3. 相手方医師が行った弁明の概要
（1） 苦情①について
　ア　早期胎盤剥離については、母体の経過や今回の経過の進行の早さから一番疑われるが、子宮・胎盤・羊水等に早期胎盤剥離の兆候は見られなかったので断定できない。
　イ　従前、申立人に対し死因として説明した「循環器系の急変」の意味は胎児や胎盤等を含む意味で用いており、具体的な部位は特定できないが、かかる循環器系の異変が早期胎盤剥離の原因となった可能性もあるという趣旨である。
　ウ　マグネゾールの副作用については、副作用が出ないよう少量の使用に止めており、胎児死亡の原因ではない。申立人の息苦しさ等の症状についても、血中酸素濃度は保たれており心拍等の数値も正常であったので、マグネゾールの副作用とは考えない。
　エ　双胎間輸血症候群（TTTS）については、双子の妊娠は一絨毛膜二羊膜であったが、双子の発育差・羊水量に差がないため考えにくい。（娩出された双子の血色が異なっていたことについては）確認していないが、死亡時期が異なれば血色も異なるであろう。
（2） 苦情②について
　　　マグネゾール等の投薬やシロッカー術等の施術に際しては、その目的や大まかな副作用・合併症について説明を行っており、説明の内容も他の患者と同等に行った。なぜ説明不足と言われるのか分からない。
（3） 苦情③④について
　ア　4月9日午後5時の時点では、申立人には子宮収縮もなく、コントロールは良好であり切迫した状況にはなかった。それ以降も排便困難、筋肉痛、そして朝方に息苦しさの訴えはあったが、これらの症状は、増大した子宮による膨満感・圧迫痛による症状で、妊娠後期に多く見られるものであり、妊娠が終息に近いことを示すものではあるが、母体や胎児にとって緊急を要する事態ではない。
　イ　看護職員から医師に対する報告については、看護記録記載の午前0時、

午前0時40分、午前2時に便秘等に関する報告があったことに加え、看護記録にはないが午前5時30分の酸素投与についても事後報告があった。
ウ　10日午前9時頃の、申立人とのやり取りについては、あまり記憶に残っていないが、午前9時の段階では緊急を要する状況とは考えなかった。

第5　患者の権利オンブズマンにおける判断基準と苦情の当否

1．医療機関における安全管理体制確立に関する法律上の義務

　医療事故を減少させ、患者の安全を確保することは、21世紀における我が国の医療における喫緊の課題である。患者・市民団体等から患者の「安全な医療を受ける権利」が強く主張されているにとどまらず、2006年（平成18年）に成立した「良質な医療を提供する体制の確立を図るための医療法等の一部を改正する法律」などによる医療法改正等が行われ、既に施行されている（平成18年6月21日公布、平成19年4月1日施行）。

　即ち、改正医療法は第6条の10において「病院、診療所又は助産所の管理者は、厚生労働省令で定めるところにより、医療の安全を確保するための指針の策定、従業者に対する研修の実施その他の当該病院、診療所又は助産所における医療の安全を確保するための措置を講じなければならない。」としており、それを受けた医療法施行規則の第一章の二「医療の安全の確保」第1条の11は「病院等の管理者は、法第6条の10の規定に基づき、次に掲げる安全管理のための体制を確保しなければならない。

二　医療にかかる安全管理のための委員会を開催すること」
を義務づけている。

　さらに、2007年（平成19年）3月30日付け厚労省医政局長通知では、上記の委員会が満たすべき基準を定めているが、そのひとつとして、「ウ、重大な問題が発生した場合は、速やかに発生の原因を分析し、改善策の立案及び実施ならびに職員への周知をはかること」をうたっている。
（以上の下線は全て当方が付記したもの）

2．相手方クリニックにおける本件事案の事故原因解明責任

　本件は、双胎妊娠における切迫早産を避けるために、申立人が相手方クリ

ニックにおいて安静目的で入院し、双胎の安全な分娩にむけて治療を受けている最中に、双児ともに予期せぬ死産に至ったものであり、いわゆる<u>「診療関連死」</u>の概念にあたる医療事故である。

　〈下線部の注〉
　　現在厚労省のもとで検討され、近日中の立法が予定されている「医療の安全の確保に向けた<u>医療事故による死亡</u>の原因究明・再発防止等のあり方に関する第三次試案」（平成20年4月3日付）では「診療関連死」として届け出るべき事例（医療事故）を次のように定義している。なお、これは医療法施行規則第9条の23が、特定機能病院等に対して医療事故情報として報告義務を課している医療事故の範囲に関する規定と同趣旨である。
　①　誤った医療を行ったことが明らかであり、その行った医療に起因して、患者が死亡した事案（その行った医療に起因すると疑われるものを含む）
　②　誤った医療を行ったことは明らかではないが、行った医療に起因して、患者が死亡した事案（<u>行った医療に起因すると疑われるものを含み、死亡を予期しなかったもの</u>に限る）
　（下線部は当方が付記したもの）

　このような医療事故を減少させ、医療の安全性を高めるために、医療機関は、その法律上の責任の有無にかかわらず、事故原因を究明して再発防止策をとる必要があり、これは「安全な医療を受ける患者の権利」に対応する医療機関の基本的な責務である。
　なお、前述の改正医療法施行規則は、入院ベッドを有する全ての診療所を対象として、重大事故が発生した場合に原因を究明するとともに再発防止策を確立することを義務付けたものであり、昨年（2007年）4月1日から施行されている。
　従って、相手方は、昨年4月10日に発生した本件医療事故に関して、その原因を究明して再発防止策を講じる法律上の義務がある。
　ところで、申立人が抱いている第一の苦情である「双子の死産について明確な説明がなされていない」という趣旨は、安全に分娩するためにこそ相手方クリニックに安静入院していたのに、どうして双子の死産という最悪の事態になったのか（事故原因の究明）、どうすれば今後、このような事故の再発を防止できるのかという問いかけに他ならない。相手方クリニックにはこれに応える

法律上の義務が存すると言わなければならない。

　なお事故原因の究明は「死因の究明」と同一ではない。勿論、死因が究明されることにより事故原因が判明する場合もあるが、死因が特定できなくても事故原因が解明でき、同種事故の再発防止策を確立できる場合も少なくない。

　そうした観点から、相手方の弁明内容を検討した場合、相手方は死因が不明であるということを言うのみで、双子の死産という重大な医療事故をもたらした原因の究明を行っていないのではないかとの疑いを抱かざるを得ない。

3．双胎妊娠に於ける切迫早産に対する治療方針についての検討

　早産（妊娠22週以降37週未満分娩）は、単胎の約5％、双胎の50％に起こるとされており（『今日の治療指針』2005年版892頁）、切迫早産とは早産に至る危険性の高い状態を言う（『今日の治療指針』2006年版917頁）。

　また多胎妊娠では流産及び早産が起こりやすく、胎児数と妊娠持続期間（週）の関係についての日本産科婦人科学会周産期委員会報告（1995年）によれば、単胎は39週、双胎が35週、3胎は33週とされている。なお、双胎では単胎妊娠に比べて周産期死亡率が約4〜6倍にも増加し、双胎における一児死亡は他児の死亡につながる危険性が高いことも指摘されている（『標準産科婦人科学』第3版335頁、2006年刊）。

　そうした状況を踏まえて、早産（切迫流産を含む）に対する治療方針は「妊娠の継続が母児の健康に支障を与えない限り、妊娠期間の延長に努める」こととされており、妊娠期間延長の目標として「第1目標は、児の救命可能な妊娠25週頃、次は神経学的後遺症が減少する27週頃、そして胎児肺成熟の得られる妊娠34週頃を当面の最大目標とする」とされている（『今日の治療指針』2006年版917〜918頁　但し、下線部は当方で付記したもの）。

　ところで、本件死産が発生した時点での申立人の妊娠期間は35週4日であるから、既に文献の示す最大目標とされている34週を超えていた。結果論ではあるが、仮に35週に入った段階で速やかに帝王切開による娩出が行われていたとすれば、元気な二人の赤ちゃんが誕生していた可能性も小さくなかったであろう。

　もとより安全に妊娠が継続されうるならば、文献上、「当面の最大目標」とされている34週を超えて以降も、出生後の子どもの成長を考え、少しでも長期

間妊娠継続を維持するという治療方針自体を一概に否定することはできないであろう。相手方クリニックにおいては、前述のとおり申立人入院時の治療計画において、34週を3週上回る37週という長期の妊娠期間の継続を目標として設定していた。

　この点に関しては、患者の権利オンブズマンの調査員が参考意見を聴取した専門医も、34週以降の妊娠継続を目標とすること自体は誤りとは言えないとの意見を述べている。

　但し早産治療における「妊娠期間の延長」は、あくまでも「妊娠の継続が母児の健康に支障を与えない限り」ということが前提であることは言うまでもない。仮にその前提条件が失われた場合には、最大目標である34週に達していない場合でも妊娠を中断して胎児を娩出する必要がある。従って、当面の最大目標を経過して以降も妊娠を継続する場合においては、それが「母児の健康に支障を与えていないか」について、特に慎重な観察を継続することが必要であることは言うまでもないことであろう。

　ところで、他方において早産（切迫流産）の原因については不明の場合も少なくないこと、周産期においては母児の健康状態が急変することもあることは良く知られているところであり（それ故に安静入院が必要とされている）、また前述のとおり双胎における周産期死亡率は単胎の4～6倍に及んでいること、双胎（とりわけ本件のような1絨毛膜性双胎の場合）においては、一児が死亡した場合には急激に他児の健康状態が悪化する場合が多いことなどが、文献上も指摘されている。

　とすれば、『治療指針』において当面の最大目標とされている34週経過後において妊娠を継続させている場合、当然のことながら従前にもまして母児の身体状況の観察を怠ることなく、患者からの苦痛の訴えやモニター検査等による診断を慎重に継続し、異常を察知した場合には直ちに分娩措置に移行できるような体制を備えておく必要があろう。

　そうした観点から、本件結果に至るまでの相手方クリニックにおける診療体制等に関して、厳しい検討がなされる必要がある。

　この点においては、WHOヨーロッパ会議が採択した「患者の権利の促進に関する宣言（1994年）」によれば、「すべて人は、自己の健康の必要性に応じた保健医療を受ける権利を有し（5条1項）」、かつ、かかる医療は、「高度な技

術水準のみならず患者と保健医療提供者の間の人間的な関係に裏づけられる質のケア（5条3項）」でなければならないとされており、これは申立人の苦情③④の当否を判断する基準ともなりうるものである。

4．苦情の当否
（1） 苦情の①②に関して

　　本件双児の死因に関しては、申立人が疑問を抱いているマグネゾールの副作用の可能性も含めて、調査小委員会において専門医などの参考意見や相手方の弁明、薬学専門家の意見等も得て検討したが、特定するに足る情報を得ることは出来なかった。その理由としては、病理解剖がなされなかったこととともに、申立人の夜間の尿量管理や記録等が適切に行われていないという、相手方クリニックにおける診療看護上の不手際も関連している。

　　但し、本件双児が死産に至った最大の原因は、実際には母児の健康状態に重大な支障が生じていたにも拘らず、それが把握されないまま妊娠が継続されたところにあると思われることは前述したとおりである。

　　従って、そうした事態が発生してしまった原因等（観察結果の報告体制も含む）に関して、何ら積極的に解明しようとしない相手方医師らの態度に対して、申立人が苦情を抱くのは当然のことであり、その苦情は支持出来るものである。

　　また、相手方クリニックは、妊娠初期におけるシロッカー術の施行や、後期における安静入院における治療計画の内容（それが一般開業医が採用している治療指針とは異なること）、その目的とリスク等、入院期間中に使用を開始したマグネゾールの副作用等に関する情報など、本来そうした医療行為を開始するにあたって当然提供すべき情報を、患者が理解できる方法で十分に提供しないまま治療に着手している。これらはインフォームド・コンセント原則を侵害するものと言わざるを得ず、この点に関する申立人の苦情も支持出来るものである。

（2） 苦情の③④に関して

　　申立人は、4月9日夕刻から翌10日朝方にかけての母体の急変に対する相手方クリニックの対応が不十分・不適切であったこと、相手方クリニッ

クの医師が患者の状況を十分に確認していなかったことに関して苦情を申し立てている。

ところで、前述した診療経過の概要でも明らかなように、申立人は4月9日の午前中から異常を訴えているが、看護記録には何らの記載がされていない。10日の午前0時から2時までの間に3回も看護職員から患者の異常が医師に対して報告されているにも拘らず、医師自身が診察しないままに指示を与えていた。その後は、苦痛の中で横にもなれず座位で過ごしている申立人に対して、看護職員自身が医師への報告もせず、医師の指示も受けないままに酸素補給等の対応をしていた。そうした結果、午前9時過ぎころ、前日の17時以来16時間ぶりに病室を訪問した相手方医師も、申立人の身体状況の重大性を認識せず、装着を指示したNSTの診断結果で一児の心拍がとれなかったことから、漸く緊急オペの準備を始めたため、結局双児とも死産に至ったものである。

そうした経過は、本件双児の死産は、母児の身体状況が「急変」した結果もたらされたものではなく、申立人から度重なる訴えがあったにも拘らず、相手方医師らが正確な観察や検査にもとづく診断を行わず、母児の健康状態悪化の進行を放置したために引き起こされた不幸な結果である可能性が高いことを示唆しているものであろう。

調査小委員会が参考意見を聴取した専門医は、クリニックの3階で仮眠していた相手方医師が、どうしてこの間一度でも2階の病室を回診して診察をしなかったのか、或いはNST装着等を指示して胎児の状況把握に努めなかったのか、理解できないと述べている。

従って、どの段階で緊急帝王切開を実施していれば双児ともに救命できたのかは別論としても、双胎妊娠の患者の切迫早産を防止するために安静入院をさせて、自己の管理下においていた相手方クリニックにおける患者対応としては極めて無責任な態度であったというほかなく、この点に関する申立人の苦情は全て支持できるものである。

第6　相手方に対する勧告と要望

1．事故原因の究明と再発防止策の確立についての勧告

　相手方医師は、オンブズマン会議調査小委員会による事情聴取の際、本件事故後に夜間勤務者を2名に増加して、患者に対する精神的なケアを強める体制をとったが、それ以外に改めるべきことは全くないと述べている。

　しかしながら、前述したとおり、法律上の損害賠償責任の有無等に関わらず、医療事故の原因究明と再発防止策の確立は、今日においては医療機関が行うべき法令上の義務である。従って、相手方クリニックにおかれては、（自分自身の力だけでは実施できない場合には外部委員の協力も得て）、速やかに本件医療事故の原因分析と再発防止策の確立に向けた作業を進め、その結果を申立人に報告するとともに広く公表して、産科医療における患者安全の向上に資するため必要な措置を採られることを勧告する。

　なお、本件事故原因の究明及び再発防止策の確立に際しては、双胎妊娠患者の妊娠継続目標期間の設定と、切迫早産や胎児死亡を防止するための診療看護体制、夜間における診療看護体制（看護職員からの医師への報告と医師の対応体制を含む）等について特に検討されたい。

2．苦情対応システムの確立についての勧告

　申立人の苦情に対する相手方クリニックの対応は、患者の権利オンブズマンの相談員による同行支援の拒否、患者の権利オンブズマンの苦情調査に対しても調査日程の調整に容易に応じないなど、過度に防衛的なものであった。これらの対応は、国際的にも確立してきている裁判外苦情手続と患者の「苦情調査申立権」に対する無理解を示すものである。

　前述したWHO宣言6条5項では、「（前略）患者が自己の権利が尊重されていないと感じる場合には、苦情申立ができなければならない。」「患者は、自分の苦情について、徹底的に、公正に、効果的に、そして迅速に調査され、処理され、その結果について情報を提供される権利を有する。」とされている。

　そして、この苦情手続は、司法手続のように医療機関の責任追及のためにあるのではなく、医療機関自身が患者の苦情から学んで、患者との信頼関係を回復するとともに、医療サービスの質を向上させる機会でもある。この考え方は

既に国内法としても導入されつつあり、社会福祉法第82条において社会福祉事業者に苦情解決のための組織づくりが義務づけられたことをはじめとして、前述した医療事故調査義務の法制化なども医療事故から学んで医療の安全性を高めるためのものである。

　従って相手方クリニックにおいても、患者からの苦情相談窓口を設置するとともに、苦情に対応できるシステムを早急に構築されるよう勧告する。

3．正確な医療記録の作成と管理などについての要望

　相手方医師は、オンブズマン会議の調査員の事情聴取において、一方では「(患者が訴えたという)胸痛は記録にないからそのような症状は無かった」と言い、他方では「記録には無いが、酸素吸入を開始したことは当然報告を受けている」などと主張している。

　また看護記録については、「患者の行動や言葉を直接引用し、患者に何が起こったか、どのようなケアを誰がいつ実施したのか、またその反応などの事実を正しく記録する。」(「看護記録開示に関するガイドライン」日本看護協会、2000年)と指導されているにも拘らず、そのような記録がなされている部分は少なかった。さらに、相手方医師が作成した診療録部分は、第三者には判読困難な文字が少なくなかった。

　個人情報保護法が施行され診療記録の患者への開示(コピーの交付)が医療機関の法的義務となったこともあり、今日の医療記録は患者との情報共有の基本的手段となっている。もとより診療記録は従前から、インフォームド・コンセント原則にもとづく医療を推進する不可欠のツールでもある。加えて、正確な医療記録の作成は、自己の診療経過の正当性や問題点を検証する上でも極めて重要である。

　従って相手方クリニックにおいては、この機会に、厚生労働省の「診療情報の提供等に関する指針」(2003年9月)はもちろんのこと、「国立大学医学部附属病院長会議常置委員会による診療録記載上の遵守すべき基本原則」や日本看護協会が示すガイドライン(2005年改訂)などを参照し、医療記録の正確な作成と管理等に努力されることを強く要望しておきたい。

以上

０７０１号事件　相手方からの回答

前略

　まず、○○様ご夫婦およびご親戚様方々に、ここにあらためて、お悔やみ申し上げるとともに、哀悼の意を捧げます。

1　事故原因の究明と再発防止策の確立についての勧告

　当院はこれまでも、安全な医療看護体制を目指して、医療業務中に起こったさまざまな事柄について、個別指導を行いさらに毎月の職員全体会議においてこれを取り上げ、職員全体に徹底するように指導して参りました。

　本件につきましても、事故発生後に関係者より個別に聞き取り調査を行いましたが、外部の委員を交えての関係者全員による事故調査委員会は開催しておりませんでした。

　今後は、事案に応じて、できる限り、関係者および外部の委員からなる事故調査委員会を早期に開き事故の原因究明と再発防止対策をとる所存です。

　平成16年7月に当院開設より平成19年までに、当院で双胎妊娠分娩された方は○○様以外に14人おられますが、どの方も生児を得ております。妊娠35週分娩の方が2人、36週が7人、37週が5人です。妊娠継続期間の目標設定については、当初より、どの方にも36週での帝王切開分娩をお勧めしており、○○様に対してもそのようにご説明申し上げたと思います。入院診療看護体制については、妊婦さんに限らず、これまでと同様に患者様のための医療を目指して、より安全な体制をつくっていく所存です。なお、今回のNPO患者のためのオンブズマンよりの勧告に鑑み、看護師と医師間の対応体制について、これまで特に明文化していなかった点を含めて、あらためて明文化し診療所全体で共有したいと思います。

2　苦情システムの確立についての勧告

　当院におきましては、これまでも、患者の方からの個別苦情案件につきましては、外来診療中でも受付窓口で対応したり、電話に出たりして対応するなど

いたしており、○○様に対しましても、院長によるご説明の機会を設けさせていただいたところです。

　今後とも、患者の方のご意見がより反映できる体制を作ってまいりたいと考えておりますが、苦情相談窓口につきましては、当院程度の規模のクリニックにおいて設置することが有益かどうかはなお検討を要すると思っております（むしろ、院長の最終責任のもと、職員全員で対応すべきことではないかと考えております。）。

　なお、NPO患者のためのオンブズマンに対する対応につきましてご説明申し上げます。

　当院といたしましては、同団体は、団体の構成メンバー（医療事故案件を患者側代理人として多数経験されている弁護士が複数名おられます。）、今回の活動内容等に鑑みても、本件に関して、当院の医療事故責任を追及してこられているものと判断せざるを得ないと考えました。

　そこで、当院といたしましても、顧問弁護士に相談するなど、法的な対応をとることが適当と考えました。誤った回答をしないため、顧問弁護士との打ち合わせをする必要があったことから、面会までに日時を要し、また、双方誤解なきようにするために文書による質問・回答をお願いしたのはかような考えに基づくものであったことを何卒ご理解いただきたく存じます。

3　正確な医療記録の作成と管理などについての要望

　今後も看護診療記録の正確な作成と管理を行うように努力していく所存です。看護記録の更なる改善のため、個別指導と、正確な記録と管理のための職員全体の勉強会を開催しております。

　なお、オンブズマンの報告書の中には、院長が、オンブズマンへの説明に際し、記録の記載の有無を恣意的に使い分けているかのような文章がありますが、いずれも、当事者である看護師に確認したうえで、院長自身の記憶・認識に基づき申し上げたものであることはご理解いただきたく存じます。

平成20年7月16日

　　　　　　　　　　　　　　　　　○○○クリニック　院長　○○○○

②第0702号事件

内科及び在宅酸素提供企業

在宅酸素療法の装置のトラブルに対し、メーカーと病院はきちんと対応してくれなかった

　申立人は、先天性心疾患のため酸素濃縮装置による在宅酸素療法を受けていたが、在宅医療機器メーカー担当者による保守点検の杜撰さと、同装置に付属する加湿器のトラブル発生に不審を抱いた。

　申立人らは在宅酸素療法を処方した相手方病院とメーカーに苦情を申し入れたが、不審が解消されないまま３年が推移した。その後、同装置の実際の酸素流量が設定流量よりも少ないことが確認され、メーカーによる原因調査がなされた。しかし、その間にも申立人の健康被害が発生しており、メーカーと病院の対応に対する不審が解消されなかったため、オンブズマンへ苦情調査を申立てた。

本ケースのポイント

　在宅医療における安全管理が問題となったケースで、医療機関・医師が負うべき責任と、在宅医療機器の保守管理に責任を負う企業の安全管理と問題発生時の対応が主な論点となった。

　酸素療法などの在宅医療では、処方した医療機関（医師）が患者の病状管理に関する責任を負うが、本件では、申立人らから医療機器に関する苦情を受けた医療機関が自ら問題解決に当たることなく、第三者的な対応に終始していた。またメーカーも、申立人らからの苦情を受けながら、事実関係の調査をただちに実施しないなど、患者の生命・健康に影響する事態を改善するための努力を怠った。そのため、医療機関とメーカーのそれぞれに対して、安全管理と苦情解決のための体制づくりを勧告するとともに、今後の問題解決に向け、厚生労働省に対して在宅療法における医療機器の安全管理のためのガイドライン作成等を要望した。

2008年5月28日

第0702号苦情調査申立事件

調　査　報　告　書

特定非営利活動法人
患者の権利オンブズマン
理事長　池永　満

目　次
第1　事案の概要
第2　患者の権利オンブズマンにおける調査経過
第3　苦情発生に至る経緯の概要
第4　相手方らにおける苦情対応と原因調査の状況
第5　在宅酸素療法における法律関係と医療機器の安全管理
第6　申立人の苦情の当否に関する患者の権利オンブズマンとしての判断
第7　相手方らに対する勧告
第8　厚生労働省に対する要望

第1　事案の概要

　申立人（福岡県内在住の女性、1990年生まれ）は、相手方病院（福岡市所在）担当医師（以下、「A医師」という）の処方にもとづき相手方企業（以下「B社」という）の酸素濃縮装置による在宅酸素療法を受けていた。
　2004年9月頃、B社は新機種の酸素濃縮装置（以下、「本件装置」という）を申立人宅に配置したが、それ以降、申立人とその保護者である両親（以下、「申立人ら」という）はB社担当者による保守点検方法や装置に付属している加湿器のトラブル発生に対し不審を抱き、B社並びに相手方病院に対し苦情を申し

入れたが、不審が解消されないまま推移し、2007年9月、初めて三者立会のもとに本件装置の保守点検作業が行われたところ、実際の酸素流量が設定流量に対して相当程度少ないことが確認された。

その後、B社による本件装置における酸素流量不足の原因調査がなされたが、この3年間に発生した申立人の健康被害との関連性の有無を含めて、B社の対応や調査内容に対する申立人らの不審は解明されなかった。

そこで申立人らは、2007年12月5日、B社とA医師を含む相手方病院職員らの一連の対応に関する苦情につき、NPO法人患者の権利オンブズマン・オンブズマン会議に対して苦情調査の申立を行ったものである。

第2　患者の権利オンブズマンにおける調査経過

① 2008年1月6日、オンブズマン会議常任運営委員会は調査開始を決定し、3名のオンブズマン会議メンバーと1名の法律専門相談員からなる調査小委員会を設置した。

② 調査小委員会は2008年1月12日（調査打ち合わせ、申立人らからの事情聴取）、同年1月25日（専門医からの参考意見聴取）、同年2月1日（B社に対する聴取内容の検討）、同年3月1日（B社からの事情聴取）、同年3月5日（相手方病院からの事情聴取）、同年3月9日（判断のための討論）など、関係者に対する事情聴取を含め6回にわたり調査小委員会を開催した。

その間、申立人が相手方病院から入手した診療記録（写）などの検討をすすめ、2008年2月3日の定例オンブズマン会議および同年3月2日の常任運営委員会に調査結果の概要を報告し、同年4月6日の定例オンブズマン会議に調査小委員会としての報告概要を提出した。

③ オンブズマン会議は、定例全体会議において調査小委員会から提出された報告概要を審議し、基本点を承認するとともに、常任運営委員会と調査小委員会の合同会議（同年4月13日）、定例常任運営委員会（5月11日）などにおいて最終調査報告書案の作成作業を進めるとともに、B社から提出された資料内容に関する検討にもとづく補充調査等を実施し、さらに5月23日に常任運営委員会と調査委員会の合同会議を開催して最終報告書案を作成し、オンブズマン会議メンバー全員の意見集約がなされ、5月28日、本

調査報告書を全会一致で採択した。
第3　苦情の発生に至る経緯の概要
1．本件装置の構造と苦情の発生
　本件装置は、室内の空気を吸い込んでコンプレッサーにより（空気中の窒素を吸着する吸着剤が入っている）吸着筒に空気を送り込んで通過させ窒素含量の少ない空気（酸素濃縮空気）をつくり、バクテリアフィルターで浄化して流量設定機を通過させた後、加湿器により酸素濃縮空気に適度な湿度を与え、チューブやカニューラを通じて利用者に供給するものである。

　申立人が、相手方病院の発行する「在宅酸素療法処方箋」にもとづき、Ｂ社が提供する酸素濃縮器と携帯用酸素ボンベの供給を受けて在宅酸素療法を始めたのは、先天性心疾患のため4歳までに3度の手術を受けた後の1995年（申立人が5歳の頃）からで長期に渡っている。本件調査の対象となった苦情の発生は、2004年9月に本件装置（新機種の吸着型酸素濃縮器）が配備されてからである。

　申立人らの苦情の要点は、概ね次のとおりである。
①　Ｂ社は保守管理に対する苦情につき誠実に対応せず、装置に関する調査もなされなかった。
② 　相手方病院に対しても何度も苦情を伝えていたにもかかわらず、適切な対応がなされなかった。
③ 　相手方病院Ａ医師は、装置の管理について適切な対応をしていなかった。
④ 　上記①～③により、装置の酸素流量低下を原因として申立人に健康被害が生じた。

2．苦情発生の経緯と内容
　双方に争いのない事実経過を基本としながら、ほぼ3年間に及ぶ経緯を整理すれば、以下のとおりである。
① 　<u>Ｂ社担当者による保守点検の方法と加湿器交換（第1回）にいたる経緯</u>
　　Ｂ社は本件装置に関して、半年に1度の保守点検（定期点検）を行い、トラブル発生等により必要があれば臨時の点検（異常点検）を行うこととしており、本件装置が申立人宅に配備された2004年9月以降においては

2005年2月と8月に定期点検が実施された。

　これら2回の保守点検を担当したB社社員は新しく申立人の担当になった者で、従前の保守点検担当者が1時間程度を要して実施していた点検作業を短時間で済まし、内容的にも装置の蓋カバーを開けずフィルターやバブラー交換等もせず、酸素流量等のチェックもしなかった。

　申立人らは、そうした点検作業を「手抜き検査」と考え、B社担当者やB社営業所との間で点検内容に関して若干のやりとりがなされたが、B社は担当者の点検方法に問題はないとする立場を取っていた。

　2回目の定期点検から1ヶ月が経過した2005年9月21日、申立人の母からB社に対して「加湿器が、何度はめ直してもはまらない」との連絡があり、同日実施された異常点検において「加湿蓋内部のゴムパッキンのねじれ」が確認されたため加湿器のみ新品に交換された（第1回交換）。

　なお加湿器交換作業をした前後に流量計による酸素流量の測定は行われなかったが、新しい加湿器が装着された直後から泡の出方が大きく変わり、申立人から酸素の量が今までより多く出ているとの訴えがあったので、申立人の母が装置の設定流量を5Lから3Lに変更した。

　また延長チューブの交換については申立人宅の1階部分についてのみ実施され、2階部分は実施されなかったが、その際にB社担当者との間で、次のようなやりとりが行われた。

・申立人らによれば、前任者は半年ごとに交換していたチューブを前回の定期点検時にも交換していないことを指摘すると、B社担当者は「何故チューブをかえないといけないか」「半年ぐらいでチューブが汚れるわけがない」「黄色く変色したら替えます」などと対応した。

・B社の記録によれば、B社の担当者が1階のチューブを交換した後、その一部に結露跡を発見したので申立人の母に加湿器の水は水道水を使用しているかと聞いたところ、「病院で（精製水を）1本もらって、それが無くなったら水道水を使っている」との回答があったので、「それであれば前任者のとおり半年おきの交換が望ましいですね。汚れではありませんが、チューブ内にカルキ跡がついていましたので。今後は出来るだけ精製水か湯冷ましをお使いください」と説明した。

　その後の9月28日、10月4日の2回にわたり申立人宅で、B社担当者と

申立人らの間でチューブ交換など保守点検の方法に関してやりとりがあったが、その際、B社の担当者らは、申立人らが要求した装置を開箱しての点検については「機械に不具合を生じます」と説明して、開箱点検を「頑に」拒否し続けた。（なおB社は、2005年8月に実施された2回目の点検における内容と方法について「開箱しない点検、延長チューブの未交換、内部フィルターの未交換、内部装置未点検」があり、これはB社が定めている「作業標準」に違反していたことを認めている。しかし、B社が作業標準違反を認めて謝罪したのは、2005年10月、申立人らが相手方病院にB社による本件装置の保守点検等に関して苦情を伝え、相手方病院担当職員の関与が始まって以降のことである。）

② <u>第2回（2006年1月19日）及び第3回（同年11月15日）の機器交換</u>

第1回加湿器交換から約4ヶ月が経過した2006年1月19日、「（装置を使用中に）シュルシュルと音がしだして加湿器の水が無くなった」という申立人らからの連絡を受け、B社が異常点検を行ったところ加湿器にひび割れが認められた。そこで、B社は原因究明のためにひび割れした加湿器と機器の回収を申し出たが、第1回交換でB社が引き上げた加湿器につき「調査中」として未だ調査結果が報告されていなかったことに不信を抱いていた申立人らが機器の引き上げに難色を示したため、B社は、加湿器も含め新しい機器（第2回交換）を設置することになった。（その結果、申立人宅には本件装置が2台配置される結果となった。なお申立人らは、加湿器の状態について「穴が開いていたが、ひび割れは無かった」と主張している。）

第2回交換で配置された機器について、B社はその後6ヶ月点検を申し出たが、申立人らと日程調整が出来ないまま推移したので、2006年11月15日、新しい機器に取り替えることとした（第3回交換）。同日、チューブの交換も行われた。

③ <u>流量不足の確認に伴う加湿器交換（第4回）と申立人らの本件装置の利用中止</u>

2007年9月12日、初めて相手方病院担当職員立会のもとに申立人宅でのB社による保守点検作業がなされ、流量測定が行われたところ流量不足（設定流量4Lに対し実測流量2.5L）が確認されたため、加湿器が交換された（第4回）。

なお、交換作業を行う以前にアラーム（警報機）は鳴っていなかった。加湿器交換後の流量測定の結果は正常であった。交換した機器は調査のためB社が回収した。

　加湿器を交換してから申立人の血中酸素濃度（SpO$_2$）は常に70％以上を確保できるようになり、入浴後も食事がとれるようになったが、申立人らは、回収された機器における酸素流量不足の原因調査の状況を含め、B社の対応に強い不満を抱き、同年10月になり、B社装置の利用を断って他社製品の酸素濃縮器へと変更した。

　なお他社製品に変更して以降は、申立人の血中酸素濃度は常に70％以上が維持されており、機器の保守点検等をめぐるトラブルも発生していない。

第4　相手方らにおける苦情対応と原因調査の状況

1. 交換した加湿器の調査結果と流量不足の原因解明について

　① <u>第4回機器交換（2007年9月12日）後のB社の措置と調査内容</u>

　　B社は、後述するとおり、本件装置の製造元であるC社に依頼した原因調査の結果なども踏まえ、第4回機器交換時に判明した「酸素流量不足」の原因は、申立人における水道水の使用にあると判断した。

　　そこで、B社は相手方病院との協議にもとづき、「機器のご使用にあたり酸素流量が適正に出ていないという事例が発生しました。現在、詳細については調査中ですが、今回の事例におきましては精製水以外の水（水道水・湯冷まし・浄水器の水など）をご使用になったことが流量低下の原因と推測されます。当社におきましては保守点検時に、流量測定や部品の定期交換を実施することにより、性能確保に努めておりますが、機器のご使用にあたりましては『取扱説明書』に記載された事項にご留意していただきますよう、ご案内申し上げます」と記述した文書（「酸素濃縮器の取扱いにおける注意事項について（お知らせ）」平成19年10月吉日付）を、相手方病院において在宅酸素療法処方を受けている他の患者全員に対して発送し、注意を促した。

　　さらに、2007年10月18日から25日にかけて、相手方病院において在宅酸素療法処方を受けている申立人以外の患者に対して電話確認調査を行い、

精製水以外の水を使用していることが判明した3名の患者について自宅訪問などにより機器の性能検査を実施したところ、特に問題は認められなかった（が、加湿器は全て交換された。）

② <u>申立人宅から回収した加湿器に関する性能の比較調査結果</u>

ところで、本件装置の製造元であるC社は、B社から申立人宅で発生した「流量低下の不具合」に関する調査を依頼され、2007年10月29日付け「製品苦情調査報告書」（以下単に「C社報告書」という）により、その結果を報告している。

C社報告書は、第1回交換時（2005年9月）にB社が回収した加湿器をType 1、第2回交換時（2006年1月）に異常が訴えられたが、申立人から回収が拒否されていた加湿器をType 2、第4回交換時（2007年9月）に流量不足が確認されたため回収された機器に付属していた加湿器をType 3と表示して、これらを他の「正常加湿器」と比較検討し、結果を以下のようにまとめている。

・いずれのTypeの加湿器においても「内部に白色の付着物」が確認され、「バブラーは新品が白色であるのに比べ、黄色がかって」おり、付着物を元素分析したところ「水道水（蒸発残留物）の含有成分が検出され」た。

・機器内部においても、「加湿器以降の配管が真っ白になって」おり、「配管内部に異物が付着して」いた。

・酸素流量については、Type 3「のみ著しい流量低下が発生」し（設定流量4L/minに対し、実際の流量2.79L/min）、加湿器を新品に交換して再確認をしたところ流量は正常であった。

そうした調査結果をふまえ、C社報告書は、第4回機器交換時に確認された酸素流量不足は、申立人が使用していた「煮沸水（水道水）にふくまれる無機成分が加湿器内部に付着してバブラーを覆い、流路を遮ったために」発生したものと結論づけている。

なお、Type 2のひび割れの原因に関しては、C社はさらに財団法人化学物質評価研究機構に調査を依頼した結果、加湿器（PET製ボトル）の底角部に生じた割れは「内側から繰り返し負荷がかかったことによる疲労破壊と判断される」もので、割れが起こった近傍にボトル成形時に生じた「残留ひずみ」があったため、ひずみ部分に「繰り返し負荷」が集中し、

疲労破壊により、割れ発生に至ったものと推察されている。

又、C社報告書では、「Type 3 のみ」著しい流量低下が発生したとしているが、流量の比較データとして添付されているものは Type 1 と Type 3 と新品のものだけであるから、結局 Type 3 と比較されたのは Type 1 ということになる。（なお Type 2 のデータが添えられていないのは、ひび割れによる漏出などにより当然に流量不足が起こりうるもので性能調査は不要であるとの判断のもとに比較調査の対象から除外されたことによる。）

2．B社らによる加湿器トラブル、流量不足の原因調査の状況に関する考察

ところで、C社報告書における調査対象物（Type 1～3）が申立人により使用されていたものと同一物であるかについては、Type 1 がB社に回収されたのは調査時より2年前であること（B社に対する追加質問の回答によれば、B社福岡支店の点検担当者が何かのときのためにと室内で手元に保管していたとのことである。）、Type 2 には「ひび割れ」があるが、申立人は第2回交換時における回収を拒否して自ら保管していた加湿器にはひび割れはなく穴が開いていたと主張していることなどに照らし、必ずしも断定することが出来ないが、ここでは同一物であることを前提にして考察を進めることとする。

① C社報告書の原因特定に至る論理の妥当性に関して

前述のとおりC社報告書では、「煮沸水（水道水）にふくまれる無機成分が加湿器内部に付着してバブラーを覆い、流路を遮ったために」流量不足が発生したと結論づけている。

一般論として本件装置のような構造の場合、仮にバブラーを覆うほどの付着物が堆積すれば、流路が遮られた結果、酸素流量が減少することは十分あり得ることであり、その意味ではC社報告書の論理は、それ自体において不合理なものとはいえない。

但し、その付着物が水道水に含まれる無機成分によるものであれば、加湿器内における付着物の形成と、それによるバブラーの目詰まりなども相当の期間が経過する中で徐々に進行するものと通常考えられるので、当然その使用期間が重要な意味を持ってくることは言うまでもなかろう。又、同一の水質を使用している場合においては、付着物の量も一般的には使用

期間の長短に比例すると考えられるが、C社報告書には付着物の量を比較したデータについては何らの記述もない。

ところで、流量が比較されたType 1と3は、どちらにも「内部に白色の付着物」が存在していたとされており、水の使用に関する条件もほぼ同一であったと考えられるが、使用期間についてはType 1が13ヶ月（2004年9月～2005年9月）であるのに対し、Type 3は、それより短い11ヶ月（2006年11月～2007年9月）であった。

それにもかかわらず、使用期間が長い方のType 1には流量不足がなく、使用期間が短い方のType 3にのみ著しい流量低下が発生したという調査結果が事実であるとすれば、Type 1より2ヶ月も使用期間が短く一般的には付着物がより少ないであろうと推測できるType 3において、「著しい流量不足」をもたらした原因を水道水から生じる付着物のみに求めるのは、いささか妥当性を欠くものと言わざるを得ない。

② <u>B社の調査結果の検討</u>

ところで、B社が申立人と同じ本件装置を使用している相手方病院の患者の中で、精製水以外の水を使用していた患者の装置を調査した結果、特段の流量不足はみられなかったという調査結果が報告されていることも、本件装置の流量不足の原因を精製水以外の水を使用したことのみに集約することに躊躇を抱かせる重要な事実であろう。

この点に関してB社は、患者の権利オンブズマンの調査委員による事情聴取において、他の水道水利用者において問題が発生していなかったのは、利用者自身による手入れが行き届いていたからであり、申立人の加湿器はひどく汚れていたので利用者自身が行うべき毎週1度程度の清掃をきちんとしていなかったのではないかと述べており、申立人の手入れ不足が今回の流量不足の一因であるとの疑いを持っているようにも思われる。

しかしながら、申立人らの酸素濃縮器に関する取扱いは10数年に及ぶ長期の経験を有していること、本件装置になってからの3年間における定期点検などの記録においても、利用者の手入れ不足による加湿器の汚れなどが指摘されたことは記録されていないこと、何よりもC社報告書において、申立人らにより13ヶ月使用管理されていたType 1においてType 3と比較して強い汚れの存在や流量不足の発生なども報告されていないことに照

らせば、流量不足の一因として申立人らの手入れ不足を疑うこともまた根拠に乏しいものであろう。

　念のために付言すれば、機器の内部検査と清掃等は本来Ｂ社の担当者による保守点検作業において実施されるべきものであって、もし、取扱説明書通りに利用者が洗浄をしていない場合においては、保守点検担当者は利用者に点検結果を説明し、その旨を作業（記録）報告書に記載することと取り決められている。本件の場合、本件作業（記録）報告書５通の全てが「異常なし」にチェックされていた。

③　流量不足をもたらした可能性がある他原因の究明がなされていない。

　Ｃ社報告書では、Type 3との比較検討の対象となったType 1における流量不足は指摘されていないが、申立人らは、その交換時（第１回）には新品に交換された直後に酸素流量が大きく増大した事実を指摘していることから、Type 1を使用中に流量不足が発生していたことはほぼ間違いがないところである。異常点検時に「加湿蓋内部のゴムパッキンのねじれ」が確認されていることに照らしても、バブラーの目詰まり以外での加湿器の構造や、加湿器と機器本体との連結方法等との関連性も含めて、流量不足をもたらしている他の原因の究明が必要不可欠であろう。

　さらに、流量不足に関して比較対象から外されているType 2のボトルに発生した「ひび割れ」の原因は、製造過程における「残留ひずみ」に対し「繰り返しの負荷が集中した」結果生じた「疲労破壊」であると推察されているが、Type 2を申立人が使用した期間は５ヶ月しかないことを考慮すれば、本件装置に付属している加湿器自体に、流量不足の原因となりうる構造上の瑕疵が多面的に存在していることも容易に推察できるところである。

　従って、Ｂ社としては、本件装置に付属する加湿器の欠陥に関して利用者である申立人らから訴えられた苦情内容はもとより、その使用期間、使用状況など、既にＢ社が把握している情報を本件装置の製造元であるＣ社に正確かつ全面的に提供して共有するとともに、加湿器に現れた欠陥と機器本体との相互関係を含め、今回判明したType 3におけるバブラーの流路が遮られている状態についても調査対象物の詳細な比較検討を行って構造上の瑕疵の有無の点検・解明作業を進めるなどして、水道水由来の付

着物の影響の程度やそれ以外の原因が存在していないのかなど、患者の生命に直結する酸素濃縮器における酸素流量不足という重大事態に相応した徹底的な原因究明が求められるところであろう。

3. **申立人において精製水以外の水使用の継続をもたらした根本要因に関する検討**

　ところで、Type 3において発生した流量不足の原因の一つとして、申立人が本件装置の加湿器用として浄水器を通過させた水道水を沸騰させて冷やした水、いわゆる「湯冷まし」を使用していたことは事実であるから、湯冷ましから生まれる付着物がバブラーの流路を遮ったことによりもたらされたという可能性を完全に否定しさることも又できないところであろう。

　従って、C社報告書にもとづき、その結論が正しいものであるとした場合には、そうした事故原因をもたらした背景要因（根本要因）を分析し、これを是正することが必要であり、根本要因の検討なしには同種事故の再発防止策を確立することは出来ない。

　そうした観点から、以下の点が検討される必要がある。

① 本件装置の取扱説明書によれば、「加湿器の水は精製水以外（水道水、湯冷まし、食塩水等）は使用しないで下さい。加湿器の目詰まりや本体の故障の原因になり、酸素が供給されなくなるおそれがあります。」と記述され「注意」が喚起されている。

　しかし、申立人らは、そのような使用上の注意がなされていること、とりわけ「湯冷まし」も使用禁止の対象になっていることに関しては全く認識していなかった。何故なら、申立人らは、長期にわたり薬局から精製水を購入して使用していたところ、相手方病院受診時に、精製水利用による経済的負担が話題になったとき、A医師から「精製水の代わりに湯冷まし水を使っても良い」との助言を受けたことが契機となり、浄水器を利用した水道水の湯冷ましを使用することになったからである。精製水から湯冷ましに変更した時期は、2004年9月に本件装置が配備されることになった3～4ヶ月前のことである。

　しかも、この点に関してはB社担当者自身も、前述した第1回交換時において延長チューブに水道水由来の付着物を発見した際、申立人らに対

し「精製水か湯冷ましをお使いください」と述べたことがB社自身の記録にも記載されているところである。

　従って、湯冷ましをも排除し、厳格に「精製水」に限られるということは、A医師からも、B社担当者からも指摘されて来なかったものである。

　とすれば、こうした事態を引き起こした根本要因は、本件装置を提供していたB社自身が、本件装置の使用上の注意という重要な基本情報に関して、本件装置を使用する在宅酸素療法の処方箋を発行する医師や、その保守点検を担当する自社の従業員に対しても周知徹底していなかったということにあることを指摘せざるを得ない。

② 　なお、本件装置の取扱説明書は、本件機器の裏側にあるポケットに入れられており、B社としては申立人らにおいても知り得たはずであるという認識に立っているものと思われる。これに対し申立人らは、取扱説明書は、本件苦情が顕在化した後で、相手方病院より送付されてきたが、本件装置は壁側に配置されていたので機器の裏側のポケットを見ることはなく、その存在も知らなかったし、B社担当者からの説明も受けていないと主張している。

　ところでC社報告書によれば、調査対象物Type 1～3の全てに白い付着物があり、また、加湿器からの配管にも異物が付着していたというのであるから、仮にB社の定期点検が作業手順書どおりに実施されていれば、これらの異常は容易に発見されていたであろう。また、申立人らに対する質問等により「湯冷まし」使用の事実を把握し、その問題点を指摘した上で中止させることも十分可能であったことは明らかである。

　従って、本件の経緯に照らせば、酸素流量の不足といった利用者の健康被害に直結しかねない問題の発生を防止するための「基本的な注意事項」について、本件装置の使用を開始する時点はもとより、保守点検の機会も生かして、利用者に対し周知徹底するという、医療機器提供者としての基本的責務をB社が十分に果たし得なかったところに、本質的な問題が横たわっていることを指摘せざるを得ない。

4．申立人らの健康被害の主張に関連して

① 　申立人らは、本件装置の酸素流量低下等により、申立人に以下のような

健康被害が生じたと主張している。

　申立人は従前から酸素濃縮装置に接続した10m以上の延長チューブを引いて建物内を移動し、入浴、食事、更衣等すべてを行ってきたが、本件装置を使い始めてから座っているだけでもきつそうにうなだれ、入浴はもちろん着脱衣のために手を動かすのさえきつくて出来なくなった。さらに、本件装置を使用中に容態の急変が起き4回にわたり救急車で病院に搬送された。

　これに対してＢ社は、本件装置の警報装置（アラーム）が作動しなかった以上は流量不足等も発生していないのであるから、健康被害との因果関係も認められないと主張し、相手方病院を含む三者協議においても、そうした立場に固執した。

　しかしながら、三者立ち会いのもとに流量不足が事実として確認された第4回機器交換時の際においても、本件装置の警報装置は作動していなかったというのが厳粛な事実である。

　そもそも本件装置は前述したとおり、酸素濃縮空気が流量設定器を通過した後に加湿器を経由して利用者に供給される構造になっており、加湿器を通過する段階で流量不足が起こるようなことは想定されていない。そのため、流量設定器を通過後に何らかの原因で流量不足が起こったとしても、警報装置は働かないのではないかという基本的な疑問がある。

　仮にそうだとすれば、医療器具の安全性確保という観点からは、それ自体が致命的な欠陥と言わざるを得ないものであろう。Ｂ社担当者らは、そうした本件装置の構造上の弱点を認識しないままに、「アラームが鳴らなかったので、（流量不足等の）異常もなかった」という誤った見解を表明して、申立人からの健康被害の苦情に誠実に対応しなかったことが、本件苦情の原因究明を著しく遅らせてきた背景要因の一つになっているのではないかと考えられる。

②　ところで相手方病院の医療記録にある「傷病者搬送書」によれば、申立人は下記のとおり自宅で本件装置を使用中（いずれの場合もカニューラ装着の状態で収容されている）に低酸素発作を起こして救急車に収容され、救急車内で酸素吸入を受けたところ急速にSpO$_2$が改善し、病院到着時にはチアノーゼなどが解消したことが記録されている。

・2004年11月30日の救急搬送時の SpO_2 の変動

　救急車収容時（1時19分）55％　車内（1時30分）72％　病院引継時（1時45分）82％

　　収容時、「呼吸困難と体のふるえで苦しがっていた。」「在宅で O_2 投与をカニューラでしていて SpO_2 55％」「リザーバー付マスクで O_2 10L 投与」との記述あり。

・2005年3月21日の救急搬送時の SpO_2 の変動

　救急車収容時（8時55分）65％　車内（9時10分）80％　病院引継時（9時22分）84％

　　現場で「口唇、手指にチアノーゼがみられた。在宅 O_2 で4L/分カニューラで投与中」

　「（HPに指示もらい）リザーバーマスク（10L/分）に変更　チアノーゼ改善」

・2006年12月1日の救急搬送時の SpO_2 の変動

　救急車収容時（22時05分）70％　車内（22時17分）82％　病院引継時（22時30分）83％

　　「目も焦点合わない」「手配時に医師の指示によりリザーバーマスク O_2 10L」

③　もっとも申立人の病状は本来的に重篤なものであって、慢性的な低酸素状態にあり、多様な要因で病状が進展し、如何なる時にでも救急搬送を要する病態になりうるものであるから、救急搬送を要するような低酸素発作を引き起こした原因を直ちに本件装置の酸素流量不足に起因するものと断定することは出来ない。

　　しかしながら、前述したように本件装置における流量不足の発生原因が必ずしも特定できないこと、申立人に配置されてきた本件装置において点検作業上の問題とともに加湿器をめぐるトラブルが継続して発生してきたこと、救急車に収容された段階において申立人は本件装置を使用中であったにも拘らず厳しい低酸素状態にあり、救急車内における酸素投与のみで SpO_2 が急激に改善されていること。さらに相手方病院のカルテによれば、本件装置使用期間中の申立人来院時における SpO_2 の記録は、低いときは60％台、高いときが70％台で、平均して70％前後であるが、救急車で来院したときのみ（車内での酸素投与効果であろうが）入院時の SpO_2 が80％

台を越えていること、などを総合的に考えた場合には、申立人が低酸素状態で救急搬送される事態になったことと本件装置における酸素流量不足等の不具合との関連性を完全に否定する理由や根拠もまた乏しいものといわざるを得ない。

むしろ、本件装置において現実に発生したトラブルとその原因が多様である（Type 1の場合には「加湿蓋内部のゴムパッキンのねじれ」が流量不足に関与していると思われる）ことを考えれば、少なくとも本件装置を使用中に重篤な低酸素状態が発生し、直後の酸素投与によりSpO$_2$が急速に改善されたような場合においては、救急車に収容されたときの低酸素状態は本件装置が供給する酸素の流量不足によりもたらされた蓋然性が高く、つまりは健康被害との因果関係も否定し得ないものと考えて、速やかに機械本体も含めた総点検を行う必要があろう。

5．相手方病院およびＡ医師の対応状況について

① 申立人らが相手方病院に本件苦情を初めて伝えたのは2005年10月5日のことである。申立人らから相手方病院（受付者は医事係）に対する電話の内容は「在宅酸素供給装置（Ｂ社分）の保守点検に関する苦情について」と題する相手方病院が作成した報告書に記録されている。電話による訴えの要旨は以下のとおりである。

「約半年前に交替したＢ社の作業担当者（名指しされている）に問題がある。点検時間が約1時間程度から約10分程度になり、あまり点検しないのに署名を求められます。ゴムチューブが黄色に変色しても、流量表示エラーが出ても何ら対応してもらえませんでした。これは子どもの生命にも関わる問題でもありますので、約1週間程前、Ｂ社に苦情で行きました。

Ｂ社は問題があったことを認めたものの、担当者本人は反省するどころか言い訳するし、上司が部下をかばうような発言をするし、到底納得のいく話し合いでありませんでした。それに、同じ作業担当者の患者に問題を起こしていることも考えられますので、相手方病院に報告と相談をした次第です。」

これに対して、担当職員は「早速、上司に報告致しまして、Ｂ社に事実関係を確認します。後ほど結果を報告させていただきます」と対応した。

その後、相手方病院とＢ社の間で書面等のやりとりが行われ、申立人を含めた三者による協議が開かれたのは2006年２月22日のことである。なお同日の協議の内容は相手方病院が作成した「在宅酸素保守点検問題・三者協議録」として記録されており、ここではＢ社から提出された「事実確認書」の内容の真偽や健康被害の因果関係の有無、保守点検の時間と内容等が議論されているものの、多くの点で申立人らとＢ社の間で見解が分かれている状況にあった。

　なお、健康被害の因果関係については、「保守点検は適正に行っており、健康被害とされる問題の発生時にも警報装置が作動しなかった限りにおいてはその因果関係は認められない」とのＢ社の主張を記述した部分には、「警報装置の不具合の可能性も全否定できないので、機器本体を詳細に調査する必要があるが、申立人の了解を得る上で立ち会いは不可欠」との相手方病院担当職員のコメントが付記されている。

② 　申立人らの説明によれば、Ａ医師は、申立人が在宅酸素療法を始めた頃から１ヵ月に１回定期的に外来で申立人の診療を行ってきたが、在宅酸素療法の開始に当たって申立人らに対してなされた説明は、装置を火気に近づけないことといった一般的な注意にとどまり、装置の使用や日常的なメンテナンスについての説明は全てＢ社に任せていた。

　なおＡ医師は、オンブズマン会議・調査員の事情聴取において、申立人らから本件装置の保守点検方法などに関する苦情提起があったことに関しては相手方病院担当職員（医事課）から報告を受け、また、その後の申立人受診時において保護者よりＢ社の保守点検等に関する苦情を直接訴えられていたこと、業者が来院して顔を合わせる度に「クレームにはちゃんと対応するように」と話していたこと、外来で母親から苦情を聞いたとき、明らかにメンテナンスの不良ではないかと思ったので、「Ｂ社に書面で回答してもらいなさい」と指示したと述べている。

第５　在宅酸素療法における法律関係と医療機器の安全管理

１．在宅酸素療法の法的性格と医療機器提供企業および医療機関の責任

① 　本件装置は薬事法上の「特定保守管理医療機器」に指定されている医療

器具である。

　　特定保守管理医療機器とは、「医療機器のうち、保守点検、修理その他の管理に専門的な知識及び技能を必要とすることからその適正な管理が行われなければ疾病の診断、治療又は予防に重大な影響を与えるおそれがあるものとして、厚生労働大臣が薬事・食品衛生審議会の意見を聴いて指定するものをいう」（薬事法第2条8項）。

　　このような機器を使用する在宅酸素療法は医師の処方に基づいて実施されるものであって、在宅酸素療法の処方箋を出す医師が所属する医療機関は、医療機器（酸素濃縮器等）を提供する企業との間で当該医療機器に関する賃貸借契約を締結したうえで、自己の借用物を患者の自宅などで利用に供して酸素療法を実施するものである。本件においては、双方の責任範囲に関して、以下のような約定が交わされている。

　　すなわち、医療機器の貸主であるB社は、

・装置等を仕様書に定めるとおり搬入し、使用可能な状態にすること
・装置が常に完全稼働するように、定期点検、必要な部品交換並びに24時間サービス体制を施行すること
・装置等が良好に使用できないときは、直ちに当該装置等と同種又は同等の機能を有する装置等を購入し、使用可能な状態にすること

　　医療機器の借り主である相手方病院は、

・装置等を善良な管理者の注意義務をもって管理しなければならない。

② ところで、いかなる在宅医療においても医療行為の実施主体は処方箋を出す医師・医療機関であって、機器を使用する患者の病状管理については医療者に第一義的な責任があることは言うまでもなかろう。保険診療においては、医師が在宅酸素療法処方箋を発行した場合（月に1度）、「在宅酸素療法指導管理料」の診療報酬2500点を計上することが出来る。（リース分として酸素濃縮装置4620点、携帯用酸素ボンベ880点の加算がある。）

　　さらに医師法23条は、「医師は、診療をしたときは、本人又はその保護者に対し、療養の方法その他保健の向上に必要な事項の指導をしなければならない」として療養指導義務を課していることからも、在宅医療を担う医師には、医師の指導監督下で患者や家族が医療行為を行う際、問題なく適切に当該行為を遂行できるようになるまで指導訓練を行う義務がある。

しかしながら、本件のように維持管理自体に相当な専門性を要する特定保守管理医療機器などを使用して医療を行う場合において、個々の医師のみがこれに対応しなければならないようでは十分に安全性を確保できないし、むしろ不可能であろう。
　そこで医療法施行規則（第１条の11の2の三）は、各医療機関において医療事故を防止し患者の安全を確保するために、「医薬品の使用にかかる安全な管理」と並べて「医療機器の使用にかかる安全な管理」に関する責任者を配置することを有床診療所以上の全ての医療機関に義務づけているところである（2007年４月施行）。
　医療機器の安全使用責任者が行うべき業務としては、「医療機器の保守点検に関する計画の策定及び保守点検の適切な実施」や「医療機器の安全使用のために必要となる情報の収集その他の医療機器の安全使用を目的とした改善のための方策の実施」などが定められている。
　相手方病院のように相当多人数の在宅患者を抱えている場合には、なおさらのこと、入院患者のみならず、在宅患者に対しても、その治療用具として使用している医療機器の安全性に関して絶えず目を配る専任の人的体制を含む安全性確保システムが不可欠であろう。
③　したがって、相手方病院とＡ医師らは、自己が借用して在宅療法に提供している本件装置に関するトラブルが発生した場合には、本件装置の借り主として紛争の当事者であるとともに、患者の安全を確保する第一義的な責任者として当該トラブルの原因解明と解決、患者に対する健康被害の有無のチェックと必要な措置などをとるべき医療上、法律上の義務と責任を有しているものである。
④　さらにＢ社は、医療機器の貸主として、本件装置が仕様書どおりに安定した性能を発揮していくための保守点検などを行うとともに、装置の機能や特性、使用上の注意など医療機器の安全な取り扱いを保持するために必要な事項に関して、利用者である患者（患者が未成年である場合には、その保護者ら）に対して、十分な説明を行うとともに、患者の健康に影響があり得る機器のトラブルが発生した場合には、自らその原因究明を進めて再発防止策を確立して、医療器具由来の被害の防止に努めるとともに、在宅療法処方箋を発行している医師（医療機関）に対し、健康被害を防止し

患者の安全を確保するために必要と思われる措置が適切にとられるよう遅滞なく連絡する義務と責任を有しているものである。

2．在宅酸素療法における患者の権利
① 自己の健康の必要性に応じた保健医療を受ける権利

WHO ヨーロッパ会議「患者の権利の促進に関する宣言」(1994年) は、「5.1　すべて人は、自己の健康の必要性に応じた保健医療を受ける権利を有する。これには予防的ケアや健康増進を目的とした活動も含まれる。サービスは継続的に利用でき、すべての者に公平にアクセス可能でなければならない。(以下略)」と謳っている。

患者をケアする場が家庭であれ医療機関内であれ、患者は等しく必要な保健医療を受ける権利を有するのであり、したがって、在宅であるがゆえに医療機器の管理が十分行われず、そのために健康への影響が発生したとすれば、WHO 宣言にいう「自己の必要性に応じた保健医療を受ける権利」が侵害されたと考えるべきである。

なお、在宅酸素療法は「包括的呼吸リハビリテーション」の概念のもと、病院主治医だけでなく、かかりつけ医、訪問看護師、地域の保健師、機器業者など多くの職種、機関が「チーム」として機能することが求められているものである。(木田厚瑞『在宅酸素療法マニュアル第2版新しいチーム医療を目指して』医学書院2006、谷本普一編著『在宅酸素療法改訂第2版』克誠堂出版2006等)

② 苦情に関し調査を申立て、迅速な回答を受ける権利

上記宣言は、「6.5　患者が自己の権利が尊重されていないと感じる場合には、苦情申立ができなければならない。裁判所の救済手続に加えて、苦情を申し立て、仲裁し、裁定する手続を可能にするような、その施設内での、あるいはそれ以外のレベルでの独立した機構が形成されるべきである。これらの機構は、患者がいつでも苦情申立手続に関する情報を利用でき、また独立した役職の者がいて患者がどういう方法を採るのが最も適切か相談できるようなものであることが望ましい」

「患者は、自分の苦情について、徹底的に、公正に、効果的に、そして迅速に調査され、処理され、その結果について情報を提供される権利を有

する。」としており、苦情調査を申立てること自体を、重要な患者の権利の一つとして定式化している。

本件にあっては、相手方病院および処方箋を発行した主治医であるA医師、並びにB社は、いずれも申立人らの訴える苦情に対して、公正かつ迅速に調査し、その結果を報告する義務を負う関係にある。

第6　申立人の苦情の当否に関する患者の権利オンブズマンとしての判断

1．苦情①について

担当者の点検作業に関する苦情が提起されたにもかかわらず、B社は真摯に対応せず、その内容が、自己が定めた作業手順にも違反するものであることを認めて謝罪したのは、相当期間経過後のことであった。

またC社がB社の依頼を受けて申立人の使用に供していたという加湿器3点（Type 1～3）などの比較性能調査を行ったのは2007年10月のことである。

ところでC社の調査対象物のうちType 3は調査依頼の直前にトラブルが判明したものであり、Type 2については、2006年1月にトラブルが判明したものではあるが、申立人がB社に対する引き渡しを拒んでいたという事情があるので、調査時期が遅れたとしてもやむを得ないところがあるが、Type 1は2005年9月に回収されていたものである。なお、申立人がB社によるType 2の回収を一時的に拒否したのは、その半年前に回収されたType 1に関して、いつまでも「調査中」というのみで何らの報告もなされなかったことが原因である。

B社は、第2回目の加湿器交換がなされた後の2006年2月22日に開かれた三者協議においても、「加湿器の破損の原因は調査したのか」との申立人の問いに対して、「調査によれば、加湿器の素材の質が原因で劣化したものと考えられるし、水道水の塩素も原因と考える」と応えたことが記録されているが、根拠となる報告書等は何も示していない。

それのみならず、C社報告において調査対象物とされたType 1の加湿器については、オンブズマン会議によるB社に対する調査の結果、2005年9月に回収してから今回の比較調査までの2年間にわたり、B社福岡支店の担当者の

手元において保管されていたことが判明した。即ち、B社は、申立人らに対しては「調査中」と言いながら、その実は放置していたというほかなく、極めて不誠実かつ無責任な対応であろう。

本件申立人からの苦情に対して長期間に渡り事実関係の調査を行わず、結果として同種のトラブルを再発させたことは、患者の生命・健康に直結する可能性のある危険な事態を放置したことと同一に評価せざるを得ないものであり、本件におけるB社の対応は安全管理義務に違反する重大な怠慢であったと言わざるを得ない。

以上のことから、B社に対する申立人の苦情は全面的に支持出来るものである。

2．苦情②について

本件において相手方病院は、B社に対し実態調査や研修等の改善を指示し、三者協議の場の設定などを行って苦情対応に当たってきた。さらに申立人宅における実地検証で酸素流量の不足が確認されるや直ちにB社へ原因調査を命じ、原因調査の結果、水道水の使用が加湿器の故障原因との見解を得ると直ちに同装置利用者の実態調査を指示するなど一応の対応を行ってきた。

しかし、2007年9月12日の三者立会の実地検証まで、自ら装置をめぐる不具合の状況など実情の把握に乗り出さず、本件装置の酸素流量不足が確認されるまでに2年が経過している。

このような事態に至った原因は、相手方病院自身も当該苦情の原因を調査し回答する責任を有する当事者であるにもかかわらず、申立人とB社だけの問題と捉え一貫して第三者的に対応したことにある。

また申立人らからの指摘にもかかわらず、B社から提出された「酸素供給装置保守点検作業（記録）報告書」の信憑性に関し何らの検証もしないまま推移したため、申立人らからはB社寄りの姿勢と捉えられ、不審を抱かれるに至ったものである。

以上により、相手方病院に何度も苦情を述べたにもかかわらず適切な対応がなされなかったとの申立人の苦情には理由があり、支持できるものである。

3．苦情③について

　前述したとおり、A医師においては、病院担当職員から本件苦情に関する報告を受け、或いは申立人の母親から直接苦情が訴えられた後においても、自分自身がB社に対し苦情原因の解明等を積極的に求める指導等を行わなかったことが認められるが、その理由としては在宅医療機器に関するトラブルは全てB社の責任で解決されるべきものであるとの認識があったのではないかと推測される。

　調査小委員会が聴取した在宅医療にかかわる専門医の意見においても、一般に医師が在宅で使用する医療機器に精通することは少なく、設置・保守管理を担当する企業に対し患者への使用上の説明等を丸投げしているような実情が少なからず存在していること、また、多数の患者に対する診療活動に責任を負っている専門医が、在宅で使用される機器のすべてに最新の知識を獲得することも相当な困難を伴うことであるとの指摘がなされている。

　そのような実情を考慮したとしてもなお、在宅医療において患者の健康を促進し安全を確保するうえで第一義的な責任を有する者は、言うまでもなく在宅医療の処方箋を発行した医師にほかならず、医師による適切な指導と安全管理のもとに進められることを前提として在宅酸素療法等が保険診療の一環として認容されていることは決して曖昧にできない原則である。

　従って、患者から苦情が提起され、安全管理上のトラブルが発生した場合には、A医師自身において、第1に、申立人の診察や検査等を行い、必要な医療措置等を講じるとともに、第2に、自分自身か、或いは医療器具安全使用責任者など病院スタッフの協力を得た上で、医療器具の点検状況等に関してB社からの報告を求めるとともに、現地での第三者的なチェックを行うなど適切な措置を講じる必要がある。

　A医師は、申立人らが、健康上の不安を再三訴えていたにもかかわらず、積極的な対応をなさなかったのであるから、A医師が適切な対応をしなかったとの申立人の苦情には理由があり支持されるべきものである。

4．苦情④について

　前述したとおり、申立人が低酸素状態で救急搬送される事態になったことが、全て本件装置の酸素流量不足等に起因すると断定することはできないが、それ

との関連性を否定しさることもできない。

　ところで、本件装置の加湿器に由来するトラブルにおいて流量不足をもたらした原因とされているところの「繰り返しの負荷による疲労破壊」(Type 2) や、「煮沸水に含まれる無機物の付着による目詰まり」(Type 3) などは、その性質上、継続的な使用により徐々に進行するものであろうから、それによる流量不足が突発的におこるとは考えられず、むしろ流量不足が発見された相当以前から発生していたものと推定する方が合理的である。

　なお、前述した2006年2月に行われた三者協議に関する相手方病院が作成した協議録には、申立人が主張した「健康被害」の内容は「酸素濃度、流量不足による酸欠の病状」が発生したことであり、この主張に対し「（申立人は）平日は濃縮器とボンベの使用、休日は濃縮器のみの使用という使用状況を鑑みると酸素濃度、流量不足による酸欠の症状が発生していた蓋然性は高いと思慮される。」という相手方病院担当者のコメントが記述されているところである。

　本件装置使用下での健康被害の有無を確定するためには、患者から苦情が提起された段階で、医療的な視点と立場から検証する必要があったものと考えるが、相手方病院とA医師においては今日まで本件装置の不具合との関連性に着目した診察や健康被害発生の有無に関する検討は実施されておらず、健康被害の発生を否定するデータも存在しない。

　とすれば、申立人の健康被害の訴えや本件流量不足が判明した経過、本件装置使用中の断続的な救急搬送という客観的な事実等に基づいて、むしろ本件装置の不具合と関連性のある健康被害が相当の期間にわたって発生していた蓋然性が高いものと考える方が合理的である。

　従って、この点での申立人らの苦情も支持しうるものである。

第7　相手方らに対する勧告

1. 相手方病院に対する勧告
（1）　在宅酸素療法における安全管理体制の確立
　　　在宅酸素療法における患者の健康と安全の確保は、酸素濃縮装置など在宅医療器具の使用における安全管理を含めて、在宅酸素療法処方箋を発行する医師において第一義的責任を有するとともに、その処方に伴い在宅医

療器具を提供している医療機関自らも共同責任を担うべきものと考えるべきである。

　従って、在宅医療器具に関する苦情が患者から提起され、安全管理上のトラブルが発生した場合には、在宅医療に関わる処方箋を発行した医師において、患者に健康被害が発生していないか診察等を速やかに実施し必要な医療措置を講じるとともに、医療器具の安全管理に知識と経験を有する医療器具安全使用責任者など病院スタッフの協力を得た上で、苦情の原因調査等を含めて適切な措置を講じることができるようなシステムを構築し、もって在宅酸素療法中の患者の安全確保に努められたい。

（2）苦情対応システムの確立

　患者の苦情に対して、医療機関は自ら迅速に苦情の原因調査を行い、原因を除去して問題の解決を図るとともに、苦情から学んで同種苦情の再発防止策を確立し実施することにより医療サービスにおける質の向上を図ることが求められている。これは患者が有する苦情調査申立権に対応する医療機関としての責任を果たすシステムでもある。

　相手方病院においては、申立人からの苦情に対して担当職員による一応の対応がなされてきたが、主治医及び相手方病院自身に向けられている苦情であるとの認識が弱かったこともあり、訴えを受けてから実地検証により本件装置に酸素流量不足が生じていることを確認するまでに2年を要している。

　相手方病院におかれては、この際、患者からの苦情申立てがなされた場合には、迅速かつ公正に苦情原因を調査し、再発防止策を検討・策定するための独立した機構を確立することを含め、患者・家族からの苦情に適切に対応しうる組織・体制を早急に構築されたい。

2．B社（相手方企業）に対する勧告

（1）本件装置の酸素流量不足の発生に関し徹底した原因究明（他原因を含む）を遂行すべきである。

　患者の生命と健康に直接的な影響を及ぼす可能性が高い医療機器の安全な使用を維持することは、そうした医療機器を提供するB社自身に課せられた薬事法上の責任であるとともに、相手方病院との間に締結されてい

る契約上の義務でもある。
　しかるにB社は、本件申立人らから医療器具の安全使用に極めて大きな影響を及ぼす保守点検作業に関する苦情が提起されたにもかかわらず、長期間に渡り事実関係や苦情原因の調査等を行わなかったため、結果として同種のトラブルを継続させ、利用者に健康被害をもたらした可能性すら否定し得ない事態を惹起したものであって、安全管理義務に違反する重大な怠慢であったと批判せざるを得ない。
　この間の経緯に照らし、B社としては、精製水以外の水を使用していた他の患者から回収した加湿器を含め、従前回収している全ての加湿器を調査対象として、製造元のみならず、他の第三者機関の協力も得て、本件装置におけるトラブル、とりわけ加湿器に関するものについては徹底した原因調査や性能検査等を行い、申立人らや相手方病院に対して結果報告を行うとともに、この間の経緯を公表すべきである。
　仮に、本件装置の警報システムが加湿器由来の流量不足に対し十分に機能しない構造である場合には、加湿器由来の流量不足の原因の全てが特定され、かつ排除されるまでは、本件装置の患者への提供を一時停止すべきものと考える。

（2）作業手順遵守等に関するチェックシステムの再検討
　B社においては、本件装置の保守点検作業に関する申立人らの苦情が提起されたあと、その内容と方法が自己の定める作業標準にも違反するものであったことが確認されるまでにも相当の時間が経過している。その間に、B社の担当者は全て「異常なし」にチェックし申立人に署名させた報告書を相手方病院に提出しており、そうした措置が申立人らにより事実の隠蔽、或いは虚偽の報告との強い批判を招いているところである。
　そうした経緯は、B社において自ら定める作業手順等に関する教育や研修等が極めて不十分・不徹底であることを示唆しており、その早急な改善が求められていることは言うまでもない。加えて、本件のようなトラブルを防止するためには、保守点検の内容と方法については利用者に対しても事前に詳細に説明をしておくとともに、本件のように患者が未成年者である場合には、作業確認の立会や結果の確認、或いは署名等を未成年者だけでなく患者の保護者にも求める等、点検作業報告書の書式や運用について

も改善が必要である。

　それとともに、患者から申し立てられた苦情が担当部局において適切に処理されているかどうかに関して、全社的な立場からモニターできるように利用者からの苦情窓口を設けるとともに、内部的にチェックできるシステムの構築が必要である。

第8　厚生労働省に対する要望

　本件苦情調査の結果、在宅医療の利用者が増大する中で、医療機器メーカーが在宅医療機器に関する日常的な保守点検を行うことが多く、在宅医療における患者の健康と安全を確保するにつき、処方箋を発行する医師や医療機関側の責任と在宅医療機器を提供する企業との責任分担が曖昧になりつつあること、並びに、処方箋を発行する医師のみにおいて在宅医療機器の安全使用を確保することは事実上困難である実情などが判明した。

　したがって、厚労省におかれては、早急に在宅療法に関する医療機器の安全管理のためのガイドライン（何を、何処まで、誰が、どのように責任を分担するか等を含むもの）を作成して、今後に備えることを要望したい。

　その際、医療機関にあっては、病院における医療機器安全使用に関する責任者が、主治医とともに在宅医療機器についてもチェックできる体制を構築すべきものと思われる。従って、それを保証する観点から医療機器の安全管理担当者を含む人的体制の強化を促進するとともに診療報酬の加算等も検討されたい。

　また、在宅医療機器メーカーに対しては、トラブル（医療機器の安全性に関わるクレームを含む）が発生した装置について、トラブルの件数とそれらの概要、トラブルの再発防止策としてとられた措置などを報告・公表するように指導し、そうした情報に基づいて、在宅療法の処方箋を発行する医師や医療機関において十分な安全管理をとりうるよう措置されたい。

以　上

0702号事件　相手方病院からの回答

平成20年7月30日

NPO法人　患者の権利オンブズマン
理事長　　池　永　満　殿

○○病院　院長　○○○○

第0702号苦情調査申立事件　調査報告書について（回答）

拝啓　時下ますますご清栄のこととお慶び申し上げます。
　さて、2005年10月以来、患者様からの苦情につきましては、業者への対応を含め、病院及び医師としては、真摯に対応をしてきたものですが、結果として、患者様にご理解いただけなかったことについては、残念に思っております。
標記報告書にご記載の当院に対する勧告について、下記のとおり回答します。

敬具

記

1　当院に対する勧告への対応について

（1）　在宅酸素療法における安全管理体制の確立について
　　　医療機器の点検等は専門的な知識と技術が必要であり、機種も多岐に渡ることから、当院で独自に保守点検を行うことは難しいのが現状です。
　　　しかしながら、医療機器の安全管理の徹底等を図るために、当院では平成20年度に、従前からある臨床工学技士を中心とした医療機器管理委員会を、各部門の代表者で構成し、医療機器安全管理責任者を委員長とした医

療機器安全管理委員会に改組し、その機能を拡充・強化するなど、現在、医療機器の安全管理・確保に努めているところであります。

今後、今回と同様の問題が発生した場合には、業者による点検に当委員会が立会を実施するなど、原因究明及び問題解決に向けて適切な対応を図り、安全確保に一層努めてまいります。

（2） 苦情対応システムの確立について

今回の一件に限らず、これまでも患者様からの苦情に対しては、申立に関する業務を担当する部署を窓口として、できる限りの対応をしてまいりました。

しかしながら、より患者様の「お声」に的確に対応していくため、今後は、医療機器に関する苦情であれば、先ほど述べた「医療機器安全管理委員会」に、また、接遇面の問題であれば、「接遇・療養環境委員会」に、さらに、安全の総括管理面からは、「安全管理委員会」など、様々な「お声」の内容・特性に応じて、適宜関係委員会に報告し、問題解決に向けた検討等をより積極的に行うなど、適切な対応に努めてまいります。

2　最後に

今回患者様から申し出のあった健康被害の原因については、酸素濃縮器との因果関係は明確ではないと思いますが、今後、同様の問題が発生した際には、直ちに診察等の必要な措置を講じ、問題解決及び原因究明に努めます。

これからも、患者様等周囲のご意見を真摯に受け止め、よりよいサービスが提供できるよう取り組んでまいりますので、よろしくお願い申し上げます。

以上

第 0702 号事件　相手方からの回答

2008年7月11日

NPO 法人患者の権利オンブズマン
理事長　池永　満　殿

株式会社　〇〇〇〇　福岡〇〇
支店長　〇〇〇〇

第 0702 号苦情調査申立事件　調査報告書に関して

　2008年5月28日付にて貴法人が採択された調査報告書を拝受致しました。
　貴調査報告書に関する弊社の見解を以下のとおりご報告させて頂きます。
　本書面第2項の「患者様の健康被害と弊社酸素濃縮装置との因果関係について」に関しましては、補足説明資料を添付致しておりますので、あわせてご査収の程、お願い申し上げます。

1　患者様に対する弊社の不適切な対応について

（1）　2005年8月19日の患者様宅における酸素濃縮装置の保守点検作業において、弊社社員による作業手順に不適切な点がありましたこと、同作業について弊社福岡営業所長の説明に誤りがありましたこと、またその後、加湿器不良に関する報告が遅れたことにより、患者様にご不快の念を与えたことにつきまして、心よりお詫び申し上げたいと存じます。
　　医療事業従事者として、誠に申し訳なく、深く反省しております。

（2）　上記酸素濃縮装置の保守点検作業において、弊社社員による作業手順に不適切な点がありましたことについては2005年10月に書面にて、弊社福岡営業所長の説明に誤りがありましたことについては同じく2005年10月にお電話にて、患者様宛にお詫びの言葉をお届けさせて頂いております。

また、弊社はこれらを教訓として、2007年4月より次の対応を実施致しております。
① 患者様へのサービス強化を目的として、在宅カスタマーサービス室を独立した組織として設置し、人員及び業務内容の強化を図りました。
② 教育の充実を目的として、社内研修体制を整備し、きめ細かな研修計画を策定しました。
③ 2007年度の研修計画を予定どおり完了し、本年度も年間研修計画に基づき社員の育成に努めております。（本年3月の貴法人ヒアリングにて報告致したとおりでございます。）

2　患者様の健康被害と弊社酸素濃縮装置との因果関係について

（1）　弊社では、従前、患者様の身体状況に関する情報に関して、十分な情報を頂けておりませんでしたが、今回、貴調査報告書を受領し、初めて患者様の身体状況に関する具体的かつ時系列的な情報を知ることができました。
　そこで、患者様の身体状況を踏まえ、貴調査報告書記載の内容に沿って、弊社が掌握している事実と照らし合わせをしながら、貴法人の見解を検討させて頂きました。

　その結果、貴法人の「本件装置使用期間中の断続的な救急搬送の事実や、本件流量不足が判明した経過などに照らせば、むしろ健康被害が相当の期間にわたって発生していた蓋然性が高いものと考える方が妥当である」（貴調査報告書16頁）というご見解につきましては、遺憾ながら弊社とは見解を異にすることになりましたので、以下、弊社の見解を申し述べさせて頂きます。

（2）　事実の経過　（貴調査報告書より）
　ア．弊社より新型の酸素濃縮装置を2004年9月20日に患者様宅に設置してから、2007年10月24日に他社の酸素濃縮装置に切替えられる迄の間、患者様におかれては、計3回の緊急入院があったとされています。
　その間に、酸素濃縮装置本体については2回の交換を、加湿器について

は 4 回の交換を、そして加湿器内のバブラーについては、7 回の交換を実施しております。
　イ．2007 年 9 月 12 日に酸素濃縮装置の酸素流量低下が確認されていますが、当該酸素濃縮装置・加湿器・バブラーは、それ以前の 3 回の患者様の緊急入院時に使用されていた酸素濃縮装置・加湿器・バブラーとはいずれも同一のものではありません。
　　すなわち、各緊急入院時に患者様が使用されていた酸素濃縮装置・加湿器・バブラーによる酸素流量低下の事実は、何ら確認されておりません。
　ウ．一方、患者様におかれましては、3 回の緊急入院時のいずれにおいても、ご退院後の在宅療養期間において、入院前と同一の酸素濃縮装置・加湿器・バブラーを継続して使用されておられ、継続して使用されていた期間は、それぞれ 82 日間、149 日間、175 日間となっています。

　　<u>このように、退院後に同一の酸素濃縮装置・加湿器・バブラーを継続して使用されていますが、貴調査報告書に記載されている事実関係を参照する限り、次に交換されるまでの間に患者様に緊急入院等の健康被害があったことは報告されておりません。</u>

（3）　以上の経過を踏まえますと、患者様の 3 回の緊急入院と弊社酸素濃縮装置との間に、因果関係を認めることには合理的根拠に欠けるものと考えられます。

（4）　もとより、健康被害の有無は、医学的見地より判断されるべき事項です。
　　法令により、医療機器である酸素濃縮装置の異常に起因する不具合症状が発症したならば、医療関係者は直ちに厚生労働省および関係企業へ報告・通知の義務を負っていますが、過去 3 回の緊急入院発生時に病院様より弊社へは何らの通知もありませんでした。
　　この事実に照らせば、医療関係者による医学的見地からの判断も、弊社の判断と同様、患者様の緊急入院と弊社酸素濃縮装置との間に、因果関係を認めることはできないというものであったのではないかと推察しております。

3　貴調査報告書における勧告事項に関して

　弊社は、以上より「弊社酸素濃縮装置と患者様の緊急入院との間には因果関係があることは確認されていない。むしろ因果関係が認められなかった」という見解でありますが、2007年9月12日の患者様・病院様・弊社による三者協議の席上で弊社酸素濃縮装置に酸素流量の低下があったことは事実であります。
　この事実に関しては、同装置の製造販売元企業において原因分析が行われ、患者様・病院様へは、その結果を2007年11月28日の第3回三者協議の場でご報告しております。
　これに加え、弊社は、貴調査報告書における勧告を真摯に受け止め、さらに次の対応を実施することと致しました。

（1）　酸素濃縮装置の酸素流量低下原因の更なる究明
　ア．患者様と同じ医療機関に受診されている他の患者様で、加湿器に水道水をご使用になっていた患者様3名の加湿器の分析
　　　第三者機関に分析を依頼し、加湿器の付着物に関する分析を追加実施致します。結果につきましては、報告書到着次第、患者様ならびに病院様に報告をさせて頂きます。
　イ．加湿器内バブラー閉塞に対する更なる安全対策の検討
　　　当該酸素濃縮装置の製造販売元企業に、貴調査報告書を提示し、更なる対策の可否について検討を要請します。検討結果につきましては、受領次第、患者様ならびに病院様に報告をさせて頂きます。

（2）　酸素濃縮装置ご使用者様に向けての指導・フォロー
　ア．社員研修を通じて、今回の事例を説明し、保守点検実施事項の再徹底を行いました。(2007年度研修計画に基づき実施済)
　イ．また、新規にご使用される患者様に対して、酸素濃縮装置のご使用方法、装置の日々の手入れ、特に加湿器への精製水使用の徹底など、今回の反省を糧にした対応は、昨年4月以来、徹底しており、今後もこの対応を継続致します。

(3) 社内チェックシステムについても勧告を頂きましたが、社内での作業標準の徹底につきましては、前述のとおり、努力を継続致して参ります。

　在宅カスタマーサービス室を通じ、社外からのご意見・ご要望については、社内全体でそれらの情報を共有化するとともに、業務の改善につなげており、それらにつきましては、本年3月の貴法人ヒアリング時にご報告致したとおりでございます。

4　最後に

　最後になりましたが、弊社の不適切な対応により、患者様にご不快の念を与えたことにつきましては、改めて心よりお詫びを申し上げたいと存じます。

　弊社は、患者様・病院様・弊社による三者協議を2006年2月22日以来、都合4回実施し、本件に関する事実確認及び原因究明を進めるとともに、他の患者様へのアンケートも実施し、弊社機器ご使用の皆様の声をお伺いし、日常業務への反映を実践するなど、今回の教訓に対する取組みも実施して参りました。

　弊社として、事実が確認できれば、その事実に基づき、誠意をもって対応させて頂く方針は、今後とも変わるものではありません。

　また、現状に満足することなく、より良い在宅医療実現を目指し、市場で評価される在宅サービス業者として全力を尽くして参りますので、引続きご指導・ご鞭撻をお願い申し上げます。

敬　具

③第0801号事件

腫瘍科

急性骨髄性白血病の患者が、臍帯血移植後にGVHDを発症して死亡

　急性骨髄性白血病を発症した18歳の女性が、臍帯血幹細胞移植手術を受けた。しかし、手術後重度のGVHD（移植片対宿主病）を発症し、GVHDの症状に加えてその治療のため長期大量投与されたステロイド剤の副作用による著しい全身症状に苦しめられたが、その間、医師や看護師から適切な説明も受けられないまま、1年余の闘病生活を送って亡くなった。
　医師・看護師からの説明や対応に納得できなかった患者の母親は、患者の権利オンブズマンに苦情調査を申し立てた。

本ケースのポイント

　医師の病状説明から看護やチーム医療のあり方までの多岐にわたる苦情の発生原因は、相手方病院においてインフォームド・コンセント原則に基づく医療が実践されていなかったことにある。
　治療法の選択に当たって、相手方病院では一貫して医師が決定した治療方針を患者に受け入れさせることに終始しており、GVHDを発症し、症状が深刻化した後も、患者・家族が理解・納得できるような説明は行われなかった。
　このような患者・家族との合意を欠いた診療と看護が継続されたことが本件苦情の根本原因であり、インフォームド・コンセント原則に基づく医療の実践という基本的な課題と苦情解決体制の整備について勧告がなされた。

2008年9月30日

第０８０１号苦情調査申立事件

調査報告書

特定非営利活動法人
患者の権利オンブズマン
理事長　池永　満

目　次
第１　事案の概要
第２　調査の経過
第３　申立人の苦情の内容と相手方の弁明
第４　インフォームド・コンセント手続と診療情報共有の実情
第５　患者の権利オンブズマンにおける判断基準
第６　申立人の苦情および相手方病院の弁明に対する評価
第７　相手方に対する勧告と要望

第１　事案の概要

　大分県内に居住する申立人の娘（本件患者・当時19歳）は、急性骨髄性白血病（注１）を発症し、2005年７月22日、大分県内に所在する相手方病院に入院し（第１回入院）、同年10月31日、臍帯血幹細胞移植手術（以下「臍帯血移植」という）を受けたが、移植後の同年12月から翌年１月にかけて重度のGVHD（移植片対宿主病、注２）を発症し、大量の下血、腸管、肝、造血障害等が持続したためステロイド剤の長期大量投与を受けることとなり、その副作用による著しい免疫不全、易感染状態となって、同年３月頃には、長期臥床による廃用性筋萎縮とステロイド・ミオパチー（ステロイド投与に伴う筋原性疾患）も合併して寝たきり状態となり、その後も腸管GVHDが重症化・難治化するなど多

岐にわたる疾患に苦しむ闘病生活を余儀なくされ、6回にわたる入退院を繰り返して、第1回入院から約1年半後の2006年12月1日死亡するに至った。

【注1】急性骨髄性白血病
　急性白血病の一つである。急性白血病とは分化の途中段階にある未熟な血液細胞が腫瘍化し、骨髄中で無制限に増殖するものである。非リンパ系細胞の性質を有しているものを急性骨髄性白血病（acute myeloid leukemia :AML）という。形態的な特徴をもとに分類したものが FAB 分類（French-American-British Classification）であり、M0から M7のタイプに分類され、本件患者は M0（エムゼロ）タイプと診断されている。
【注2】ＧＶＨＤ：移植片対宿主病（Graft-versus-host Disease：GVHD）
　移植された造血幹細胞が増殖していく過程で、そのなかに含まれているドナーの成熟リンパ球が宿主である患者を「非自己」と認識し、免疫学的に攻撃する反応をいい、造血幹細胞移植後における命に関わる合併症の一つとして、そのコントロールが最大の課題となっている。
　移植後早期に起こるものを急性 GVHD といい、皮膚症状、消化管症状、肝障害などを来たし、重症度によりステージⅠ～Ⅳの4段階で表現する。本件患者は GVHD 発症時にステージⅢと診断されている。
（参考文献）堀田知光編集『血液・造血器疾患の治療と看護』南江堂、2002など

第2　調査の経過

　申立人は、相手方病院の病状説明が一貫して不十分であり、入院期間中における医師及び看護師らの患者家族に対する対応が不適切で、患者の人権が侵害されたとの苦情を抱き、NPO法人患者の権利オンブズマン（大分相談室）に相談するとともに、相談員の同行支援を受けて相手方病院との話し合いを行ったが、納得できる回答が得られなかったとして、本件苦情調査の申立を行った。
　患者の権利オンブズマンにおける調査経過は以下のとおりである。
（1）　定例オンブズマン会議（2008年6月8日）は、同年5月3日付で提出された申立人の調査申立を受理することを決定し、医療専門家を含む4名のオンブズマン会議メンバーと法律専門相談員（弁護士）の中から特別委嘱された2名の調査委員で構成する調査小委員会を発足させた。
（2）　第1回調査小委員会（同年6月8日）　調査の方針と日程の検討、医療記録の分析作業の進め方に関する協議

(3)　第2回調査小委員会（同年6月27日）　申立人からの事情聴取項目などの検討
(4)　申立人から事情聴取（同年7月5日）　大分において実施
(5)　第3回調査小委員会（同年7月13日）　相手方病院に対する質問項目などの検討
(6)　相手方病院から事情聴取（同年7月23日）　相手方病院において実施。主治医、看護師長、事務長らから聴取
(7)　第4回調査小委員会（同年7月26日）　相手方病院の調査結果の報告および苦情調査事案における論点の検討
(8)　申立人からの再度の事情聴取（同年7月31日）　患者の権利オンブズマン事務局において実施
(9)　第5回調査小委員会（同年8月3日）　委員会としての調査報告書案の概要を検討
(10)　第6回調査小委員会（同年8月10日）　オンブズマン会議に提出する調査報告書案を決定
(11)　定例オンブズマン会議（同年8月10日）　調査小委員会から提出された調査報告書案を検討し、オンブズマン会議としての調査報告書の作成に向けた協議を行った。
(12)　オンブズマン会議常任運営委員会と調査小委員会の連続合同会議（同年8月20日、9月7日）　オンブズマン会議としての調査報告書案の内容を協議・決定。
(13)　オンブズマン会議常任運営委員会案に基づきオンブズマン会議メンバー全員の意見集約を行い、必要な修文を行った上で、全員一致で本調査報告書を採択（9月30日）

第3　申立人の苦情の内容と相手方の弁明

1．申立人の苦情の骨子

　申立人の苦情は多岐にわたっており、相手方病院において患者が治療を受けていた全期間に及んでいるが、内容的には、①急性骨髄性白血病の治療法の選択や臍帯血移植後の症状悪化過程における病状説明等に関連するもの　②入院

中の医療・看護サービスの内容やあり方に関するものに大別することができる。
　従って、本件苦情が発生した原因や背景等について検討を加える前に、上記の区分にそって可能な限り時系列的に、申立人の苦情の概要とこれに対する相手方病院の弁明内容（調査小委員会による文書質問をふまえた事情聴取で行われたもの）を、表現を含めてなるべく当事者の言葉を生かしながら簡潔に整理しておく。

２．急性骨髄性白血病の治療法の選択や臍帯血移植後の症状悪化過程における病状説明等に関連するもの

（１）　患者らが臍帯血移植療法の選択を受け入れた際の状況
　①　申立人が訴える苦情の内容
　　　申立人は事前の化学療法（抗癌剤治療等）がうまくいったので移植は必要ないのではないかと思ったが、主治医から「移植をしなければ死ぬ」と言われた。
　　　主治医は治療法について臍帯血移植のメリット、デメリットについての概略的な話をし、デメリットについては、下痢、脱毛、発熱などを話しただけで、酷い下血があることなどの具体的な話は聞かなかった。また主治医はステロイド剤で直せると話したので、そう思っていた。
　　　移植がうまくいかないと死亡もあり得るとの説明はあったが、主治医に「移植は生存への可能性が高い」と励まされて決意した。臍帯血移植の成功率は40〜50％という話であったが、後日、相手方病院内で行われた主治医の講演を聞きに行くと、28％程度と説明とは大きく違う数字が話されたので、娘と申立人はショックを受けた。
　②　相手方病院医師らの回答・弁明
　　　臍帯血移植の前に骨髄移植の可否を検討し、患者家族３人のHLAの型を調べたが不適合であったので、骨髄バンクで数人、年齢が若く体重の重いドナーを探したが適合する者が見つからなかった。そこで臍帯血移植を検討した。
　　　臍帯血移植のメリット・デメリットも説明しており、治癒率も60％程度であること、移植片対宿主病（GVHD）の発症、感染症、合併症が起こることがあり、生命を落とすことがあることも話した。臍帯血移植のメリッ

トとして、GVHD の発症が骨髄移植より少ないことも説明した。
　カルテには説明した内容のすべてを記載しているわけではない。製薬会社のパンフレットなどを使ってわかりやすくする工夫をしているつもりだが、そもそも血液内科では十分なインフォームド・コンセント手続は不可能であると感じている。
（2）　臍帯血移植術後、合併症などが発生して以降の治療方針等に関する説明状況
　①　申立人の訴える苦情
　　移植後の病状について個別的な話はあったが、GVHD がいつ発症したか、ステロイドの影響などについては必ずしも早期には説明してくれなかった。ステロイドの副作用については、娘の身体が動かなくなったので主治医に手紙で質問して、初めてステロイドのせいだと話してくれた。
　　また拒絶反応（注：申立人は GVHD のことを拒絶反応と理解していた）には折り合いをつけていくと説明されていた。
　②　相手方病院医師らの回答・弁明
　　移植後に再発はなく、3 週間以内に白血球が増えた後に GVHD が発症した。白血病は寛解期にあること、患者が GVHD に苦しんでいることは、その都度説明していた。
　　GVHD への対応には、国内では基本的にはほとんどステロイド剤投与である。GVHD には G（グレイド）Ⅰから〜Ⅳまであるが、GⅢ、GⅣになるとステロイド剤が反応せず、重症化していく。ステロイド単体で身体が動けなくなることはないし、言葉が出なくなることもない。
　　繰り返す侵襲により患者は段々と生きる確率は下がって行き、身体の状態、筋力、血液の状態も悪くなっていったが、そのことの説明はしていない。
　　もう命が助からないと思ったのは、2006 年 11 月の消化管出血のときである。それまでは若いので、どうにか助かると思っていた。申立人には「今は苦しいけれど若いので、いつか元気になれる」と話していた。申立人が理解できていないとは思っていなかったが、患者本人は年齢に比して幼稚な印象を受け、ありのままは話せないと思っていたし、ありのままを話すのは恐かった。父親にも生存の確率が下って行くことは説明していない。

3．入院中の医療・看護サービスの内容やあり方に関する苦情
（1） 入院中の医師の診療態度に関連して
　① 申立人が訴える苦情
・2005年9月、移植直前の放射線治療の時に、娘が精神的にハイテンションになったことの原因として、病棟の看護師たちは娘が統合失調症であることが影響していると疑っていたと思う。
　2006年3月17日、心療内科のA医師は「寝たきりになって赤ちゃん返りしていただけ」と話したので、娘の中学時代の統合失調症について説明しようとすると「紹介状に書いてあるのでわかっている」と言って、申立人の話を聞こうとしなかった。
　同年9月11日頃、心療内科B医師（同年5月より勤務）から「幻聴がまだ聞こえるか」と質問され、申立人が娘の入院前の日々の状態を話すと、B医師は娘に2〜3の質問をしてから病室を飛び出し、廊下で主治医や看護師に「患者は正常ですよ」と告げると、主治医も看護師も驚いていた。
　相手方病院はその時点まで統合失調症の先入観（偏見）をもって娘に（差別的に）対応していたのではないかとの疑いを払拭できない。
・2005年12月下旬から娘がトイレに行くのもフラフラなので、貧血ではないかと看護師、医師に訴えるが聞き入れられず、12月31日には激しい吐血と血便が出た。
　2006年1月2日に輸血を頼んだが、主治医は血便であることを否定し輸血をしてくれなかった。ところが翌3日には「極度の貧血状態で出血が止まらなければ危険で覚悟するように」と言われた。相手方病院で移植を決めた際に、申立人と夫は病院側に担当医一人が受け持つのではなく、チームで治療を行ってほしいと切望していた。
　しかし娘の状態が悪化し、申立人の夫が看護師に緊急輸血を頼んだ時も、外出中の主治医に緊急連絡をして20分ほどして帰院してから輸血を行っており、血液内科の医師が在院中であったのに対応してくれず、連携がとれていなかった。
・2006年11月3日に一時退院させたことについては、病院側は娘に退院できると話して喜ばせていたが、娘は外出すればストレッチャーでやっと帰っ

てくる状態であり、退院は無理な計画と思われたので、やめてほしかった。主治医は看護師らと一緒になって、「退院しても大丈夫」と言って一時退院させた（4日と5日は通院し、6日に再入院した）。

② 相手方病院医師らの回答・弁明
・患者の精神状態が統合失調症によるという説明はしていない。逆に、そういうことには触れないように注意していた。患者の精神症状で治療上困ったこともなかった。一時的だが言葉が出なくなったが原因不明であり、強いストレスからの精神症状かもしれない。CTでも器質的病変はなく、原因は不明である。
・2006年11月の退院は早くから目標にしていたし、患者とも申立人とも話していたので退院について悪く言われるのは意外である。退院とGVHDの増悪は直接関係がなく偶然である。退院も一時的退院であって先が短いという理由から一時帰宅させたものではない。

（2） 入院中の看護師らの対応に関連して
① 申立人の訴える苦情
・2006年1月20日、患者の筋力が衰えて動けなくなった状態であるのに、看護師が「いつまでゴロゴロ寝ちょるつもりなん、少しは動かんとね。それともあんた、いつまでもここにおってこの病棟の主になるつもりなんかい。」などと言った。
・同年2月半ば頃、下痢で苦しんで便意はあっても便が出ない患者に、看護師が「わざとトイレに行きたがっている」と娘がウソを言っているかのように疑い、娘の気持ちを傷つけた。同年2月22日、看護師が娘の衣服を着替えさせる際に痛いと言っているのに加減せず、終わると20歳になる娘に赤ちゃん言葉で話しかけて頬ずりをしたり、大量の下血に「血が一杯、生理が始まったんじゃない」などと述べたり、娘が腹痛で「痛い」と言って苦しんでいるのに「そうでもなさそうよ」と言って立ち去る看護師もいた。
・同年3月10日頃から、娘の咳の様子がおかしかった。同室の他の患者達もおかしいと感じ、「娘さんは特に移植で弱っているので、なおさら早めに注意した方がよい」と助言してくれ、共に再三看護師に訴えてくれたが、その度に看護師は「ステロイドを減らしているから悪く見えるだけ」と答えるのみで何の対応もしてくれなかった。ところが、3月16日に主治医か

ら肺炎と診断され、「もう助からないかもしれない」と言われた。
・同年３月26日頃に、申立人は受け持ち看護師に今までの不満をぶちまけたが、それ以降、同看護師とコミュニケーションがとれなくなり、看護計画書も渡されなくなった。さらに娘が楽しみにしていた入浴も週１回に制限され、催促をしないと２週間を過ぎても入浴させてくれないこともあった。同年８月頃、入浴制限があり特に看護師に頼んで入浴させてもらったところ、受け持ち看護師から「勝手なことは許しませんよ」と怒鳴られた。
・同年2006年９月２日、受け持ち看護師が来室し、突然10月末に退院と告げられた。申立人は、娘に命の危険があり退院はできないと言ったのに、看護記録には、申立人から「退院希望があった」と虚偽の記載がされている。
② 相手方病院看護師らの回答・弁明
・原則として入院患者に付添いは付けないが、本件患者の場合は不安が大きく、患者の状態から事故の危険性もあったので、合意により付添ってもらった。付き添いについては、2005年10月の放射線全身照射処置の際に、患者が興奮して笑い転げて照射台から落ちたことがあり、その際に、申立人に付き添ってもらうかもしれないと話したのがきっかけであった。
・しかし、終日の付き添いは下血が酷くなった１〜２ヵ月間で、入院中の全期間ではない。夜間は50床に対して看護師３人体制で、本件患者の２〜３分おきのナースコールに対応するのが困難でもあった。
・申立人は入浴が制限されたというが、本件患者の病状や病棟の人員体制、設備などを総合的に考慮のうえ、週１回（木曜日）と決めたが、病院としては精一杯の努力をしていたし、入浴については家族側と合意ができていたと思う。
・申立人から受持ち看護師の変更願いが出されたことは聞いていないが、看護体制の変更でＣ看護師からＤ看護師に変更した。看護計画書は１回と２回および５回と６回には申立人のサインがあるが、３回と４回にはサインがない。申立人は計画書が来なかったので教えてくれなくなったと感じているのではないか。計画の説明は口頭でも行う。
・申立人の具体的な苦情の指摘については、いずれも看護師として、そのようなことがあったという認識はない。

第4　インフォームド・コンセント手続と診療情報共有の実情

1. **相手方病院の診療記録は、本件治療が患者の明確なインフォームド・コンセントを得ないまま開始されたものであることを示している。**

①第1回入院時（平成17年7月22日）において、相手方病院の主治医が診断の結果と治療方針を申立人らに説明したのは7月25日であるが、その際の説明内容は診療記録上、下記のとおり記載されている。（なお診療記録中の英語表記に対する括弧内の日本語訳は調査小委員会が付したものである。）

＜7月25日の父母に対する説明として記録されている内容＞

「・AML（成人急性骨髄性白血病）のM0（エムゼロタイプ）でrare（まれ）な白血病で予後不良
・chemo（化学療法）でのCR（完全寛解）率50～60％で他のAMLより悪い
・chemoでの長期生存期待できない
・allo-SCT（同種同血幹細胞移植）の適応
・AMLの死因90％以上は感染症、他にDICなど」

　　説明内容は、診断結果と、化学療法では長期生存が期待できないとして移植を勧めるものであるが、移植治療における合併症の危険などについては触れられていない。

＜同日の本人に対する説明として記録されている内容＞

「・AMLである
・移植治療をして治癒を目指す　髪は抜ける
・治癒を期待するが、治療期間は半年はかかる
・目標は来年春の社会復帰」

　　患者本人に対する説明は、申立人に対するものよりもさらに簡略であり、急性骨髄性白血病自体に関する病態や予後などに関する説明すら省略されている。

　　診療記録においては、上記のそれぞれに対する説明内容を記述したあとに、「本人、父母涙するが、受け入れ可能な様子」

と記載されている。

②主治医の説明態度において極めて特徴的なことは、既に自らが治療方針を

決定した上で、それを当然のごとく申立人らに受け入れさせるという姿勢に終始しているということである。

しかも説明内容の中には、治療方法に関する患者の同意を得る上で不可欠とされている危険性情報がきわめて少なく、希望のみを抱かせるような内容が多い。

なお、主治医は、同日付で、紹介先の病院に対して、次のような報告書を提出している。

「骨髄穿刺行い　MPO染色陰性　CD7, 13, 33, 34＋　CD56, DR－でした。AML M0と診断し、JALSGに登録して　DNRでの寛解導入を行います。CR後に同種移植を計画します。

ご紹介いただきましてありがとうございました。」

さらに診療記録に綴じられているJALSG（骨髄バンク）への登録内容を確認する所定の用紙には、登録日は2005年7月25日で、登録適格要件の一つである患者の同意の存在を確認する項目には「書面で同意を得た」と記載されている。

③さらに、前記の説明を行った翌日である7月26日には、移植前の「地固めコース」と言われているところのDNR（ダウノルビシン）などの抗がん剤を使用して白血病細胞をたたく寛解導入療法を開始している。

こうして着手された移植前措置を経て、臍帯血移植を行うこととなるが、その直前である10月17日の医師記録に記述されている父母への説明内容も、前述の内容とほぼ同じであり、骨髄移植ではなく臍帯血移植を実施する理由については、次のように説明している。

「・兄、父母 HLA 不一致で、UR-doner（非血縁者移植）
　・バンクは時間がかかるのでCBSCT（臍帯血移植）へ
　・CBは生着遅いが、GVHDが少ない 」

つまり、臍帯血移植の場合には他の非血縁者骨髄移植に比べてGVHD発症の危険性が少ないというのみで、GVHD発症のメカニズムやその危険性、重症GVHDが発症した場合には致死的であることなどに関する情報はいっさい提供されていない。

こうして、10月24日から3日間、移植前措置として全身放射線照射が実施され、10月31日臍帯血移植が行われたのである。

2. 診療記録の分析の結果、申立人らと相手方病院医師らには多面的に認識の齟齬・不一致があったが、これが解決されないまま治療が継続されていた。

①調査小委員会は、前述したように、申立人の訴える苦情が多岐にわたり、また1年半に及ぶ入院治療の全期間に及ぶものであったこと、苦情の大部分は、申立人と相手方病院医師らの認識上の齟齬に由来していると思われたため、苦情をもたらした背景や根本原因を解明するために、相手方病院の医療記録自体に記録されている患者に対する情報提供や、患者からの質問に対する対応を含め、互いのコミュニケーションの内容を全て抽出して一覧表を作成した。(この一覧表は、本報告書に添付する資料として、申立人と相手方に交付される。)

その結果、記録されている対話の総数は117回あり、主治医を含む医師らが関わっているものが21回、残りの96回は看護師が単独で対応したものである。また117回のうち患者本人が関わるものが76回に及んでいるが、そのうち58回は患者本人から質問や疑問、訴えが出されたものであり、医療側から話しかけられたものは18回にすぎない。しかも、患者本人からの質問等は、ほとんどが治療内容や自分の体に発生している症状等を理解できないことから生じている疑問や不安であるのに対して、医療側は、その機会を生かして共通認識を作り上げるのではなく、逆に患者本人の疑問をはぐらかすような対応に終始していた。さらに医療側から発せられている18回の内容のほとんどは、最初の数回をのぞき断片的な医療措置の説明や励ましの声かけに属するものであって、患者自身が困難な病に立ち向かう力を引き出すために必要な本質的な情報提供等はほとんど見受けられない。

②とりわけ重要なことは、本人から発せられている疑問は、治療内容や病状進行の意味について患者本人が理解せず、あるいは納得していない状態のままで本件治療が推進されていったことを浮き彫りにしていることである。

即ち、最初に主治医から病名が知らされ移植治療に関する治療計画が提起された2005年7月25日における記録では、「涙するが受け入れは可能な様子」と記載されている。しかし、その後の7月29日「治療や副作用について心配して質問」、7月30日「移植の必要性に疑問」、8月3日「吐き気に疑問」、8月8日「下半身浴時に点状出血に驚く」、8月24日「脱毛や無

菌室で孤独に耐えることへの不安を訴え」、9月6日「再発を恐れ、将来に対する不安を訴える」、10月12日「治療方法についての細かな質問」、10月12日「移植で不妊になることに対する不安を表出」というような疑問が出され続けているにも拘らず、そのまま臍帯血移植に着手されている。

さらに移植着手後の11月5日においても「移植の副作用について不安を表出」、12月10日「下痢が続くことに対する不安を表出」など患者からは一貫して疑問や不安が提起され続けており、2006年11月23日の「こんな状態にさせられて不安。移植しなければよかった」という言葉が、診療記録に記載されている本人からの最後の発言である。

③第2に重要なことは、文字通り医療スタッフとともに患者の支援にあたっていた申立人自身も、患者本人と同様な状態におかれ、医療側において申立人との共通認識を確立するための努力がなされた形跡がほとんど記録されていないことである。

即ち、2005年9月29日「本人・父親は早期治癒のため移植に前向き。しかし自分は不妊になってまで元気な今なぜ移植をするのか疑問」とする申立人に対して「臍帯血移植の説明をし、<u>母親の迷いを断つ。</u>」と記述されてから1ヶ月後の10月20日、「移植の重みを私自身がわからないのに本人はもっとわからないのではないかと不安」と　迷いが断ち切られてない心境が披露されているにも拘らず「本人が移植に前向きなのだから我々と情報交換しフォローしていこうと励ます」のみで臍帯血移植が実施されている。

移植後においても、2006年1月3日「本人がイライラし母親に当たることのつらさを表出」、1月5日「腰痛が少しあるがおむつ交換を一人でしようとしている。疲労がみられる」、2月23日「看護師によって処置手順や対応に違いがあること、看護師の発言に気分を害したことへの不満をもらす。本人の筋力の衰えと大部屋にポータブルトイレをおいてもらえなかったことを結びつけ、きちんとリハビリ計画を立ててくれと訴え」、3月17日「こんなに苦しむなら移植しなければよかった。脳CTもしてくれ。ほかに良い薬はないのか」、4月22日「入浴回数について決まりがあるなら知りたい。本人は入浴したがっている。看護師が忙しいから入れないというのでは納得できない」、7月5日「本人も私も先が見えなくて不

安。先生に『ステロイド減らしているから骨折しやすい』と初めて聞いてショックを受けた」など、治療や看護に対する不満が次々に噴出していったことが記録されている。

　そうした中で、主治医により申立人と夫の両名を対象とする「ムンテラ」がなされ「病状についての認識が薄く、治療内容に不信感を持っている発言あり」と記録されているのは、患者が死亡する4日前の2006年11月27日のことである。

3. 重症GVHDが発症した後においても、新たな事態が示す意味やそれに対する治療方針、その副作用、予後の見通しなどを説明し、患者や申立人のインフォームド・コンセントを得る手続が十分に行われた形跡は見受けられない。

　臍帯血移植の2週間後には手足を中心に紅斑が出現したため、11月14日付でbiopsy検査が実施され、確診は得られなかったが、医師記録によれば、その後の下痢や発熱症状発現に伴い12月26日にはgradeⅢという重症GVHDの診断を行った上で、これに対する治療を開始している。しかし、そうした患者の病状について申立人らになされた説明の記録は、翌年2月にいたって本件患者の父（2月23日付）と申立人（前同日）から文書による治療計画に対する疑問や質問が出されたあとの3月19日付の「現在の状態3／16A/Pに沿って両親へ説明」という記述しか見あたらない。

　なお日付は定かでないが、申立人らの前記質問書のあとに綴じられている「歩きたいという希望が強い患者・母親への支援〜移植後GVHD症状が強く出現した20歳女子学生〜」と題した相手方病院の院内カンファレンスに提出された担当看護師らのレポートには、「看護師は、GVHD症状が強いため足踏み運動などの援助から行いADL拡大に向けて援助を行っている。しかし、患者は『歩きたい』『リハビリに行きたい』という思いが強い。患者・家族が現状を受け入れられ、希望を持ち続けられるようにどのように援助したら良いか検討してほしい」という問題提起に基づいて検討がなされた結果が記述されている。その際、「移植前、化学療法前にオリエンテーションはしていたのか？　副作用症状についての理解はできていたのか？」との問いに対して「プライマリーナースを中心とし本人のわ

かりやすい言葉でオリエンテーション実施。<u>移植後の発熱、咽頭痛、下痢症状出現することは理解できていた</u>」とのやり取りが記録されている。

これらの記録からも、患者の病状変化として最も本質的な事柄に属する重症GVHDの発症に関する情報はほとんど患者や申立人には理解されておらず、その結果発生している医療側との病状認識の齟齬が、患者・申立人らが抱く治療看護サービスに対する様々な疑問や不満の背景にあることが伺われるのである。

第5　患者の権利オンブズマンにおける判断基準

1. 患者本人の意思決定が保証されず、納得を得ないままに進行していった治療経過

本件は1年半余という長期の入院治療期間において、患者本人が繰り返しその治療状況に疑問や不安を呈し続けていること、その間、約1年にわたり患者に付き添って事実上相手方病院の看護を補完していた申立人においても、治療や看護に関わる措置に関して相手方病院の措置に対し深い不信感を抱き、患者の死亡後、2年近い歳月を経てもなお不信と怒りが解消していないという事案である。

患者本人の意思決定を保証せず納得を得られないままに実施された治療ということは、即ち、インフォームド・コンセントを欠く治療であったということにほかならない。

この点に関して、相手方病院の主治医は、急性白血病などの治療においては、「そもそもインフォームド・コンセント（を得ること）は難しい」という認識を表明している。

しかしながら、言うまでもなく今日においては、あらゆる医療は患者の事前の意思決定に基づいて行われる必要がある（「患者によるインフォームド・コンセントは、あらゆる医療行為にあたって事前に必要とされる」WHO患者の権利に関するヨーロッパ会議「ヨーロッパにおける患者の権利の促進に関する宣言」3.1項、1994年3月）。そして、「(治療上の)意思決定を行う権利は、人格権の一内容として尊重されなければならない」、つまり憲法上の基本的人権に含まれるものである（最高裁「エホバの証人事件」判決、2000年2

月29日)。

　つまり、患者のインフォームド・コンセントを得ていない治療は、それ自体人権侵害を構成するものである。患者が表明した同意をインフォームド・コンセントと認めることができるためには、十分な情報が提供されるにとどまらず、その情報が理解された上で、自発的なコンセントがなされることが必要であり、十分な納得のないままに「同意」が表明されていたとしても、その治療を正当化することはできない。また、いったん同意した場合であっても、患者はいつでも同意を撤回することができる。

　これらのインフォームド・コンセント原則は、今日においては国際的な人権規範として確立されているものであるが、日本の医療界の一部には未だ正確な認識を欠いている状況が残存しているので、以下簡単に触れておきたい。

2. 国際的な規範であるインフォームド・コンセント原則とその実践

①完全な情報の提供を受けた上で意思決定（代替的治療法の選択や治療拒否を含む）を行うことは患者の権利である。

・患者の治療上の意思決定（インフォームド・コンセント）を得るためには、その前提として、完全な情報が提供される必要がある。

　「患者は、容態に関する医学的事実を含めた自己の健康状態、提案された医療行為及びそれぞれの行為に伴いうる危険と利点、無治療の効果を含め提案されている行為に代りうる方法、並びに診断、予後、治療の経過について、完全な情報を提供される権利を有する。」（前述のWHO「患者の権利促進宣言」2.2）

・とりわけ危険性情報など患者にとって不利益な情報は、患者自身が治療方法の選択をするにあたって極めて重要である。

　「医療は、手術を含めて、医師の専門的知識に基づく広範な裁量行為によって初めてその目的を達するものであることは言うまでもないけれども、あくまで患者の自己決定権を基礎とするものでなければならない」「医師には……当該手術が重大な危険性を伴うものである場合には、専門的見地から可能な限りその危険性のみならず、その発生頻度を具体的に患者に説明した上で、患者の自己決定に委ねる義務がある」（仙台高裁、1994年12月

15日）

②急性骨髄性白血病治療におけるインフォームド・コンセント手続の実際
・本件で実施された臍帯血移植を含む造血幹細胞移植療法においては、移植前措置における化学療法において強力な抗白血病治療を行うとともに、移植片対白血病効果、即ち移植したドナーのリンパ球が患者の白血病細胞を免疫学的に攻撃するという効果も期待されている。しかしGVHDが強く出すぎた場合には致死的となるので、それへの対応は造血幹細胞移植療法において解決しなければならない最も重大な問題であるとされている。

　つまり、移植療法は有効な治療手段である一方、身体への負担が非常に大きい治療であるので、化学療法を行った後に治療の有効性や移植条件を十分に検討したうえで選択されるとされている（慶大医学部内科学教室血液内科『目で見る急性骨髄性白血病』）。そうした観点に加えて、専門家の中には、薬物療法の成績が向上して来たことから、初回の寛解期にはGVHDが強く出る非血縁ドナー移植は行わない方が良いとの意見もある。

　従って、下記のとおり、国内の専門的医療機関においても、治療開始前に、治療法の選択に関して極めて慎重なインフォームド・コンセント手続をとることとされている。

・例えば、愛知県がんセンターでは（同センターのホームページより）「一口に造血幹細胞移植といっても現在では様々な移植法があります。自分の造血幹細胞を保存し移植する自家移植を行うのか、HLA（白血球型）の一致した兄弟姉妹からの移植にするのか、骨髄バンクに登録し、非血縁者間骨髄移植を予定するのかなど、その治療法の選択は患者さんの病気やその進行度、年齢や全身状態によって異なってきます。主治医の先生と十分に話し合う中で、移植を行わない治療法についてもよく検討し、どの治療法が患者さんにとって最善の道であるかを納得して決めることが必要です」と述べている。

　また国立がんセンターにおいては、治療法の決定からその実施段階における情報提供の方法などを以下のように進めていくとされている。「まず新患外来では、担当スタッフがこれまでの治療内容の確認、移植のメリットと危険性について説明させていただきます。個々の患者さんの病状、ドナーの有無などに応じて、骨髄移植、末梢血幹細胞移植あるいは臍帯血移

植などの中から、一人一人の患者さんに合った移植方法を決めます。
　これらの決定に際しては、果たして移植治療そのものが該当の患者さんにとって最善の治療となり得るのかも含め、移植専門スタッフに加えて血液内科医師、看護師、薬剤師も含めた会議を毎週月曜日に開き、様々な角度から十分に意見を出し合います。」「移植日がある程度決まった段階で、ご家族と一緒に移植のプレオリエンテーションを入院前に受けていただきます。」「入院中は、毎朝、移植の全スタッフで全ての入院患者さんを回診し、夕方は各担当医・副担当医ごとに回診します。」「移植を安全に行うにはチーム医療体制が非常に大切で、当院では特にパラメディカル部門が充実しているのが最大の特徴です。……特に移植後合併症として問題となる皮膚や口腔のケア、腸管GVHDの合併時の食事、感染対策、移植後のQOLなど、経験豊富な看護師を中心に取り組んでいます。専属の薬剤師チームは、免疫抑制剤や様々な薬剤の投与量調節、副作用対策のアドバイスを行います」（同センターのホームページより）
・さらに、がん治療全般において日本の医療現場にも普及しつつある米国臨床腫瘍学会（ASCO）公式カリキュラムによると、重要なコミュニケーションスキルのうち、情報提供項目では「悪い情報を伝える」ことが重要であり、特に注意すべき点として、患者の理解度や語彙レベルに合わせること、患者を孤立させるような態度をとらないこと、情報は理解しやすいように少しずつ分けて提供すること、定期的に理解を確認すること、などがあげられている（国立がんセンター内科レジデント編『がん診療レジデントマニュアル（第4版）』（医学書院、2007年参照）

3. 尊厳を守られ、最善の治療や支援を受ける患者の権利
　WHO患者の権利促進宣言においては、以下のとおり確認されている。
　「患者は、自己に対する診断、治療及びケアにおいて、尊厳をもって扱われる権利を有する。」(5.8)
　「患者は、ケア及び治療の過程において、家族、親戚、友人からの援助を受け、いつでも精神的な支援と指導を受ける権利を有する。」(5.9)
　なお、本件事案のあとであるが、がん対策基本法が施行され（2007年）、がん治療の領域では、いっそう具体的な配慮がなされている。すなわち

「がん患者の多くは、疼痛等の身体的な苦痛だけでなく、がんと診断された時から不安や抑うつ等の精神的な苦痛を抱えている。……（中略）」こうしたことから、治療の初期段階から緩和ケアの実施はもとより、がん医療の更なる充実、がん医療に関する相談支援や情報提供などにより、「すべてのがん患者およびその家族の苦痛並びに療養生活の質の維持向上を実施することを目標とする」「がん患者を含めた国民は、その恩恵を享受するだけではなく、主体的かつ積極的に活動する必要がある」「がん患者およびその家族は、がん医療が医療従事者とのよりよい人間関係を基盤として成り立っていることを踏まえ、相互に信頼関係を構築することができるように努めること」などとされている。

　本件臍帯血移植手術とその後の治療の時期（2005年～2006年）には、がん対策基本法はまだ存在しなかったが、こうした内容は従来からがん治療における医療のあり方として医療従事者（医師・看護師等）が遵守し、実行すべき基本原則であったと考えられる。

第6　申立人の苦情および相手方病院の弁明に対する評価

1．治療開始段階におけるインフォームド・コンセント原則にもとづく評価

　前述したインフォームド・コンセント原則や本件と同種疾患の治療における他の医療機関等の実践状況に照らして検討すれば、本件治療においてインフォームド・コンセント原則違反があったことは明瞭である。その病気が重篤なものであり、その治療方法にも危険性が伴うものであればあるほど、患者本人のインフォームド・コンセントを得る手続が重要である。

　ところで急性骨髄性白血病の治療、とりわけ移植治療については、「現在の医学においては、どの患者にどの方法で移植を行うのが最もよいかは、まだはっきりしていない」との指摘もある（岡本真一郎／慶大准教授）「ここまで進んだ白血病の治療『移植を考えるとき』」（NHK出版『きょうの健康』2007年11月号97頁）。

　そうだとすれば、医療機関はいっそう各治療法の得失を説明し、最悪の可能性を承知した上で、患者が最終的に治療法を選択できるようにしなければならない。

相手方病院の主治医は「(移植)治療しないと生存が困難」なことは話しているが、本来患者が移植手術を選択するにあたり知るべき情報、特に手術後のGVHDの発症、ステロイド剤の副作用が身体に及ぼす影響、感染症、合併症を起こす可能性、そして移植後に現にそれらが生じた時に、最悪の場合にどのような療養生活を送ることになるのか等に関してはほとんど説明していない。臍帯血移植後の困難な状況を乗り切るためにも当初から患者にマイナス情報も含めて説明し、患者自らがマイナス情報も念頭においた上で治療法を決定していくべきものであり、マイナス情報に接した患者が精神的なショックを克服して自ら病気に立ち向かえるようにサポートするのが医療機関の責任である。

　この点に関する相手方病院主治医らの姿勢は、今日のがん治療におけるインフォームド・コンセント手続の実践例からも大きくかけ離れていたものと評価せざるを得ない。

　相手方病院の主治医は本件調査小委員会の事情聴取において「移植を強く勧めたことはない」と回答しているが、診療記録上、他の治療方法が提示され、その選択についても患者や申立人に熟考させたという事跡は全く記録されていない。仮に、そうした対応がなされていたのであれば、申立人は臍帯血移植の準備段階としての化学療法で寛解状態に達した段階（2005年9月末から10月頃）で、「臍帯血移植に踏み切ってもよいものだろうかと不安を表明していた」のであるから、とりあえず本件移植治療への着手を留保したうえで、そうした場合のリスクや予後の見通しなど、可能な限りの情報提供を行いながら十分な意見交換をした上で、改めて患者自身の意思決定を得た上で再出発をすることも可能であったであろう。

　しかし相手方病院においては、申立人の「迷いを断」って（看護記録）、移植方針の続行に同意させたということが記録されている。

2. **臍帯血移植後、重症GVHDが発症した段階におけるインフォームド・コンセント原則にもとづく評価**

　さらに、GVHDの発症が少なく軽症で済むことを説明して、医師主導で臍帯血移植を選んだにも拘らず重症GVHDが発症するという事前説明とは異なる事態が発生した中で、本来であれば発生した深刻な事態を患者

や申立人に対して誠実な態度で伝え、それに対する治療方法や発生しうる副作用、合併症、予後の（深刻な）見通しなどに関する情報提供を行い、改めて患者本人からインフォームド・コンセントを得る必要があったにもかかわらず、そのような事態が発生したことについてすら正確な情報提供がなされておらず、それ故に医療側と患者・申立人らとの認識の不一致や齟齬が一層拡大して様々な苦情を発生させたものである。

　一般に、臍帯血移植を含む造血幹細胞移植においては、移植後に移植片が生着し免疫反応（GVHDなど）が発生する可能性が想定されており、重症のGVHDが発症した場合には、その治療としてステロイド剤を大量使用せざるを得ず、ステロイド使用に伴う副作用があり、感染症に罹病しやすく、多臓器不全になって生命が重篤になる危険性もあり、最悪の場合には死にいたる。しかも、そうした症状は継続的に発生し、患者の身体は徐々に（あるいは急激に）衰弱していく。

　本件の場合には治療法選択時に、移植術後に生じ得る事態をほとんど説明していなかったのであるから、不幸にして発症したGVHDとステロイド剤治療がもたらしうる事態について丁寧に説明しなければならなかったことは言うまでもなかろう。こうした情報提供があってこそ、患者・家族は病状が現在どのような状態にあるかを理解し、手術後の副作用や感染症に立ち向かう意欲と気力を持つことができる。申立人など患者の家族も正確に患者の状況を把握したうえで患者をサポートできるのである。

　しかし、移植前はもとより、移植後においても、移植後に患者に発生しうる深刻な事態に関して、患者と家族はほとんど情報を得ていなかったため、（患者の権利オンブズマンの事情聴取によると、申立人はGVHDについて、相手方病院からの正確な情報提供を得ていなかったために、単に「拒絶反応」としてしか理解していなかった。）、実際に筋力低下、寝たきり状態、相次ぐ下痢、下血、皮膚の脆弱化（すぐに傷つき皮膚が剥離する）、肺炎、胃潰瘍、消化器官の出血、肺、肝臓など多臓器不全など次々に出現する病状を前にして、単に「白血病の再発はない」と言われても到底理解も納得もできずに、困惑し、混迷に陥り、ついには気力をなくしていくことになるのは当然であろう。

　この間、主治医は、患者本人について「年齢のわりに幼い印象を持ち、

ありのままを話せないし、話すのが恐かった」と回答しているので、そもそも患者は病状説明の対象にもされていなかった。そのために患者は自分に次つぎに起きる病状の意味を理解できず、苦しい闘病生活を余儀なくされ、多臓器不全に陥り重篤状態になったときに「お母さん、もうダメかもしれない」と自らの運命を初めて悟らざるを得なかったのである。

3. **相手方病院においては、家族に対する情報提供も、極めて不十分なもので あった。**

　この点に関して、申立人夫婦が相手方病院に渡した書簡（平成19年4月22日付）で「年頃の娘が歩けなくなりオムツされる可能性があることなど患者、家族は事前に聞かされていません。拒絶反応（注：GVHDを指す）がきつくなる可能性のある移植の場合、事前に知らせなくても良いのか？」と問い糺している。

　相手方病院は、患者の権利オンブズマンに対して、申立人ら家族には「その都度説明し、理解してもらっているはずだ」と回答しているが、相手方病院主治医は調査委員会の事情聴取において「血液内科では十分なインフォームド・コンセントは不可能だ」と答えており、このような主治医の姿勢こそが手術後約1年に及ぶ治療段階で本件の患者・家族と相手方医療機関の信頼関係を構築することができなかった真の原因であり、その後の入院生活全般に悪い影響を及ぼしていたものと判断せざるを得ない。

　2006年11月27日（患者死亡の4日前）に、主治医が申立人夫婦に病状説明をした際の申立人らの対応について「（申立人夫婦は）病状についての認識が薄く、治療内容に不信感を持っている発言あり」と看護記録にあるが、患者・家族の不信感は入院以来の説明の不十分さからするとむしろ当然であり、相手方病院の説明不足の累積結果が家族の「病状についての認識の薄さ」を生み出した根本要因にほかなるまい。

　以上の検討から、相手方病院における治療はインフォームド・コンセント原則に反するとの趣旨にもとづく申立人の苦情は支持できるものである。

4．その他の医療看護措置に対する多くの苦情も不十分な情報提供を背景としている。

　ところで、本件治療経過において、前述したインフォームド・コンセント原則に直接関わる事項以外の相手方病院における医療看護サービスを構成する個々の措置に対して、申立人が訴える苦情内容は多岐にわたっている。そのような苦情の多くが、相手方病院においてインフォームド・コンセント手続が実践されず、本来提供されるべき情報も十分には提供されない中で発生した不安や疑問を背景として提出されているものと判断できる。

　従って、これらの苦情についても、個々の細目についてあえて吟味するまでもなく、全体として支持せざるを得ないものであるが、本報告書においては申立人が強く訴えている下記の３点についてのみ若干言及することとしたい。

（１）　統合失調症への対応について

　前述したとおり、申立人は患者の中学時代に発病した統合失調症が寛解状態にあるのに、手術に対する緊張感でハイテンションになったり、ステロイド剤の副作用の影響や寝たきり状態になったストレスなどから精神が不安定になったことが、あたかも統合失調症であるかのごとく誤解されて患者を精神障害者のように扱ったのではないかとの疑念を抱いている。

　これに対し、相手方病院はそのようなことはないと否定し、むしろ、統合失調症という言葉も極力避けてきたと回答している。

　しかし、「統合失調症」について触れることを避けるだけでは解決しない。患者の権利オンブズマンが参考意見を聴取した精神科専門医は、統合失調症にありがちな「ストレス脆弱性」等についても考慮した対応について、むしろ積極的、かつ具体的に申立人ら家族と話し合うことが必要であったのではないかと述べている。

　本件においては、せっかく心療内科医が関与しながら患者・家族の話を聞かなかったことからすれば、精神面でのサポート体制が不十分であったと言わざるを得ず、相手方病院には、がん治療の緩和期の患者・家族へのケアの必要性の認識が乏しかったのではないかと思われる。

（２）　一時退院の実施について

　2006年11月３日から５日までの一時退院について、申立人らは患者の病

状が厳しく一時退院は無理と考え、退院を希望していないのに退院させられ、そのために病状が悪化して死亡に至ったと受け止めている。

　相手方病院は、調査小委員会の事情聴取に対し「10月退院は早くから計画しており、しかも一時退院であって帰宅中も外来で点滴など必要な受診ができることになっていた。患者も退院を喜んでいたし、一時退院後のGVHDの悪化も偶然であり、苦情を言われるのは意外である」と回答した。なお医療記録には、移植後1年以上にわたる入院治療で患者本人の「精神的苦痛が限界」であったと記載されている。

　一時退院の目的が何であれ、退院は家族の関与と負担も大きいことから，その目的を患者・家族に説明し、十分に納得してもらう必要があることは言うまでもない。仮に、相手方病院が主張するように患者の精神的苦痛が限界であったということが理由であれば、一時的にでも患者の精神的解放を実現する必要があるという病院の判断を、退院時における支援を余儀なくされる家族に対しても十分説明し了解を得た上で実施しなければ、その目的を達成することも困難であったものと考える。

（3）看護に関する苦情

　申立人の苦情の多くが看護に向けられている。

　相手方病院の看護計画には、患者・家族へ細かい配慮が記載されているが、その計画の意図や看護側の考えは申立人ら患者・家族には理解されていない。また、看護計画が申立人に渡されていない場合もあったが、看護サービスにおいても十分な情報提供を行った上で患者の同意を得る必要があることは言うまでもない。

　申立人は2006年3月以降、受け持ち看護師との軋轢から、看護計画書不交付、入浴制限などの入院生活を制限されたと受けとめ、受け持ち看護師との対立を解消してくれる者もなく、孤立化を深めたと感じていた。看護師の患者・家族の心を傷つける言葉や応対が一部あったことは、相手方病院も申立人への書簡で認め「申し訳なく思っています」と謝罪しているが、他方において、多くはその場にいなかったので「お応えのしようがありませんことをお許しください」と述べている。

　しかし相手方病院に求められていることは、過去の発言や対応の事実を確定することではなく、このような苦情を生み出した看護の課題や看護体

制のあり方に関する検討を行うことであろう。相手方病院における看護体制において、患者や家族からの苦情提起を受けて、組織的に課題や問題を解決していく体制が不十分であったのではないかと考えざるを得ない。

5．相手方病院においては苦情解決システムが機能していない。
　なお今日においては、医療福祉サービスの利用者である患者は、医療機関などから提供されるサービスに対して苦情がある場合には、いつでも苦情を申し立てて、迅速にその原因を調査し、問題を解決して、その結果の報告を受ける権利が保障されなければならない（「苦情調査申立権」）。
　「患者が自己の権利が尊重されていないと感じる場合には、苦情申立ができなければならない。裁判所の救済手続に加えて、苦情を申し立て、仲裁し、裁定する手続を可能にするような、その施設内での、あるいはそれ以外のレベルでの独立した機構が形成されるべきである。」（WHO・患者の権利促進宣言6.5）
　相手方病院は2006年に医療相談室を設置しているが、患者・家族が苦情の調査と解決を求める窓口としては広報されていないし、そうした運営もなされていないのが実情のようである。患者・家族の苦情を適切かつ迅速に解決するシステムが整備されていなければ、患者・家族の苦情が累積するとともに、不信感が増幅して新たな苦情を生み出すにとどまらず、尊厳をもって処遇されるという患者の基本的な権利が保護されないという深刻な事態を招くことは必定であろう。
　本件においても、相手方病院に苦情解決システムがあり、患者や申立人の苦情に対する適切な対応がなされていれば、ここまで深刻な問題に至らなかったのではないかとも思われ、残念でならない。

第7　相手方に対する勧告と要望

　以上の考察に基づき、NPO法人患者の権利オンブズマン・オンブズマン会議は、相手方病院に対して、以下のような勧告と要望を行う。
1．相手方病院に対する勧告
（1）インフォームド・コンセント原則に基づき医療看護サービスを提供する体制を早急に確立されたい。

とりわけ、急性骨髄性白血病の治療のように複雑な治療の組み合わせを要する治療方針を決定するに際しては、各治療方法それぞれのメリット・デメリット、何もしない場合の予後の見通し等に関する完全な情報が患者本人に提供され、患者自身が十分理解納得したうえで治療方法の自己決定を行う（提案された治療方法に同意すること、他の代替的治療方法を選択すること、あらゆる医療措置を拒否することなどを含む）権利が十分に保障されなければならない。

その際、特に患者が後になって不安に苛まれることがないよう予測可能な各治療法におけるマイナス情報も具体的に提供されなければならないことは言うまでもない。

また様々な病状の経緯とそれに応じた治療法について、それぞれの状況と段階に応じて患者に対する情報提供を尽くすとともに、必要に応じて改めてインフォームド・コンセントを得るように徹底すべきである。

なお、看護計画を患者に提示することは、看護師の決定した事項を患者に伝達することを意味しているのではない。患者との共同意思決定のプロセスを保障するためであり、相手方病院看護部においては、看護もインフォームド・コンセント原則に基づいて提供されなければならないという倫理原則を徹底することが必要である。

（2）患者の苦情調査申立権を保障する為に、患者の苦情を受け付け、迅速・公正に解決できる苦情解決システムを整備されたい。

例えば、苦情窓口を設置して専任の苦情窓口担当者を配置するとともに、病院各部門の担当者に院外の第三者メンバーや患者会の代表等を加えた委員会を設置することもひとつの方法であろう。また現在ある医療相談室を、患者・家族の苦情相談窓口の一つとして位置づけ、苦情解決に向けて有効な役割を果たしうるように、その体制を整備することにも取り組まれたい。

2．相手方病院に対する要望

がん緩和ケア（がん治療推進計画）に準じて患者本人の精神的サポートを行う体制を整備されたい。

白血病治療では、どの療法でも感染症や合併症のおそれがあり、とりわけ移植療法ではGVHDやその抑制の薬物（ステロイド剤など）の副作用に

苦しむおそれがある。それらは多臓器に渡るので的確な対応を行うためにも各専門医の協力が不可欠であるから、移植療法を実施するにふさわしいチーム医療体制を整備されたい。

　また看護サービスはチーム医療の重要な一環であり、患者の病状とその心理状態、および家族の状況を的確に把握し、有効適切な看護を実施しうる看護体制を構築されたい。特に、白血病などの治療のように、生と死が隣り合わせとなって闘病する場合の看護のあり方や、患者・家族と協同して病気と闘うための情報を共有していくことができるような体制を看護研修教育も含めて整備されたい。

以上

第０８０１号　申立人からの手紙

オンブズマン様

2008.11.8

　福岡のオンブズマン事務所で亡き娘の調査報告の説明を伺ってから、もう一か月が過ぎてしまいました。
　私どもの長い訴えを丁寧に調査いただき、ありがとうございました。

　入院生活の中で親子で知った事は、患者の孤独です。患者の立場は弱く苦しいものでした。
　いただいた調査報告書を拝見し、娘の患者としての権利は守られていなかった。患者の権利とは何かと深く考えさせられました。
　病状を詳細知る事もできず、苦しい闘病生活を送った娘の先の見えない恐怖はどれほど辛かったでしょう。最初に確率の低い移植だと告知され、そのことを本人に言わないように○○医師にお願いした私どもにも責任があります。しかし、その後、私どもも病院の説明不足に不信を持ち苦しみ憤りました。当の本人の苦しさ悔しさは、いかばかりであったのか。最初に私どもは娘の知る権利を、娘と一緒に受け止めてあげられなかった。この調査報告書によると、治療方法についても他に選択肢があったようで、広い視野で時間をかけて考える事ができたのかもしれないと驚きました。自責の念にかられています。
　娘の入院中、何人かの看護師が娘の前で言った言葉は、看護師以前に人間として最低のものです。孤独と苦しみを仕方のないことと悲しく胸に抱いたまま、娘は死んでいったと思っています。今でも涙は止まりません。

　親として子供を守る術は他にもあったのではないかとベストを尽くしたのかと、気持ちの整理のつかないまま、時が過ぎていきます。
　娘の闘病中に病院で遭ったことを身内・友人に話し相談しましたが、理解し応援してくれる人が半分、親しい人でも理解してもらえなかった人もいて失望した事もありました。
　人は自分がその立場にならないと解らないのだと思いました。だから患者の

弱い立場と孤独があるのだと感じました。

　患者の権利オンブズマンは、そんな患者を支えてくれるものです。私も生きている娘に、病気になって寝たきりになって自分を弱く悲しい存在と卑下し嘆いた娘に、患者にも権利はあるのだと話してやりたかったと思いました。

　理解してくれなかった友人もオンブズマンの是正勧告の新聞記事を見て、「よく頑張ったね。患者の立場は弱いものだから、○○さんの訴えがちゃんと通るとは思わなかった。○○ちゃんが苦しんだ事は無駄にはならず、病院もきっと反省して考えてくれるだろう。」と言ってくれました。

　それこそが、亡き娘も私どもも望むことです。入院中、同じような病気と向かい合いながら、患者さんは同志となって慰め合い、支え合って乗り越えた事もたくさんありました。そんな患者さんのためにも、患者にとってより良い病院にしていただきたいのです。

　オンブズマンの勧告に対する○○病院の回答は、前向きなものだったのでしょうか？

　入院中、医師・看護師に不信を持ち以後、私達親子は高い壁に立ち塞がれて置き去りにされたような状態でした。私たちが不当でおかしい患者のように扱われました。

　あまりにも長い間苦しんできたので、患者の権利オンブズマンがどこまで私どもの苦しみを理解していただけるのか、調査報告書の説明を受けるために福岡に行くまで不安でした。

　貴重な時間を使って、娘のことをこんなにも丁寧に調査し、詳しくまとめていただきました。

　どんなに言葉にしても感謝の言葉には足りませんが、心より感謝しております。私どもの話を長々聞いてくださった方々をはじめ、この調査に携わっていただいた全てのオンブズマンの皆様にありがとうございました。

　なかなか気持ちの整理がつかず、こんなに遅くなってしまったことを申し訳なく思っております。

以上

0801号事件　相手方からの回答

平成20年11月13日

特定非営利活動法人　患者の権利オンブズマン
　理事長　池永　満殿

院長　〇〇〇〇

苦情調査申立事件に係る調査報告書に関する意見について

　標記の2008年9月30日付け第0801号調査申立事件に関する調査報告書について、別紙のとおり回答しますのでよろしくお願いします。

別紙

1．勧告について
（1）　インフォームド・コンセント原則に基づく医療看護サービス提供体制の確立
　　　本院では、県民医療の基幹病院として、新しい時代に対応した質の高い医療を提供するため、「奉仕、信頼、進歩」の三つの基本理念を掲げ病院運営を行っています。
　　　この理念の実現には、「患者さん本位の医療の提供」、「医療の質の向上」が何よりも重要でありますので、これを担う医療従事者の育成のため、各種研修会、講習会及び学会等への参加の機会を極力与え、専門的な知識、技術の習得はもちろんのこと、自己研鑽をも強く促しているところです。

勧告のインフォームド・コンセントについては、医療現場の日常業務に確実に反映させるため、医療の主体である患者さんの自己決定権尊重を前提に、患者・家族への説明義務やその仕方、書式等を明文化し、医療従事者に対する周知を図っていたところですが、今後は、医療安全管理委員会、医療安全管理室、教育研修センターなどの教育活動をも通じて、その徹底とインフォームド・コンセントの技能向上に取り組んでまいります。

（2）　苦情解決システムの整備
　　本院では、従来から患者及び家族からの相談、苦情の窓口として医療相談室を設置し、患者との信頼関係の保持及び患者サービスの向上に取り組んでいるところです。
　　平成20年度には、相談件数の増加に対応するため社会福祉士を増員するなど、医療、福祉、保険、診療費支払いから医療安全に関する相談まで幅広く対応できるように体制を整備しております。
　　今後とも、関係部署との連携を密にして、患者及び家族からの相談、苦情に対して迅速かつ丁寧に対応するとともに、必要に応じて医療従事者も一緒に対応するなど相談窓口の充実に取り組んでまいります。
　　なお、提案の第三者を加えた委員会設置については、今後の病院運営の課題として検討してまいりたいと考えております。

2．要望事項について
　要望の患者本人の精神的サポート体制については、必要に応じて医師、看護師、栄養士、社会福祉士で構成する緩和ケアチームを編成するとともに、各種カンファレンスや各種相談業務などを通じて療養中の患者・家族の心理的問題の解決援助に対応しているところです。
　今後とも、緩和ケアチームや医療スタッフによる相談支援活動を活発化し、病気やその治療に起因する患者・家族の肉体的、精神的苦痛などに対して様々な支援を行うことはもちろん、集学的治療、看護体制の充実にも取り組んでまいります。

以上

④第1001号事件

眼科

白内障手術直後より、様々な支障が発生

　夜間の運転がしづらいなどの症状が現れ受診した。医師から勧められて両眼の白内障手術を受けることになり、まず右眼の手術を受けたが、直後から二重に見えるなどの支障が生じた。そのため、医師に説明を求めたが十分な説明を得られないまま、左眼の手術を受けることになり、結果的には術前より不自由になった。

　申立人は、患者の権利オンブズマンの苦情相談を経て、相手方に文書による苦情申立を行ったが、十分な対応が得られなかった。

本ケースのポイント

　本件では、術前に提供されるべき不可欠の情報を欠落させたまま患者の同意を求めて手術に至っており、重大なインフォームド・コンセント原則違反があるとして、インフォームド・コンセント手続を厳格に確立して履行するよう勧告し、そのために必要な手続の整備を求めた。

　また、苦情申立に対し、診療上の説明の一環として対応しているが、苦情窓口を設置するなど独立した苦情対応体制を確立するための方策をとるよう要望した。

2010 年 10 月 25 日

第１００１号苦情調査報告書

NPO 法人患者の権利オンブズマン
理事長 池 永 満

目　次
第１　事案の概要
第２　診療経過において発生した苦情の概要と争点
第３　苦情発生の原因と苦情の当否についての考察
第４　本件苦情における権利侵害の判断基準と判断結果
第５　相手方に対する勧告と要望

第１　事案の概要

・申立人（福岡市在住、当時 67 歳の男性）は中学生の頃から近視用眼鏡を使用していたが、夜の自動車運転などがしづらくなったため相手方クリニック（福岡市所在）を受診（初診日 2009年1月5日）、同年6月3日最初に右目の白内障手術（水晶体を摘出して眼内レンズを挿入する水晶体再建術、以下同じ）を受けたところ、手術直後から「二重に見える」「膜が張ったようにぼやける」「円形のものが楕円形に見える」等の支障が生じた。

・白内障手術に不安を感じた申立人は6月10日に予定されていた左目手術を一旦延期したが、左目と遠見用眼内レンズを挿入した右目のバランスがとれず日常生活に支障が生じたため「左右のバランスを回復させた上で眼鏡による矯正を行う」目的で、同年6月24日左目にも遠見用眼内レンズを挿入する白内障手術を受けた。しかし、左目手術後も右目の不都合は改善しなかった。

・相手方クリニック院長（以下 A 医師という）は、白内障手術は成功しており視力は出ていること、申立人の右目に発生した不都合は術前からあった「乱視

と緑内障による影響」であり白内障手術では対応できないこと、必要な眼鏡数が増え利便性が低くなったことが苦痛であれば、元の状態に戻すために近見用眼内レンズに入れ替える方法が一番であり、入れ替え手術は1〜2ヶ月以内に行う必要性があることなどを説明したが、申立人は眼内レンズを入れ替えた場合の見え方の変化や合併症発症の可能性に比してメリットが少ないと判断し、入れ替え手術を行わないこととした。

・申立人は、2009年8月24日、NPO法人患者の権利オンブズマンの苦情相談を受け、その後、数回にわたり相手方に対して治療経過などに関する苦情を伝えて説明やカルテ開示等を求めたが、自分一人では相手方から十分な対応が得られないとして患者の権利オンブズマンに対して同行支援を要請し、2010年2月5日、相手方クリニックにおいて申立人の妻と患者の権利オンブズマン相談員2名の同席のもとに話し合いを持った（相手方はA医師ほか4名の看護師が同席）。しかし、その後も紛争は解決していないとして6月8日、オンブズマン会議に対し苦情調査の申立を行ったものである。

第2　診療経過において発生した苦情の概要と争点

　患者の権利オンブズマンにおける相談支援並びに調査点検過程において、申立人および相手方双方から聴取された事項や診療記録の記載内容等の分析を踏まえ、診療経過に即して苦情の概要と争点を整理すれば以下のとおりである。（なお「　」を付した記載は、相手方クリニックにおいて作成された申立人に関する診療記録及びそれに添付されている看護師らの記録メモなど、本件調査において取得された資料に記述されている文章をそのまま引用したものである。）

1．苦情にかかわる診療経過の概要

（1）　2009年1月5日初診（診断名「白内障　屈折異常　高眼圧症」）、2月14日検査実施。遠用眼鏡（乱視矯正あり）の処方箋発行（「テニスをするので少しでもよく見える方がよいとの事で処方」）

（2）　5月13日（前回診断日に処方された眼鏡は作らないまま受診）。白内障手術をすることになり、申立人は診察室でA医師から勧められた「近視をかるくする」ための近見用眼内レンズを挿入することを承諾したが、直後に

「テニス、運転、水泳（コンタクト使用）等にメガネしたくないとE（遠見用）へ」変更を申し出た。手術予定日は、右目6月3日、左目6月10日。
（3）5月22日、遠見用にした場合に、メガネなしでの手元の見え方などを意見交換。A医師「スポーツをする方、あなたのようにテニスをするなら近視をなおすと喜ばれる方もいるが、オーソドックスなのは近視を残す事。どこに優先順位をつけるかです」申立人「遠くがいいです」のやり取り等の結果「遠見用」に確定。
（4）6月3日、右目の手術（遠見用眼内レンズ挿入）。手術直後から遠方も手元もよく見えない等の支障が発生したため左目手術の延期を申し出たが、A医師から「早目に手術してバランスあわせた方がいい。（そうしないと）メガネ作れない。」（6月8日）と左目手術の早期実施を勧められ、また、パソコンも使用できずに「生活しづらい」状況が続いたため6月24日に左目手術（遠見用眼内レンズ挿入）を実施した。
（5）（左目手術後の眼鏡調整作業を進める中でも右目の不都合が解消されないという申立人の訴えに対して）7月2日、「R乱視強いから、乱視メガネで矯正しても見にくいのは、緑内障のせいだが、あなたの場合にはそんなに悪くないはず」「レンズ入れ替えしましょうよ」「出来るだけ早く入れ替えはした方がいい。今月中がいい」と、A医師から近見用眼内レンズへの入れ替え手術を行う提案がなされた。
（6）申立人は、一旦8月21日に入れ替え手術をする方向で考えたが、A医師の説明では、眼内レンズを入れ替えても見え方は良くならないこと、入れ替えにより乱視が強まる可能性があること、その他手術の合併症のリスクがあることに比べ、メリットは手元が見えやすくなる可能性があるということだけなので、入れ替え手術を行わないことにした（8月19日）。

2．診療経過における相手方の説明等に対する苦情

以上の診療経過の中で、A医師が術後に行った右目の不都合の原因などに関する説明等に対して申立人が抱いた疑問や苦情は多岐に渡っているが、主要なものは下記のとおりである。
（1）「右がかすんで見えるのは乱視と緑内障（の影響）」「緑内障があれば、遠くもぼやける」という説明に対して、それなら何故、手術をする前に

言ってくれなかったのか。5月13日に検査データを見せられて「ここがちょっとおかしいですね」という指摘は受けたが、それが緑内障によるものという説明はなかった。緑内障であることや手術後の見えにくい理由が緑内障の影響であるということは術後になって始めて説明された。手術前に出した同意書についても「これに（署名を）書いてきて」と指示されただけで、その内容について十分な説明がなかった。

（2）「手術は成功し、視力は上がっている。手術した結果、眼圧が下がり（緑内障に罹患している申立人の）目にとっては良い結果になった」という説明に対して申立人の手術の動機は、眼鏡をかけなくても、夜間の運転時に見やすくなりテニスの球がよく見えるようになることなど利便性を追求することにあったし、A医師はそれが可能だと説明した。手術した結果、多種類の眼鏡が必要となったので利便性は半減しており、仕事も辞める羽目になってしまった。

（3）仮に前述のようなA医師の説明が正しいのなら、果たして自分に白内障手術の適用や必要性があったのだろうか。A医師は、手術のデメリットには触れないでメリットだけを強調し、殊更に手術へと誘導する方向で話を進めたのではないか。

（4）なお申立人は、白内障手術後の受診の際にA医師に対して術後の見え方などに関して説明を求めたが、医師はすぐに次の患者を診察室内に呼び入れ、自分を退室させるなどして十分な説明をせず、文書質問にも誠実に答えなかったなど、その事後対応の仕方に対しても苦情を述べている。

3. 申立人の苦情に対する相手方の説明と弁明

前記申立人の苦情に対する相手方の説明や弁明の主要点は以下のとおりである。

（1）手術は成功し視力は改善されている。二重に見えたりする支障が出たのは乱視の影響でありメガネで矯正できる。乱視の影響は手術をしてみなければ分からないので手術前には話さない。遠見用眼内レンズは申立人自身が選択したもの。又、一部見えにくくなっているのは緑内障のために視野に問題があるからで、患者に緑内障があることは手術前にわかっており、右は視野欠損があるということは説明しているが、十分に納得できなかった

かもしれない。白内障の手術後に緑内障の影響が前景に出て来ることもある。同意書の中にも白内障以外の病気のことを書いてある。同意書については術前検査の採血とセットして看護師が別室で説明することにしており、人によって違うが大体15分くらいかけて説明する。
(2) 患者さんはもともと度数の弱い眼鏡で遠くも手元もそこそこに見えるものを使っておられた。術後、遠くは見えやすくなっているが手元用の眼鏡がいる。術後1〜2メートルのところも見にくいと言われるので中間距離に眼鏡がいる。現在、遠近両用の眼鏡を基本に使っているが、右目の視野欠損が下方にあるので(遠近両用眼鏡では)手元を見るときには見えにくい。用途に適した眼鏡を複数利用して使い分ける方が良い。術前、眼鏡が必要になりますよという説明はしているが、自分の思っていたこととは違うようにとられたのだと思う。利便性が良くならないということなら元の状態に戻すために眼内レンズの入れ替え手術を行うことも提案したが、患者さんはしないと決定した。
(3) 眼鏡で調整可能であれば手術を先送りしても良いので、まずは眼鏡をあわせることをすすめて2月14日に眼鏡の処方もしている。又、右のあとに左の手術をすると患者さんが決めてきた時にも(6月16日)、「本当に必要と思った時にした方が(良い)」と説明しており、ことさら手術をすすめたことはない。
(4) 右目に関しては期待どおりにならなかったかもしれないけれど、患者自身の病気があったからだ。手術後の見え方でがっかりされる患者もいるが、それぞれ慣れたり、眼鏡で調整したりで折り合いをつけていかれる。この患者には外来診療が滞ってしまうくらい、十分に長い時間(15〜20分)かけて何度も説明してきた。

第3 苦情発生の原因と苦情の当否についての考察

　前記第2の2(診療経過における相手方の説明等に対する苦情)における申立人の苦情内容、並びに相手方の弁明内容(同第2の3)に関して、本件苦情を発生させた原因を解明する立場から診療記録の記載事項等にもとづいて以下検討する。

1. 苦情の（1）＜不都合を発生させた原因に関する説明と眼内レンズ選択にいたる経過など＞について
  ①乱視の影響については術前に何らの説明もなされていなかったことについて双方に争いがない。
  ②緑内障の影響に関しては、双方の主張に食い違いがあるが、診療記録を検討すれば、以下のとおりである。

　　即ち、初診時における眼圧検査により「視神経の色悪い」「眼圧も高い」ことは指摘されているが、診断名は「高眼圧症」と記載されていること（脚注1）、2月14日には視野検査等がなされた結果、相手方においては申立人が緑内障に罹患していたことは認識されていたと思われるにもかかわらず、6月3日に実施された右目の「白内障手術記録」における注意事項としても「高眼圧症」とのみ記載されており、緑内障の病名は使用されていないこと、右目手術の翌6月4日における申立人の「全体的にかすむ」という訴えに対して「視神経わるい。光を感じるところがテイカンドフィルムになっている。ただ　かすみ　乱視のせいかもしれない」としか説明していないこと、その後の6月24日に実施された左目の「白内障手術記録」においても注意事項には「高眼圧症」としか記載されていないこと。

　　診療記録や看護師らの記録メモにおいて、A医師が患者との対話の中で「緑内障」という表現を使ったことが明記されているのは、左右の手術が終わって以降も「どうしても右目がかすんでだぶって仕事もできない。だぶるから気分もすっきりしない。左目は手術直後からスキッとみえたけど、右目は膜が1枚はっている感じ。なぜか？」という訴えが申立人から出された後の受診日である7月2日の記載である。

　　そこには、申立人の前記訴えに対してA医師が「R乱視つよいから乱視メガネでも矯正しても見にくいのは緑内障のせいだが　あなたの場合はそんなにわるくないはず」「乱視と緑内障。メガネですっきりしない部分あります」と、「緑内障」という病名を使用して不具合の原因を説明したことが記録されている。

　　さらに、その後の受診日である8月2日の診療記録には申立人が述べた言葉として「RシヤのせいでかすむのならOpe前に言って欲しかった。緑内障など他の専門医にかかった方がよいのか相談したい。」という記載

があるが、診療記録本体において「緑内障」の文言が記載されているのは申立人の発言内容として記録されているこの箇所のみであり、医師の説明文言としては全く記録されていない。

　ところで、申立人は白内障手術を受けることを決めた5月13日に、検査結果の説明が行われ、A医師が画像を指して「ここがおかしいですね」と説明したが、それが緑内障の症状を示すものであるということや、白内障手術後の見え方に影響することなどを理解できる形で説明されることはなかったと述べている。診療記録の記載においても5月13日のみならず手術前の直近受診日である5月22日においても「車のスピードメーターは見えるが、ナビの字は見にくい。メガネで遠近等合わせれば見える」等、見え方との関係でどのような眼内レンズを選択するかという会話に終始しており、手術の効果を阻害する可能性のある緑内障など他の要因について議論された形跡は全く存在しない。

　また、申立人の署名がなされている『手術説明同意書』のなかには「白内障以外の眼の病気（網膜や視神経の病気など）があると、視力が十分にでないこともあります」という一文があるが、極めて抽象的であり、この文章により患者自身の具体的事情が理解されるということは到底期待できない。従って別途に医師から検査結果等を踏まえた上で口頭等により具体的に他疾患罹患の有無やその手術への影響等について説明がなされていない限り、申立人に対して緑内障罹患の事実と発生しうる不利益について指摘したことにはならないというべきであり、当然のことながら申立人において発生しうる不利益に関して理解していたものと評価することもできない。しかるに相手方においては、手術説明同意書の記載内容の説明はA医師自身が行うのではなく看護師が別室において術前の採血時に行っていると弁明するにとどまっている。

　<u>以上の経過を検討すれば、右目の不具合をもたらした原因の一つとされている緑内障について、術前にその存在と影響の可能性について、申立人が理解できるような明確な方法での説明はなされなかったものと判断せざるを得ない。</u>

③遠見用眼内レンズを選択したのは申立人自身であることは事実であるが、前述のとおり遠見用眼内レンズを選択した場合における乱視の影響の可能

性や程度などに関する説明は、術前に全くなされていないこともまた争いのないところである。
④以上の経緯をみれば、相手方は、申立人が白内障手術をした場合、および遠見用眼内レンズを選択した場合においては、乱視ないしは緑内障の影響のために白内障手術の効果が減殺され、ないしは不都合が発生する可能性があることを認識しながら、その事を申立人に明確に説明した上で十分な理解を得ることもないまま手術を実施したものと言わざるを得ない。事前にそのようなことを知らされず、術後発生した不都合の原因について、術前から申立人の右目に存在していた「乱視と緑内障」の影響によるものと説明された申立人が、それなら何故に手術前に説明してくれなかったのかという苦情を抱くのは当然のことであろう。

<脚注1> 緑内障は「視神経乳頭、視野に特徴的変化を示し、通常、眼圧を十分にさげることにより 視神経障害の改善あるいは進行の阻止が可能な、眼の機能的構造的異常を特徴とする疾患」と定義されている。これに対し高眼圧症は「眼圧が正常の上限、20mmHg を超えるものの、乳頭と視野 に緑内障性視神経症を認めない正常開放隅角眼」と定義されており、緑内障とは別個の疾患である。
但し、高眼圧症には原発開放隅角緑内障の前段階の症例が含まれ、高眼圧症が緑内障に進展する率 は 5 年間で 9.5% 程度であるとされている。(『標準眼科学第 10 版』2007 年 3 月・(株) 医学書院)

2．苦情の（2）＜手術目的との関連＞について

①相手方は、白内障手術は成功しており発生した不都合は申立人の病気によるものであると弁明する。しかしながら本件における白内障手術の目的が、夜間の自動車運転時やテニス等スポーツを行う際において眼鏡を使用しなくても済むという利便性を求めてなされたものであることは診療記録上も争いのないところである。
②従って、仮に患者の身体状況或いは選択する術式等において、患者が求めている利便性を実現することは必ずしも保証されていないことが相手方によって明確に指摘され、その可能性を申立人が正しく理解していた場合には、そもそも当該手術を受けることなく、当面は眼鏡調整等により対処する道を選択することもあり得たところであろう。

③相手方は「(申立人が)白内障オペしてよかった点がある。眼圧が下がったこと、これは緑内障の進行を抑える上でよい」「白内障オペをした上で、メリットがあったんですよ」と説明するが、相手方自身が「ついでに言うと」と枕詞を掲げているように(オンブズマン会議の調査員に対しては「おまけみたいな効果だけど」と説明している)、眼圧低下は手術の結果たまたま生じた副産物にすぎず、それを目的とした手術ではなかったことも争いのないところであろう。

④白内障手術が、患者の生活の質(QOL)を高めることを目的とするものであるならば、患者自身が目的とした課題が達成されない場合には、如何に医療的に意味がある副産物があったとしても、患者としては手術の結果に対して納得できず苦情を抱くことも当然のことであろう。

⑤なお相手方は、申立人が利便性に問題があるというので元の状態に復元するための入れ替え手術を提案したが申立人が拒否したと弁明している。

　しかし診療記録によれば「一番のおすすめは入れ替え手術」と、効用のみを強調するA医師に対し、申立人が繰り返し入れ替え手術で予想されるデメリットを質問した結果、A医師より、入れ替え手術による合併症(角膜切除による乱視の発生、出血、感染等)の危険性があること、入れ替えによっても「右目のかすみは解決しない」「Ope後も見え方が良くなるわけではない。手元の見え方がメガネによらずして見える可能性が高まる」だけであることの説明が追加され、入れ替え手術により利便性が回復する保証はないものであることが明確になったため、申立人においてA医師の提案を受け入れがたいと最終的に判断したものであり、その経緯は十分理解できるところである。

3．苦情(3)＜手術への誘導＞について

①最初の右目手術にいたる経過は以下のとおりである。

　A医師は、初診日(1月5日)において、「スポーツ(テニス)をするんであれば近視残した方がよい」「Ope後もパソコン用のメガネ必用(ママ)」など白内障手術を前提とした説明をしているが、第2回目の診察日(2月14日)においては眼鏡の処方もなされていること、5月13日(3回目の受診日)に2月14日に交付された眼鏡処方箋による眼鏡はつくらないま

ま受診して白内障手術に関心を示した申立人に対し、「メガネなしで30cmのキョリ見えるようにする」「近視の方にはD3（多焦点）あまりすすめない。メガネかけるのイヤでなければ単焦点すすめる」など手術実施を前提として手術の効用と眼内レンズ選択に関する助言を行っているが、挿入する眼内レンズとしては初診時と同じく近見用をすすめていること。

　5月22日、A医師の助言に反して「パソコン等近見時には眼鏡を使用しても構わないが、テニス・運転時には眼鏡を使用したくない」という理由で遠見用眼内レンズを選択したいとの意向を表明した申立人に対して、A医師は「見え方、遠くに合わせた場合は2～3メートルぐらいは見える。50～70センチパソコンの距離は見にくい。車のスピードメーターは見えるがナビの字は見にくい。メガネで遠近等合わせれば見える」「朝起きた時メガネかけず遠くが良く見えるのでいいと思うが、値札等見にくいですよ」などと、その効能等を説明しており、遠見レンズの選択に反対していないが、だからといって推奨し誘導しているともいえない。

②右目手術後の左目手術にいたる経過とその後の状況は以下のとおりである。

　「術後、右眼が二重に見える」など発生した不都合のために、左目の手術の延期を申し出ていた申立人に対して、6月8日、A医師は、乱視が原因であり乱視矯正用眼鏡により矯正可能であることを説明するとともに、<u>「（右目は手術により遠視になっており、近視のままの左目とバランスがとれないので）早めに手術してバランスをあわせた方がいい。（そうしないと）メガネ作れない。」</u>と左目の手術を急ぐよう示唆している。

　なおA医師は前述の弁明にもあるとおり、左目手術に関して「本当に必要と思った時にした方が」「不安になったら延期していいですよ」と述べたことが診療記録に記載されているが（6月16日）、これはA医師の助言にもかかわらず右目に発生した術後の不都合に直面したため左目の手術を逡巡していた申立人が、「左右のバランスがとれないため日常生活がしづらい」状況が続く中でA医師の助言を受け入れ左目手術を受けることを決断せざるを得なくなり、その意思を相手方に伝えた後になされたものであって、必ずしも申立人の自由な意思を尊重したものと評価することは出来ない。

　また、左右の手術後において、申立人より「右眼がかすんでダブって見

える」「今は遠くも近くもよく見ようと思ったらメガネ必要だし、同じメガネをかけなければいけないなら前の方がよかった」という訴えがなされた後の 7 月 2 日、A 医師は、術後の右目症状の原因が乱視・緑内障であること、そのために眼鏡を使用しても見えづらい部分が残ることの説明をするとともに、「だから近視を残しましょうと話したじゃないですか」<u>「レンズ入れ替えしましょうよ」「出来るだけ早く入れ替えはした方がいい。今月中がいい」「おすすめはレンズ入れ替え」（7月16日）、近見時の不便に対しては、近見用眼内レンズへの入れ替え手術が「一番のおすすめだ」</u>（8 月 6 日）等と継続的に入れ替え手術を推奨し、以後、期限を限っての決断を申立人に促している状況が記録されている。

③以上の経緯を検討した場合、相手方が申立人に対し少なくとも最初の右目手術に関して強要したり、遠見レンズを誘導したような事実は認められない。但し、左目手術に関しては、バランスをとるために早くした方が良いとすすめているが、そもそも左右ともに眼内レンズを挿入することが予定されており、右目に遠見用レンズ が使用された場合には近眼の左目にも遠見用レンズを使用してバランスをとることは間違いでないこと、一応「不安なら延期をしても良い」という対応が示されていること等を勘案すれば、不適当な誘導があったとまでは認定できない。

④しかしながら、左右の術後において、A 医師は、右目手術後に現れた不都合は「乱視と緑内障」の影響によるものであることを説明し、利便性を回復するために一番良いとして眼内レンズの「入れ替え手術」を提案しており、癒着の可能性のため実施時期に制約があることにもとづく督促という側面があることも否定できないとはいえ、申立人が問いただすまで合併症や不利益に関する情報をほとんど提供することなく繰り返し決断を迫っている。

　申立人は、そもそも入れ替え手術という選択肢があったのであれば、何故左目の手術前に、右目の遠見用眼内レンズを近見用に入れ替える提案がなされなかったのかという基本的な疑問を提起している。そうした疑問を背景に申立人は、A 医師が殊更に手術を受けざるを得ない方向へと誘導して来たのではないかという苦情を抱くに至ったものであり、その心情は理解できないものではない。

4．苦情（4）＜事後対応＞について
　　苦情の（4）については苦情手続との関連で後述する。

5．以上の考察によれば、患者の権利オンブズマンとしては申立人が起している相手方に対する苦情の（1）および（2）については、いずれも支持できるものである。
　　また苦情（3）については、実施された手術が相手方により殊更に誘導されたものであるとの認定はできないが、前述した経緯に照らせば申立人がそうした苦情を抱くに至った心情については理解できるものである。

第4　本件苦情における権利侵害の判断基準と判断結果

　本件苦情の主たる内容は、患者が有する最も基本的な権利であるインフォームド・コンセント原則にかかわるものである。患者の権利オンブズマンが本件苦情における権利侵害の有無等を調査点検するに際して判断基準としているインフォームド・コンセント原則に関する規範の内容と、それに基づく判断の結果は以下のとおりである。

1．インフォームド・コンセント原則
・患者には人として有する人格権に基づいて自ら治療上の意思決定を行う権利があり、あらゆる医療行為を実施する場合において事前に患者のインフォームド・コンセントを得る必要があることは、今日では世界共通の規範になっている。（世界保健機関ヨーロッパ会議『患者の権利促進宣言』第3「コンセント」の1「患者によるインフォームド・コンセントは、あらゆる医療行為にあたって事前に必要とされる」1994年3月）。
　患者が自己の病状、医療行為の目的、方法、危険性、代替的治療法などにつき正しい説明を受け、理解した上で、自主的に選択・同意・拒否できるというインフォームド・コンセント原則を、正しくかつ厳格に実施することは、患者の権利を擁護するとともに当該医療機関における適切な医療提供を維持するうえにおいても必要不可欠の要件になっている。

患者からインフォームド・コンセントを得る前提として、患者には完全な情報が提供されなければならない（前同第2「情報」の2「患者は、容体に関する医学的事実を含めた自己の健康状態、提案されている医療行為及びそれぞれの行為に伴いうる危険と利点、無治療の効果を含め提案されている行為に代わり得る方法、並びに診断、予後、治療の経過について、完全な情報を提供される権利を有する。」）
・とりわけ、今日における医療行為は極めて高度化しており、侵襲性も高いため、患者が医療行為を選択するための情報提供にあたっては、治療行為のメリットのみならず、デメリットや危険性（リスク）に関する情報が必ず提供される必要がある。
　また患者は、同一治療行為において複数の術式等がある場合においても、医師からそのメリットとデメリットや危険性に関する十分な技術的情報を得た上で、自由な意思に基づいて選択できるが、仮に患者が医師から見て一般的でない或いは不合理と思われる治療方法を自己決定（選択）したような場合においては、医師はその自己決定がもたらしうる不利益について十分に患者に説明をしなければならないとされている（世界医師会総会『患者の権利に関する改訂リスボン宣言』第3「自己決定の権利 a 患者は、自己決定の権利、即ち自己に関する自由な決定を行う権利を有する。医師は患者に対して、その決定のもたらしうる結果についての情報を提供する。」1995年9月）。
　それは、患者自身が一旦選択した治療法についても医療専門家からの的確な情報を得て慎重に再吟味する機会を保証するためでもある。
・もとより患者によるコンセントは、自由な意思の下になされなければならず、不適当な誘導等により同意がなされた場合にはインフォームド・コンセントとは見なされない。（国際連合総会決議『精神病者の保護及び精神保健ケア改善のための原則』11の2「インフォームド・コンセントとは、威嚇又は不適当な誘導なしに、患者が理解できる方法及び言語により、適当で理解できる以下の情報（省略）を患者に適切に説明した後に、自由に行われる同意をいう。」1991年12月）
・以上のようなインフォームド・コンセント原則は、わが国においても既に法規範として確立しているものであり、最高裁判所（第3小法廷、平成13年11月27日判決）は、医師が患者に対して説明すべき法律上の義務を負っている内容や、説明の目的について次のように判示している。「医師は、患者の疾患のために手術を実施するに当たっては、診療契約に基づき、特別の事情のない限り、患

者に対し、当該疾患の診断（病名と病状）、実施予定の手術の内容、手術に付随する危険性、他に選択可能な治療方法があれば、その内容と利害得失、予後などについて説明すべき義務がある。」「説明義務における説明は、患者が自らの身に行われようとする療法（術式）につき、その利害得失を理解した上で、当該療法（術式）を受けるか否かについて熟慮し、決断することを助けるために行われるものである。」

・又、厚生労働省においてはインフォームド・コンセント原則に基づく医療を推進するために、医師は診療中において下記のような情報を提供するよう求めている。「6. 診療中の診療情報の提供　医療従事者は、原則として、診療中の患者に対して、次に掲げる事項等について丁寧に説明しなければならない。1 現在の症状及び診断病名　2 予後　3 処置及び治療の方針　4 処方する薬剤について、薬剤名、服用方法、効能及び特に注意を要する副作用　5 代替的治療法がある場合には、その内容及び利害得失　6 手術や侵襲的な検査を行う場合には、その概要、危険性、実施しない場合の危険性及び合併症の有無　7 治療目的以外に、臨床試験や研究などの他の目的も有する場合には、その旨及び目的の内容」（厚生労働省『診療情報の提供等に関する指針』2003 年 9 月）

2. 本件白内障手術におけるインフォームド・コンセント原則違反の存否

（1）「乱視と緑内障による影響」に関する情報提供が術前になされていない。
　・前述のとおり乱視の影響に関する情報が事前になされていないことは争いがなく、この点の評価は後述するが、緑内障の影響に関する情報提供に関しても先に考察したとおり、術前にその存在と影響の可能性について、申立人が理解できるような明確な方法で説明はなされなかったものと判断せざるを得ない。
　・ところで、白内障手術の効果を左右するおそれがある緑内障に関する情報が術前に提供されるべきものであることはいうまでもない。この点に関して雑誌『眼科』47 巻 6 号（2005 年 6 月・金原出版）特集「眼科手術におけるインフォームド・コンセント」の「1. 白内障」（p813 〜 820. 平岡孝治、大鹿哲郎）においても、白内障手術の際にインフォームド・コンセント原則から要請される術前の説明内容について、次のとおり記述されている。
　　「…緑内障…といった視力予後に影響を及ぼすような眼科的合併症を併

発している症例では、その疾患の進行度やコントロールの状況を踏まえたうえで手術時期を決めるべきである。…<u>視神経疾患など術後の視力不良要因が存在する場合も、その程度や状態を明らかにし、患者の予想される視力予後についてあらかじめ説明し、手術時期の決定前に理解を得ておく必要がある。</u>」

「…<u>他の眼科疾患を有するために術後視力が悪いと予想される患者には、その旨を必ず説明する。</u>」

　従って、患者本人が理解できるような方法で緑内障に関する明確な情報提供が事前になされていなかったと評価せざるを得ない本件手術には、インフォームド・コンセント原則違反があったといわざるを得ない。

（2）　遠見用眼内レンズの選択との関係で不可欠の情報が事前に提供されていない。

・相手方は、術後における右目の不都合を生み出した原因の一つは乱視の影響であり、乱視の影響は近くに比べれば遠くの方が大きく出やすいが、それは申立人自身が遠見用眼内レンズを選択した結果であると説明している。

　しかしながら申立人に乱視があることは、初診時の問診や2回目の診察において眼鏡処方を行った時点で相手方において明確に認識されていたものであるから、A医師は、申立人が（近見用眼内レンズをすすめたA医師の助言に反して）遠見用レンズを選択する意向を表明した段階で（乱視の影響との関連で生じうる）デメリットについても正確な情報を提供するとともに再考を促す必要があったことはいうまでもなかろう。

　従って「乱視の影響がどのように出てくるかについては手術をしてみなければ分らない」し、（乱視に対しては術後に眼鏡で対応するものだから）術前には説明しないというA医師の弁明自体がインフォームド・コンセント原則の無理解に基づくものである。仮にどのように影響が出てくるかについては分らないというのであれば、そのこと自体を説明しておく必要がある。

　とりわけ申立人は、遠見用眼内レンズを挿入すれば、夜間の自動車運転やテニス等のスポーツ時に遠見用の眼鏡を使用しないで済むのではないかという「利便性」を第一に考え、それを遠見用眼内レンズ選択の理由とし

て明示していたのであるから、眼内レンズによっては乱視には対応できないこと（従って乱視に関しては別途に眼鏡による矯正が必要であること）等の情報は当然事前に提供されるべきものであって、本件においてそうした情報が正確に提供されていた場合においては、A医師の助言に基づいて近見用眼内レンズが選択され、或いは申立人の手術目的に照らし、本件手術自体が回避されていた可能性もあったのではないかと思われる。

・本件においては申立人に対し「乱視の影響」に関する情報は事前に全く提供されず、従って申立人にあっては、そうしたことを全く認識し得ないままに遠見用眼内レンズを選択していることは明らかであるから、本件手術にインフォームド・コンセント原則違反があったことも明瞭である。

（3）　不適当な誘導の下でなされた同意はインフォームド・コンセントと見なされないことは前述したとおりである（国連原則）。そして本件において、申立人は、相手方が手術のメリットだけを強調し、殊更に手術へと誘導する方向で話を進めたのではないかという苦情を提起しており、診療経過をつぶさに検討した場合、申立人がそのような苦情を抱くに至った心情も理解できないものではないことは前述したとおりである。

　ところで本件診療経過をみれば、初診日（1月5日）から第1回（右目）手術（6月3日）までの間において、相手方が申立人の意に反して白内障手術を受けることを不適当に誘導したと推認できるような特段の事情は認められないこと、眼内レンズの選択においてはむしろ申立人自身の意向が尊重されていること、白内障手術に対する申立人の不安等が顕在化したのは手術後に術前には知らされていなかった不都合が発生し事態が打開できないまま推移したことが大きな原因になっていると思われることなどを指摘することができる。

　つまり本件において申立人の苦情を発生させた最大の要因は前記（1）（2）で指摘したように、手術を決定する際におけるインフォームド・コンセント原則違反にあったことはいうまでもなく、この点において適切かつ十分な情報提供がなされるとともに真摯な意見交換が実行されていれば、相手方が殊更に手術を誘導したのではないかというような疑惑を申立人において抱くこともなかったであろう。前掲『眼科』においても「（手術時期については）患者が日常生活に支障を感じ始めた時を一つの目安として

手術を考えてよいと思われるが、医師が手術を強要するのではなく、情報を得たうえでの患者の自己決定が原則である」(同 p814) とされている所以である。

とりわけ本件のように手術に緊急性がなく、もっぱら術後の生活の質(QOL)が最大の関心事であり、かつ、患者が考える利便性の向上等の目的の実現が必ずしも保証されていない場合には、相手方においては、眼鏡処方に基づいて様子を見ることなども選択肢の一つとして提起したうえで、手術をするか否かを含めて申立人の自由な意思決定に委ねる必要があったのではないかと思われる。

従って、単に術式や眼内レンズの選択等における十分な情報提供にとどまらず、手術を受けない場合に関する情報提供を履践することも含めて、相手方におけるインフォームド・コンセント手続の抜本的な改善が求められていることを指摘しておきたい。

3. 第2の4「術後の説明要求への相手方の対応に関する苦情」に関する判断

(1) 苦情解決手続に関する規範等

・苦情解決手続に関しては、前掲の世界保健機関ヨーロッパ会議「患者の権利促進宣言」(1994年3月) は次のように規定している。「患者が自己の権利が尊重されていないと感じる場合には、苦情申立ができなければならない。裁判所の救済手続に加えて、苦情を申し立て、仲裁し、裁定する手続を可能にするような、その施設内での、あるいはそれ以外のレベルでの独立した機構が形成されるべきである。」「患者は、自分の苦情について、徹底的に、公正に、効果的に、そして迅速に調査され、処理され、その結果について情報を提供される権利を有する。」

・同じく前掲の厚生労働省「診療情報の提供等に関する指針」も次のように規定している。「11. 診療情報の提供に関する苦情処理 ○医療機関の管理者は、診療情報の提供に関する苦情の適切かつ迅速な処理につとめなければならない。 ○医療機関の管理者は、都道府県等が設置する医療安全支援センターや医師会が設置する苦情処理機関などの患者・家族からの相談に対応する相談窓口を活用するほか、当該医療機関においても診療情報の提供に関する苦情処理の体制の整備に努めなければならない」

・病院・診療所等は、患者や家族から苦情が提起された場合には苦情に誠実に対応する義務があり（具体的には、苦情を発生させた原因を調査し問題の所在が明らかになれば是正した上で結果報告を行うことなど）、また迅速性・中立性・公正性等を確保するため、苦情相談窓口の担当者を配置するだけでなく、苦情調査等を実施する独立性のある組織を施設内にも設置することが望ましいとされている。

(2) 本件における経緯

・本件にあっては、申立人は入れ替え手術を中止したあと、NPO法人患者の権利オンブズマンの相談支援事業を利用しつつ、相手方に対して文書による質問状を提出して回答を求めるとともにカルテ開示請求を行い、或いは患者の権利オンブズマン相談員の同行支援を受けて相手方と面談して申立人の質問に対する回答などの情報提供を求めており、中止決定前における治療方針の協議とは異なる段階、つまり、それまでの診療経過において発生した苦情を提起し、その原因解明や説明を求める段階が始まっていたということができる。

・ところが、相手方においては入れ替え手術中止決定後における申立人からの説明要求を、そうした苦情申立としてとらえ、そのような苦情が発生してきた原因を解明する作業を進めるのではなく、従前の診療関係における患者への説明業務の中でとらえ、説明の内容においても、説明の時間の持ち方においても、従前の診療関係の延長線上において対応をしたことが下記の弁明内容からも明らかである。

「右目に関しては期待どおりにならなかったかもしれないけれど、患者自身の病気があったからだ。手術後の見え方でがっかりされる患者もいるが、それぞれ慣れたり、眼鏡で調整しで折り合いをつけていかれる」「この患者には外来診療が滞ってしまうくらい、十分に長い時間（15～20分）かけて何度も説明してきた」

・結局、双方の話し合いが平行線の状態となり当事者の対話によっては紛争解決の目処がつかない中で、申立人において患者の権利オンブズマンに対し苦情調査の申立がなされオンブズマンによる調査点検活動が開始されるに至ったものである。

(3) 相手方における苦情対応についての判断

・前記（1）で述べたとおり、全ての医療機関において患者から苦情が提起された場合に、その原因を迅速に調査するとともに再発防止策を検討する独自の組織を確立し、患者が有する苦情調査申立権に対応しうるような体制を確立することが国際的にも国内的にも求められており、苦情手続を実行することは当該医療機関が苦情から学んでサービスの質を向上させるためにも不可欠のものとして位置づけられている。

　しかるに相手方においては、患者から苦情が提起された場合における相談窓口や担当者など独自の対応体制を有していない状況にある。従って相手方において、窓口の設置を始めとする苦情対応体制を構築することが急務であることは論をまたない。

・他方において、わが国における現在の医療体制の下では、相手方のような個人が開設する診療所において、第三者の参加も得て公正かつ迅速に苦情の原因調査等を実施する苦情対応部門を独自に設けることは人的にも財政的にも困難があることも否めないところであろう。従って、個人開業医や小規模診療所等にあっては、患者から苦情が提起され対話が奏功しない場合には、患者の同意を得て、速やかに医師会あるいは弁護士会等の仲裁機関に斡旋を申し立てるか、本件のように患者の申立により第三者機関としてのNPO法人患者の権利オンブズマンが活動を開始した場合には、それに対応しながら誠実に紛争解決に向けた努力を行うことによって、患者が有する苦情調査申立権に対応する医療機関としての調査義務を履行していると見なすことが相当である。

・そうした観点から本件における相手方の苦情対応に関して検討すれば、申立人からの苦情の申し出に対して一応の対応をするとともに診療記録の開示請求に応じてコピーを交付していること、患者の権利オンブズマンの相談員を同席させての話し合いに応じて説明をしていること、その後オンブズマン会議による調査点検活動が始められた際において、その調査員による事情聴取等に応じて弁明を提出するなど調査手続に協力していること等を認めることができる。

　従って、あるべき苦情対応という観点からすれば改善を要するところがあることはいうまでもないが、最低限の調査義務を果たしているものと評価することが相当であり、その限りにおいては、相手方が申立人の有する

苦情調査申立権を侵害したということはできない。

第5　相手方に対する勧告と要望

　以上の調査結果を踏まえ、NPO法人患者の権利オンブズマン・オンブズマン会議は、相手方に対して下記のとおり、インフォームド・コンセント手続に関する勧告、並びに苦情手続に関する要望を行うものとする。

1. 前記判断のとおり、本件においては白内障手術を行うにあたって、患者のインフォームド・コンセントを得る際に、選択されようとしている術式のデメリットや危険性、患者の手術目的の実現性、治療後の成績に影響しうる患者の身体状況等の診断結果に関する情報など、事前に提供すべき不可欠の情報を欠落させたまま患者の同意を求めて手術実施にいたっており、この点で重大なインフォームド・コンセント原則違反が認められる。

　　　また、患者のインフォームド・コンセントを得るうえで、提供された具体的情報に関する記録がなされていないため、提供されるべき不可欠の情報の一部であった「緑内障」に関する情報に関して、情報提供がなされたか否かについて当事者間に争いを残している。

　　　そこで相手方におかれては、あらためて白内障手術など実施されている手術等、侵襲性の高い治療におけるインフォームド・コンセント手続を厳格に確立して履行するために、次の点に努められるよう勧告する。

①　インフォームド・コンセント手続の記録化を推進すること。その際、形式的な同意書に署名を求めるのではなく、医師による個別的な説明内容や患者からの質問に対する回答内容などを具体的に記載できる書式（フォーマット）を準備して対面の場で記載するとともに、記載内容の意味を口頭で確認したうえで、医師及び患者が署名して、コピーを1部患者に交付すること。

②　インフォームド・コンセント手続は、医師自身が主宰し責任を持って行うこと。

③　インフォームド・コンセントを得た後においても（患者は何時でもコンセントを撤回することが認められているので）、日時をあらためて、或いは診

療状況に新たな変化が生じたような場合にはその都度、医師等において患者の意思を再確認するとともに、従前提供された情報（記録された内容）についても、十分な理解がなされているか否かなどを再確認する作業を行うこと。

2．相手方におかれては、苦情手続に関する前掲 WHO 宣言や厚生労働省指針等を踏まえ、クリニック内において早急に苦情窓口を設置して担当者を配置するとともに、独自の苦情対応体制（医師会など第三者機関との連携を含む）を確立するための方策をとられるよう要望する。

以　上

第１００１号事件　相手方医院からの回答

　白内障手術が無事終了しても、術後の見え方に不満の患者さんがいらっしゃいます。

　不満の原因は、術後の新しい見え方に慣れないという事と、緑内障等、白内障以外の眼疾患による症状が白内障手術後も残存する事によります。Ａさんには残念ながら、その二つの理由が同時に存在し、術後の大きな不満となってしまいました。主治医であった私自身もたいへん残念に思っております。

　多数の白内障手術を行う当施設において、術前に白内障以外の眼疾患がないかどうかを詳しく調べることは大変重要な事であり、様々な医療機器を用いて診断できるような体制を整えております。Ａさんの場合も術前に緑内障性視野変化がある事をお示しし、術後も見えにくいところが残る事をお話ししていましたが、その説明がＡさんに十分理解される程伝わっておらず、結果として、術後に大きな不安と不満をご本人に感じさせてしまった事は、手術を担当した小生の責任であり、自身の力不足を感じ、たいへん反省しております。この場をかりてＡさんに謝罪したいと思います。

　医療、特に手術医療に関しては患者さんの十分な同意を基に行われるべき事は、オンブズマンの方々のご指摘を受けるまでもなく当然のことと考えておりますが、Ａさんの事例を経験しさらにその体制を整備していかなければならないと痛感いたしました。具体的には、白内障以外の重篤な眼疾患を合併すると思われる手術希望者には、特別な希望書（添付文書１）をお渡しし、同意していただく事を既に始めました。また、通常の白内障手術同意書もその内容を大幅に改定（添付文書２）いたしました。しかし、白内障のため、他の眼疾患の正確な診断が困難なことは日常臨床では多々あります。また術前に緑内障等の合併症を診断できた場合でも、それが患者さんの術後の見え方にどの程度深刻な影響を与えるかを予測するのは大変困難です。

　多くの白内障手術患者さんが視機能回復により生活の利便性を改善されるなか、今回の右眼白内障手術はＡさんにとって大きな不満の残る結果となってしまいました。本当に申し訳なく思っております。

平成22年12月10日

　　　　　　　　　　　　　　　　　　　　　　　　　　医院長〇〇〇〇

添付文書1

手 術 希 望 書

　あなたは、白内障手術によって、治癒させることができない以下の眼疾患を合併しています。
　このため、白内障手術後の視機能回復の程度はさまざまです。
手術が無事成功しても、ご本人が期待されている見え方まで回復しない可能性もあります。
それを十分に納得、同意の上、手術をご希望ください。
　　・緑内障
　　・黄斑変性症
　　・網膜上膜形成症
　　・糖尿病網膜症
　　・眼底出血
　　・網膜色素変性症
　　・角膜白斑
　　・高度近視

　上記記載事項に納得、同意の上、白内障手術を希望いたします。

　平成　　年　　月　　日

　　　ご本人署名　＿＿＿＿＿＿＿＿＿＿＿＿＿＿＿＿＿＿＿＿

　　　ご家族署名　＿＿＿＿＿＿＿＿＿＿＿＿＿＿＿＿＿＿＿＿

添付文書2

(改訂前白内障手術説明同意書)
白内障以外の眼の病気(網膜や視神経の病気など)があると、視力が十分に出ないこともあります。

(改訂後白内障手術説明同意書)
白内障の濁りが強いと、白内障以外の眼疾患の診断が困難になってきます。
白内障以外の目の病気(角膜や網膜・視神経の病気など)があると、期待した視力の回復が得られないこともあります。
これらの病気がある方は白内障の濁りがなくなる事で、今までご自身でも気づかなかったような他の眼疾患による症状を感じることがあります。

例・硝子体混濁による飛蚊症
 ・網膜疾患による像のぼやけやゆがみ
 ・両眼視異常による複視(両眼で見ると物が二つに見える)
 ・眼瞼下垂や緑内障による視野狭窄(視界の中に見にくい部分が現れる)

⑤ 第1101号事件

産科

分娩待機中に胎児の心拍が消失して死産

申立人は、妊娠経過中に特段の異常がみられず、妊娠40週と3日目に自宅で破水し、相手方病院に入院した。入院当初から破水がひどいこと、途中で胎動がないことを訴えたが、医療機関側の十分な観察や対応がないままに、胎児の心音が消失し、死亡した。

胎児の死亡は、医療機関側の観察や対応が不十分であったために起きたのではないか、また胎児死亡後の説明や対応も十分受けられなかったと訴えて苦情調査に至った。

本ケースのポイント

申立人は、入院中、破水がひどいこと、胎動がないことなどを再三訴えていたが、相手方病院では特に異常と認識しておらず、両者の認識に大きな齟齬があった。苦情調査は医学的措置の妥当性を検証するものではないが、医療機関側に上記申立人の訴えそのものに対する観察や対応があれば、このような苦情となることはなかったはずであり、また、胎児死亡後の説明や対応についての苦情は、当初の苦情に対する適切な対応がなかったために提起されたものである。

同様の苦情発生を防止するために、医療水準に見合った分娩待機中の妊産婦における観察マニュアルの作成、観察事項やその方法の手順を策定することを勧告し、苦情調査申立権に対応する体制の強化を要望した。

2012年2月5日

第1101号苦情調査申立事件

調査報告書

特定非営利活動法人
患者の権利オンブズマン
理事長　池永　満

目　次
第1　はじめに
第2　苦情調査の経過
第3　入院してから死産に至るまでの経過の概要、並びに、死産後の状況
第4　前記診療経過に関連して申立人が抱いた苦情の内容、並びに、申立人の苦情に対する相手方病院の弁明の内容
第5の1　本件苦情調査において苦情発生要因等を考察する視点
第5の2　前期破水で入院した妊産婦の分娩待機中における観察のあり方
第5の3　胎児死亡が確認された妊婦に対する対応のあり方、並びに、胎児死亡の死因説明（死因解明）義務とその履行方法に関して
第5の4　苦情対応のあり方について
第6　結論

第1　はじめに

　本件は、妊娠経過中において特段の異常が認められなかった申立人（当時28歳、初産）が妊娠40週と3日目に、妊娠中に継続的な診察を受けていた相手方病院に入院したが、分娩待機中に胎児の心拍消失が確認され、死産に至った事案である。

申立人は死産に至った原因や経過等に関連して相手方における分娩待機中の処遇等について不審を抱き、患者の権利オンブズマンに苦情相談を申し込み、市民相談員の同行支援を受けて相手方病院に説明を求めたが、その説明に納得できず、引き続きオンブズマン会議に対し苦情調査の申立をなしたものである。

第2　苦情調査の経過

（1）　2011年8月27日、申立人より苦情調査申立書の提出
（2）　9月11日、オンブズマン会議（常任運営委員会）は調査開始を決定、4名のオンブズマン会議メンバーからなる調査小委員会を発足
（3）　調査小委員会は9月24日第1回委員会（申立人から苦情内容等を事情聴取）を開催し、10月2日のオンブズマン会議（全体会議）に事案の概要と調査方針につき報告。11月2日第2回委員会（相手方病院から申立人の苦情内容に関連する事実等についての弁明につき事情聴取）、11月13日第3回委員会（オンブズマン会議常任委員会との合同会議）、11月24日第4回委員会（入手された資料や文献等も含めて調査内容の検討）を経て、検討した結果を調査報告書（案）にまとめオンブズマン会議に提出
（4）　オンブズマン会議は12月11日開催の全体会議において、調査小委員会から提出された調査報告書（案）を検討し、その基本的な内容を承認するとともに若干の補充調査を実施した上でオンブズマン会議としての調査報告書を作成することを確認し、2012年1月15日、オンブズマン会議（常任運営委員会）と調査小委員会の合同会議により、オンブズマン会議としての調査報告書案を確認、オンブズマン会議メンバー全員の意見集約作業を行った上で、更に修文作業を進め、2月5日のオンブズマン会議（全体会議）において本調査報告書を全員一致により採択

第3　入院してから死産に至るまでの経過の概要、並びに、死産後の状況

　入院から死産に至る経過の概要について当時者間に争いのない事実（診療記録等で確認できる事項を含む）は下記（1）（2）のとおりである。なお、死産

後から申立人が退院するまでの間に申立人の家族らと主治医らとの間で概略下記（3）のような質問や説明等が交わされたことが相手方の診療記録に記載されている。

（1）　入院から胎児の心拍消失（胎児死亡）が確認されるまでの経過
　①2011年4月5日（40週と3日目）午前7時過ぎ自宅で破水し、午前8時10分相手方病院に到着した。
　②8時45分、主治医による内診の結果、前期破水（PROM）と診断され入院となった。入院時、子宮口開大3cm、陣痛は5分に1回程度と記録されている。
　③その後、病棟の分娩室において9時12分から40分頃まで胎児心拍陣痛計（分娩監視装置、CTG）による観察を受け、児心音等にも異常はなかったので、一旦モニターは外された。
　④10時頃、助産師により病棟オリエンテーションが10分程度行われたが、病室の準備ができていないということから分娩室に戻って待機することになった。なお分娩室に戻った際に破水による感染予防のための薬（トミロン錠）が渡され内服した。
　⑤昼12時頃、助産師に案内されて病室に移動したあと、助産師がドップラー（胎児心音計）で聴診をしたところ胎児心音が確認できず、エコー検査をするために再び分娩室に移動。12時10分頃、連絡を受けて来室した主治医がエコーにより胎児の心拍消失と死亡（IUFD）を確認し、申立人に胎児死亡が伝えられた。
　＜注記＞前記④（病棟オリエンテーション後、分娩室待機の開始）から⑤（胎児心拍消失の確認）までの約2時間の待機時間中における処遇に関連して申立人の主たる苦情が形成されているが、処遇状況に関して双方の事実認識には食い違いがある。
　　なお、相手方病院の診療記録の一部であるパルトグラム（分娩経過表）においては、この時間帯は空欄のままであり何らの記載もなされていない。

（2）　胎児死亡確認から自然娩出（死産）までの経過
　①申立人に胎児死亡が伝えられた後、待機していた申立人の夫も分娩室に呼

び入れられ、主治医から「入院時のモニターでは異常なかった。12時の心拍確認で胎児心拍が消失している。エコー上は胎盤に異常はなく、原因は今のところわかりません」との説明がなされた。

　今から帝王切開して助けられないかとの申立人の質問に対しては心臓が止まっているのでできない旨の回答がなされた。

　なお主治医が説明している間、担当助産師2名は泣いており、同席していた師長は「こんなことは初めて経験した」と繰り返したが、医師の説明が終了した後、「2人で話して下さい。聞きたいことがあったり、落ちついたらナースコールをするように」と告げて、分娩室に申立人と夫を残し、全員退出した。

② 13時10分頃、申立人がナースコール。来室した助産師に「今後どうすれば良いのか」を問うと、主治医から説明があるでしょうと回答。

③ 13時20分頃、医師が来室し、再度エコー検査を実施し、胎児死亡を再確認。分娩待機中の破水の量が多かったことに関する申立人の質問に対して、「羊水は少し残っているので、それが原因ではない」旨の回答がなされた。

④ 13時30分頃、オリエンテーションで案内された場所とは別の病室に移動。

⑤ 14時50分、来室した申立人の両親に対して主治医がエコーを見せながら「朝のモニターでは正常であったので通常通りの管理であった。心拍をとった所見も元気であった。胎動はお母さんが感じていることで、児の元気のよさを見ていく。胎動は11時前まであったとのことで、昼になって心音が確認できなくなった。本当に突然のことだった。」等と説明。

　申立人の父親が「何か落ち度があったのではないか」と尋ねたことに対して、主治医は「11時くらいには胎動があったと本人がいった。モニターをつけると動きは縛られるので、ずっと着けることはしない」と応えた。

⑥ 16時頃、助産師内診により子宮口全開大となり、分娩室に移動。

⑦ 18時3分、自然娩出し死産（3,398g、女児、分娩時間9時間17分）。主治医が申立人と夫、両親に対して娩出された胎盤と臍帯を示しながら、「臍帯が（5cm）裂けている。（羊膜下に）血腫ができている。これを病理検査に出す。（胎児死亡の）原因を突き止めたいなら解剖に出すこともできるが、死因はわからないかもしれない」旨の説明がなされ、病理解剖についての話が出されたが、申立人らは希望しなかった。

(3) 相手方診療記録に記載されている死産後の申立人家族らとのやり取りの概要
①2011年4月6日（死産の翌日）午前7時35分頃、申立人の叔父から病院長に「納得できないので、カルテの開示を求めたい」旨の電話あり。
②午前8時50分頃、主治医が申立人の叔父に電話し、経過を説明した後、同日18時に病院でカルテを開示するとの話になった。
③18時に来院した叔父に対して、カルテ開示については本人の同意が必要であることを説明し、そのことを叔父に事前に説明していなかったことを謝罪した上で、申立人の父を通じてカルテ開示に本人が同意するか問い合わせてもらうことにした。
④4月8日（退院日）、午前8時50分頃、主治医による退院前診療がなされた際に、申立人の夫の実母から、申立人入院後の分娩待機中の処遇と死産に至った原因等に関して質問がなされ、従前同様の説明とともに、児の死因について「臍帯血中の血液量が9g/dlになっていることより急な失血によるものと考えている。胎児失血の原因検査のため病理解剖の話をしたが、希望されなかったため解剖は行わなかった」旨の説明がなされたが、実母は納得できないと述べたので、本人の承諾があればカルテを開示できることを説明した。
⑤10時45分、児は申立人の夫の実母が抱いて、家族そろって申立人は相手方病院を退院した。

第4　前記診療経過に関連して申立人が抱いた苦情の内容、並びに、申立人の苦情に対する相手方病院の弁明の内容

(1) 申立人の苦情（申立書及び申立人からの事情聴取により確認されるもの）
①<u>入院当初から破水がひどいことを何度も訴え、また、午前10時頃胎動がないことも訴えたが、昼12時の診察までの約2時間の間、何も対応してくれなかった。</u>
　具体的に言えば、内診の際ドパッと感じるほどの破水があって病院着に着替える時や、病院内オリエンテーションで歩いている時に何度も破水が

ひどいことを担当助産師に訴えたが、担当助産師は「大丈夫」「着替えましょう」と言うばかりで、破水でぬれたパッドもゴミ箱に捨てて下さいといって、破水の量を確認したりはしなかった。

　また午前10時過ぎ頃、顔を見せた助産師から「動いていますか」と聞かれたため「動いていない」と胎動がないことを担当助産師に訴えたが、助産師は腹部を触り「寝ているのかな」と言うだけで、胎児の心音をはかることもなく出て行ってしまった。

　その後、助産師が来ないことや破水が続くことも不安だったが、11時頃胎児が動いたような感じがしたので、ナースコールで助産師を呼ぶことはしなかったが、10時過ぎから12時頃までの2時間の間、助産師は何回か顔を見せたが、血圧、脈、モニター、羊水の量や出血のチェック等はしてくれなかった。

②<u>胎児死亡がわかって以降、自分が受けたショックについて慰めや励まし等の精神的ケアがなく、また分娩直後に解剖の話が突然出されたため、よく考えて対応することができなかった。</u>

　具体的に言えば、12時過ぎにエコー検査により胎児が死んでいることを伝えられ夫とともに主治医から説明を聞いた後、「2人で話して下さい。聞きたいことがあったり落ち着いたらナースコールをするように」と言ってみんな出て行ってしまった。夫と2人で残されたが、ショックで話すこともなかった。

　主治医の説明の中で、胎動は母親任せ、胎動は母親が感じるものだと言われたので、自分が気づかなかったことを責められているようにも感じた。

　胎児死亡がわかって以降、助産師の対応は明らかに変わり、ナースコールにもきちんと対応してくれたが、病院の怠慢と感じられないようにしているという風にも感じられた。一人の担当助産師が「今日はずっとついています」と言ってくれたが、時々身体的な質問をするだけで、それ以外に声をかけてもらうこともなかったし、ナースコール時以外に他の助産師や師長さんが部屋にきて話を聞いてくれるようなこともなかった。

　また分娩直後に娩出した胎児と胎盤を見せられ、いきなり「解剖されますか」と聞かれ、「解剖に出しても分かることと分からないことがある。外観はおかしくないので解剖まではしなくてよいのでは」とも言われ、自

分には分娩直後で何も考える余裕もなく、結局解剖は断った。
　　しかし、入院時から夫も付き添っていたのだから、胎児死亡がわかってから分娩するまでの間に、病院に来ていた家族に対して解剖すれば何が分かるのか等、解剖の意味についてももっと早く詳しい説明をしてもらうこともできたのではないか。
③同行支援時に相手方が約束した病院としての考察が行われていない。
　　具体的に言えば、2011年5月31日、患者の権利オンブズマンの市民相談員に同席してもらい話し合った際、病院長より「死亡に至ったことの考察と待機中の訴えに対する対応及び看護体制について、反省を含めて検討する。1ヶ月を目途に文書で報告する」と言われ、6月28日に再度の話し合いをもったが、胎児死亡に至った考察については3種の医学論文のコピーを渡されただけで、後は口頭で従来からの説明を繰り返すのみであり、病院全体で話し合っていないように感じた。
　　分娩室での待機時間中の記録がないことについては、師長は、助産師が危険性はないと判断したので記録していないと説明したが、カルテコピーを見ると出産後のことについては詳細に記録されているので、なぜ出産前の記録がないのか納得いかない。

（2）　相手方の弁明（相手方からの事情聴取、提出された資料、追加質問に対する回答等により確認されるもの）
①入院時の申立人の状態及びその後の訴え等について
・申立人の場合、午前9時に陣痛発来と診断し午前9時12分から40分までの間、モニターによるノンストレステストを行った結果、特に異常は認められなかったので、モニターを一旦外した。相手方における看護基準ではモニターは1日に3～4回（10時、15時、20時、翌朝7時）行うこととしており、申立人に対しても次は15時頃にモニターをする予定であった。
　　なお、担当助産師による胎児心音確認は入院時モニターで異常がなかったので、食事前くらいにと考えていたようだ。
・（申立人が、主治医の内診の際に破水がドバッと出たと言うことについて）クスコを膣内に挿入することに伴い一時的にドッと出るので本人はそのように感じたかもしれないが、医師としては通常の量で自然なものであり、特に

異常ではない。羊水過多の場合には、破水の大量排出や臍帯脱出、常位胎盤早期剥離等があるが、それらの兆候はなかった。また破水に対しては混濁や血性の有無を観察するが、特に量をチェックすることはしない。
・申立人が、午前9時40分頃、胎児モニターを終えて病院着に着替えた際、担当助産師に対して、量が「多い」と訴えたので、ナプキンで量を確認したところ、ナプキンにおさまる量であり通常の量と変わりないと判断したが、そのことについては特に説明を行わなかった。

担当助産師が、午前10時頃、病院内のオリエンテーションをした際にも、申立人から「動けばやっぱりでてきますね」と再度言われたが、量が多いときはナプキンを2枚にする等してくださいと指導し、それ以上の説明はしなかった。

申立人が特段に破水の量について心配したり、不安に思っているとは思わなかった。
・申立人は午前10時頃「胎動がない」と訴えたというが、午前10時頃にはオリエンテーションを行っていたので、その頃に胎動がないと訴えられるはずはない。それ以外の時間であっても胎動がないと訴えられたことはなく、仮にそのような訴えがあれば、それは大変なことだと認識し、担当助産師は児心音を確認するなどの対処をしているはずである。

なお、担当助産師が申立人の腹を触ったのは「張りの状態を確認した」もの（で、胎動のチェックをしたものではない）。
・当日のパルトグラムには、「9：35　腹キン5分〜4分であり、本人へ陣痛増強したり羊水が黄色や緑になったり出血が増したりすればN.Cするよう話す　胎動も生まれるまであることを話した」「10：00　院内OR行う」という記載があるだけで、それ以降12時までの記載がないのは、新人助産師の不手際であり、特変なくとも記載すべきであった。担当助産師は11時15分にも訪室しており、そのことについても記載すべきであった。

②<u>胎児の心拍消失を確認してから娩出に至るまで、解剖の話について</u>
・担当助産師が、昼12時頃、来室した際、胎児の心音を聴取するも確認できず、別の助産師も確認したが心音が確認できなかった。その後、主治医がエコーで確認し、子宮内胎児死亡を確認した。エコー上、胎盤に異常はなく、今のところ原因は不明と説明した。

・午後1時10分、ナースコールがあり、申立人から、「私はこれからどうしていったらいいですか」と質問されたので「今後の方針は医師より話をしてもらいましょう。」と答え、午後1時20分、主治医が再度エコーを行い、胎盤には特に異常がないことを確認した。
・午後2時50分にも、主治医が、本人、御主人、本人の両親にエコーを見せつつ、同様の説明を行った。
・午後3時20分頃、夫から「痛くなってきていきむ」とナースコールあり、来室した。その後午後3時30分と午後4時にも内診を行った。
・午後4時30分、子宮口が全開大になったので分娩室に移動、午後6時03分に自然娩出となった。
・解剖については、一般的に娩出から時間が経過してから説明すると、患者が納得しないことが多い為、娩出直後に説明するようにしている。

　申立人の場合も、娩出後すぐに、主治医から臍帯血で貧血、臍帯が裂けていることを説明し、児を本人に確認してもらった上で、解剖はしますかと話した。少しの時間返事がなかったので否定的と考え、児を切り刻むのは可哀そうと思い、解剖をしなくていいですねと話した。また児には貧血があり、肉眼的出血もあったので、それ以上に解剖で情報が得られる可能性は低いと判断し、強く勧めることが患者を責めることになると考えた。

　なお申立人は、娩出前の時間があるときに、自分や家族に解剖の説明をしてほしかったとのことだが、お産（児の娩出）の前に解剖の話はしづらいのでしないのが普通だ。

③その後の苦情対応について
・本件について、当日にカルテ検討会を開いた。検討会での議事録はない。本件の児の出血の原因は不明であり、関連する情報は申立人に渡した症例報告以外になかった。死因と破水の量の関係はありえないと判断した。
・同行支援時に、説明会を開くことは約束し、行った。文書で報告するとの約束はしていない。

（3）　相手方病院から提出を受けたマニュアル等
　①「バースプラン」を説明しているリーフ（35～36週で妊婦に渡すもの）
　　＊入院後、分娩監視装置（胎児心拍陣痛図）を30～40分つけて陣痛と赤

ちゃんの状態をみること、（その後は）状況に応じて赤ちゃんの心拍を聴いたり、分娩監視装置を着けたりすること等が説明されている。
② 『分娩開始で入院時のケアー・レジメ』
③ 『分娩管理中のアクションラインについて』
④ 出産後のスケジュール表（胎児死亡以外の場合に使用するもの）
⑤ IUFD（死産）の看護手順
⑥ 死産の方に後日渡す「星の会」のパンフレット
⑦ 『患者相談窓口規定』
⑧ 病院の安全管理指針の抜粋

第5の1　本件苦情調査において苦情発生要因等を考察する視点

　患者の権利オンブズマンが実施している苦情調査手続（WHO「患者の権利促進宣言」（1994年）が定式化したもの）は、相手方病院が申立人に提供した医療や看護行為自体の適否に関して医学上の評価を下したりするものではなく、また、発生した事態に関する法律上の責任の有無やその追求を目的とするものでもない。
　患者の権利オンブズマンは、患者の権利に関わる苦情の発生原因を調査し、必要があれば根本要因（root cause）にさかのぼって解明を進めたうえで、それらの原因を除去することにより当該苦情の適切な解決を促進するとともに、同種苦情の再発を防止する方策を提言し、もって患者の権利擁護を促進して医療福祉サービスの質の向上をめざすものである。
　もとより医療福祉サービスにおいて当然尊重されるべき自己の権利が尊重されていない、或いは侵害されたのではないかとの不審に基づいて提出されている患者からの苦情について、その原因を分析し、苦情の当否を判断するためには、それが医療福祉サービスに対する苦情である以上、当然のことながら苦情に関わる医療行為や看護行為に関し医学会や医療界において一般的にどのような取扱いが推奨され実践されているのか、即ち、苦情発生当時における当該サービスに関する一般的な基準（医療水準）の内容について調査して相手方医療機関におけるものと比較検討することは不可欠な作業となる。

加えて権利侵害につながる苦情原因を除去し、或いは是正するとともに、医療福祉サービスの質を向上するための再発防止策を提案するうえでは、その基本的な方向性を誤らないためにも当該苦情に関連する患者の権利内容についての国際的、国内的な人権規範や法律上の規範を踏まえた法律的な検討が求められることも言うまでもなかろう。
　ところで、前述のとおり申立人の苦情は大きく言えば3点にわたっているが、とりわけ第1に述べられている相手方病院の処遇に対する不審は、分娩待機中に突然、胎児の心拍が消失し既に死亡していることを告げられたことに伴い、それまでの相手方病院における観察が不十分であったのではないか、自分の訴えに対応してくれていればこのような事態を回避できたのではないかという妊産婦として当然抱かざるを得ない強い思いを背景にして出されているものであり、本件苦情申立の根幹をなすものと思われる。
　本件苦情調査申立に先立って行われてきた申立人と相手方病院における対話や説明の場においても、この点がやり取りの中心となっているが、双方の主張は平行線をたどっているのみならず、申立人においては「胎動は母親が感じるものだ」という医師の説明や「胎動がないとの訴えがあれば必ず心音を確認するが申立人からの訴えはなかった」という相手方の弁明等により胎児の変化に気付かなかった自分の責任が問われているような感覚に陥っている。一方、相手方においても「担当助産師が家族から呼び出されて強くなじられた」との不満を抱いている状況にある。
　従って、本件苦情調査においては、こう着状態にある双方の対話の進展を促進するとともに同種苦情の再発防止策を探求するためにも、主要な苦情の原因に関わるところの分娩待機中における母児観察のあり方について重点的に検討を加えるとともに、その検討作業を前提とした上で、第1の苦情発生の延長線上にあると思われる第2、第3の苦情を含めた苦情発生原因の解明作業を進めることとしたい。
　そうした観点にもとづいて、以下、3つの視点から各別に考察する。
（1）　前期破水で入院した妊産婦の分娩待機中における観察のあり方
（2）　胎児死亡が確認されて以後の妊産婦に対する処遇のあり方、並びに胎児死亡における死因説明（死因解明）義務、及び履行方法に関して
（3）　苦情対応のあり方について

第5の2　前期破水で入院した妊産婦の分娩待機中における観察のあり方

（1）　相手方病院における基本認識と観察の実情

①相手方病院で申立人の主治医となった医師は、調査小委員会の事情聴取において、本件に関する基本的認識として「通常の正期産の破水で入院した。病的ではなく異常ではない。<u>正常な経過の管理である。特別の対応を要する状態ではなかった。</u>胎児死亡に至ったのは、自分としても不本意で、残念な、ごくまれな偶発症であったと考える」と述べている。

　申立人が「胎動がない」と訴えたとする主張については、担当助産師は「自分は聞いた覚えがない。お腹を触ったのは、張りを確認しただけである。」と応え、師長は「助産師が、もし胎動がないと言う訴えを聞いておれば、ドップラーで必ず確認する。そのことについて受け持ち助産師が呼ばれて家族から強くなじられた。」「<u>今回の患者の訴えと助産師の認識にズレがある。自分達は訴えがあったとは認識していない。</u>心配しているようには思えなかった。不安を訴えてくれれば対応したのに悔しい。そこまでわかってあげられたら良かったのかもしれないが」と弁明している。

　また破水の訴えに関して、担当助産師は「羊水の混濁や血性の有無について自分で一回見たが、量については通常と変わらないと判断したので、見ただけで患者に対しては何も言わなかった。」「着替える時とオリエンテーションの時」の2回、「歩くと出ます」と言う訴えがあったので、「ナプキンを2枚に増やすようにということと着替えをするように指導した。」と述べている。

②以上のような基本認識のもとに、本件においては、主治医が申立人を内診して入院措置をとってまもなく胎児心拍陣痛計による約30分間の観察が行われているが、その後においては特別の対応を必要とする状態ではなく、また患者からの特別の訴えもなかったという認識のもとに、昼12時頃の聴診において胎児心音を確認できずエコー検査で胎児の心拍消失と胎児死亡が診断されるまでの約2時間以上にわたり、ドップラー等を利用しての助産師による胎児心拍の確認等の観察は行われていない。（なお診療記録の「分娩時総括」において、「11時まで胎動あり」との記述があるが、これは11時

の時点で助産師らにより確認されたものではなく、胎児の心拍消失が確認された後になされた医師の質問に対して申立人が答えた内容を記録したものである。)
③ところで、相手方病院の医師や助産師が申立人に対して行った観察方法は、相手方病院において通常実施されている手順に従ったものであって、本件において特段、他と異なる観察方法が実施されたというものではないことは、相手方病院から提供を受けた文書等によっても窺い知ることができる。

即ち、相手方病院において35〜36週の妊婦に手渡す（申立人も受領している）リーフレットに記載されている「バースプラン」において、「入院後、分娩監視装置（胎児心拍陣痛図）を30〜40分つけて陣痛と赤ちゃんの状態をみること」、その後は「状況に応じて赤ちゃんの心拍を聴いたり、分娩監視装置をつけたりすること」等が説明されており、状況に関わらずルーチンとして胎児心拍等を定期的に観察することは手順として採用されていない。

また、相手方病院が定めている『分娩開始で入院時のケアー・レジメ』においては、入院時の診察において、「破水の有無（破水していれば色、混濁、臭いなど羊水の性状）」を観察するとの記述があるが、「破水の量」については観察事項として記述されておらず、さらに、本件のような正期産ではあるが陣痛前の破水があり「前期破水」と診断されて入院措置がとられた妊産婦を対象とする観察事項等に関する記述も一切なされていない。

（2） 分娩第１期における母児管理についての医療水準

①分娩は生理的現象であるが、常に異常に移行する危険性を孕んでいる。
　また産婦は陣痛及び数々の苦痛や不安のなかにいる。従って異常の発生を予防し、産婦の安楽を図るために、正常分娩においても分娩待機中の妊産婦に対する管理と支援が極めて重要であることは争いのないところであろう。オンブズマン会議の調査によれば、「母児の安全を確保するために、（分娩中は）母体のバイタルサイン、胎児心拍数、子宮収縮について定期的に確認を行うと同時に、記録に残しておく」ことを全ての前提とした上で、国際的にも国内的にも学会等において以下のとおり観察方法に関するガイドライン等が提案されている。（なお申立人は、相手方病院において主治医診察を受けた午前８時45分より分娩第１期に入っていたものである。）
②胎児心拍数（FHR）の確認については、日本でも広く紹介され援用されて

いるアメリカ産婦人科医会が定めた「胎児心拍数監視のガイドライン1995年版」（中山書店1998年10月発行『新女性医学大系、第25巻正常分娩』173ページ「母体管理」掲載）によれば、低リスク例は分娩1期には30分ごと、第2期は15分ごとで良いとされている。一方、高リスク例では、第1期に15分ごと、第2期に5分ごとに確認することとされている」。

　さらに『日本産科婦人科学会雑誌』においては、胎児心拍を確認する頻度について前記ガイドラインと同一内容の基準（低リスクの場合には30分ごと）を紹介するとともに、「我が国では、胎児心拍の監視を間歇的に行うよりも、連続的にモニターする方が、刻々と変化する胎児の状況を把握するには望ましいとの考えのもとに」CTGによる連続的なモニターを導入している施設が多く、「現実的には、低リスク症例に対しては、分娩第1期の分娩進行が穏やかな潜伏期では、間歇的なモニターで、その後はCTGによる連続的なモニターを行う。高リスク症例に対しては、分娩開始からCTGによる連続的なモニターを行うことが望ましい」（『日産婦誌56巻第6号』2004年6月発行、「研修医のための必修知識　16．正常経膣分娩の管理」115頁）としている。

　ところで、『周産期診療指針2010』（周産期医学2010：vol 40増刊号・東京医学社）の「分娩中の胎児心拍数モニタリング―実施の基準」の項によれば、執筆者高橋恒男氏（横浜市立大学付属市民総合医療センター総合周産期母子医療センター）は「分娩中に胎児心拍モニタリング（分娩監視）を行う目的は、子宮収縮を評価し、子宮収縮と胎児心拍（の関係）により胎児に切迫する危険な兆候をいち早くとらえることにある」が、この実施基準には明確に統一されたものがなく各施設バラバラであるという現状を指摘した上で、「各産科施設において社会の分娩管理に対する認識、期待などを考慮しつつ、可能かつ安全に配慮した管理方法を決めておく必要がある」と述べている。

　また間欠的児心拍聴取と胎児心拍数モニタリングの関係について、従前は間欠的児心拍聴取を基本としていたが、分娩監視装置が開発され連続的モニタリングが可能となって以降、我が国においては「分娩監視装置を使用し、症例に応じ間欠的心拍聴取を併用し分娩監視を行う方法が一般的、平均的な管理方法であろう」としたうえで、「実際に、ローリスクの産婦

に対しどのくらいの間隔での胎児心拍聴取が適切であるかを決定するのは困難である」として、アメリカ産婦人科医会（前述、但し2009年版では「分娩1期の活動期は15分ごと」を追加）、世界産婦人科連合（<u>入院時モニタリングで異常がなければ、その後6時間は1時間ごと</u>）、日本産婦人科医会（<u>入院時に20分以上監視して以降は60〜90分ごとにチェックする</u>）などから提示されている基準を紹介するとともに、筆者の施設における監視方法を以下のとおり詳述している。

　それによれば、「陣痛開始、入院時に全例30分以上のモニター装着を行うが、その結果に関わらず、妊娠経過でハイリスク妊娠と考えられる妊婦については医師がハイリスク管理（連続モニタリング）の指示を出し、これ以外のローリスク妊婦では、入院時モニタリングで正常心拍数基線、正常基線細変動、一過性頻脈があり一過性徐脈がないことが確認できた場合のみローリスク管理の指示を出す。<u>ローリスク管理では間欠的心拍聴取を併用した管理を行い、分娩第1期では15〜30分間隔で間欠的児心拍聴取を行い、心拍数を分娩経過表に必ず記載する。3時間に一度は必ずモニターを装着</u>」「そのほか、破水時のモニタリング、トイレ後の児心拍聴取等を定めている」「一番重要なことは、各施設で、管理マニュアルを定めておき、<u>どのような勤務者、勤務時間帯であってもマニュアルに従った均一な管理がなされることである</u>」と結んでいる。

③<u>破水の管理に関しては</u>、「<u>陣痛開始および破水後の産婦の観察は、1時間ごとに行う</u>」「<u>破水時には羊水の量、性状、破水時間のチェック、児心音の測定を行い、滅菌済みの当て綿（パッド）等を使用し、感染を防止する</u>」「<u>破水後は上行性の感染を防ぐため、抗生剤の投与が開始される。内診はできるだけ避け、母体の体温観察、胎児モニタリングを通して感染兆候を把握していく必要がある</u>」「破水については、今一度その原因を理解し、根拠に基づいた適切な観察、判断が必要である」とされている。（医学書院『臨床助産師必携第2版』265頁以下）

④なお申立人は「前期破水（PROM）」と診断されて入院措置がとられたものであって、前期破水（陣痛開始前の破水を言い、37週未満の前期破水をpreterm PROM、37週以後のそれを term PROM とい、申立人の場合は40週に達しているので正期産の前期破水 term PROM に該当する。）の産婦に対する

観察については、以下のように指摘されている。

「正期産の前期破水には、正常分娩経過の中でたまたま陣痛開始よりも先に破水がおこっただけで、そのまま自然に陣痛が開始し分娩に至るものと、preterm PROM と同じような機序で起きる病的意義が高いものがある。」

従って観察（膣鏡診による羊水流出の確認、膣内流出液の Ph チェック、膣内流出液中の胎児成分の観察など）による診断や管理（感染予防目的での抗菌薬の投与、羊水量の減少に対する対処、臍帯脱出が起こりうるので胎児心拍数モニターを行うなど）が必要であることが述べられている。（医学書院『標準産科婦人科学第3版』464頁、分娩の異常「前期破水」の節）

(3) 相手方病院における観察方法と医学文献等が示す基準（医療水準）との基本的相違点とその評価

①分娩待機中の申立人の身体状況等が相手方主治医の言うように「正常な経過の管理である」と言う認識を前提としても、本件において相手方病院が行った申立人に対する観察の実情（前記(1)のとおり）と、前記(2)で紹介した医学文献等が示している（正常な経過を辿っている、つまり）「低リスク（症）例」の産婦における観察の方法との間の基本的相違点は、連続的か間欠的かは問わず、またその時間的な間隔についても15分から60分（ないし90分）という違いがあるとしても、何れにしても全ての基準が定期的に胎児心拍等を観察して記録することとしているのに対して、相手方病院においては、入院当初に連続的な観察をして胎児心拍等が正常であることを確認して以降においては、定期的にではなく「状況に応じて」胎児心拍の聴取等を行うとしている点にあることは明白であろう。

従って、申立人の主たる苦情を発生させたところの、分娩待機中において2時間以上にわたり胎児心拍等の観察が行われなかったという事態は、担当助産師において申立人からの訴えがなされたとの認識もなく、かつ、担当助産師らの観察においてはその必要性を示すような状況も認識されなかったという事情のもとではあるが（そのような事情説明にかんする当否の判断は別論として）、相手方病院が一般的医療水準とは異なる手順を採用し実践する中で発生した必然的な事象であったということも出来よう。

②もとより医学会等が様々な医療措置等において定めているガイドラインと

異なる手順であるという一事をもって医学上、医療上、その手順を不適切なものと断定することはできない。

　しかしながら、そのガイドラインが患者の安全、分娩管理においては母児の安全に関わるものである場合においては、医学会等が定めるガイドラインと異なる手順を定めている場合には、それによっても患者や母児の安全を同等程度に確保することができるという実質的かつ合理的な説明が求められることは言うまでもなかろう。

　とりわけ、「分娩の進行状態を監視することの目的は、異常の発端に気づくことであり、それによって重篤な問題への進展を防ぐことにある」（医学書院『標準産科婦人科学第3版』506頁「分娩の介助」の節）とすれば、異常の発端にいち早く気付くためには、妊産婦からの訴えの有無にかかわらず、一定の時間的間隔のもとにルーチンに必要な観察を行うことが重要であることは論をまたないところであろう。

　加えて、分娩待機中における妊産婦においては、破水や陣痛等の強弱等のように自身が比較的容易に自覚できる事柄であれば、その訴えをすることも可能であろうが（現に申立人は破水の量の多さについて再三訴えている）、胎児の元気さに関する状況の変化に関しては妊産婦においてもわずかに胎動の有無等により間接的な手がかりを得る程度にとどまるものであり、ましてや胎児心拍の状況変化等に関して妊産婦自身がそれを自覚して訴えることを期待することは不可能を強いるものであって、患者自身の訴えの有無やそれを前提とする助産師による状況認識に依存する観察手法には本質的な限界がある。

　本件苦情調査手続に先立ち患者の権利オンブズマンのボランティアの立ち会いのもとに行われた申立人と相手方の対話の機会に、相手方の主治医は「胎児は貧血がひどく10〜20分くらいの間に半分近くの血液がなくなり死に至ったと考えるが、どの時点でおこったかはわからない。」と述べているが、そうした事態こそ「状況に応じて」胎児心拍を確認するとされている相手方病院における手順を実践した結果、2時間以上にわたって胎児心拍の聴取確認等を行わなかったために招来されたものにほかなるまい。

　仮に胎児が10〜20分の時間で半分の血液を失ったとする主治医の推察が正しいとすれば、本件において前述した横浜総合周産期母子医療セン

ターの観察基準（分娩第1期では15〜30分間隔で間欠的児心拍聴取を行う）と同様の定期的観察が実施されていれば、どの時点で胎児失血が起こったかわからないというような事態は発生していなかったのみか、場合によれば失血に先立って起こったかもしれない胎児心拍の変動状況がいち早く覚知された可能性も否定できず、だとすれば本件のような不幸な事態を回避し得た可能性についてもまた否定し去ることはできないこととなろう。

③なお前述したとおり、相手方病院が定めている『分娩開始で入院時のケアー・レジメ』においては、入院時の診察において、「破水の有無（破水していれば色、混濁、臭いなど羊水の性状）」を観察するものとされている記述があるが、破水の量の観察や前期破水の場合における観察事項等に関する記述はない。これに対して前述の医学文献では、破水の量が多く胎内の羊水量が減少した場合には臍帯圧迫を起こしやすい状況になる危険性があること等、その後の分娩状況に影響があるため、破水管理において漏出した羊水の性状とともに量が測定され、さらに記録されることが必要であると指摘されており、相手方病院における「破水の量」については測定していないという観察方法も前述の医学文献が述べる基準とは相違がある。

仮に相手方病院においても、破水の性状や量について観察をし、その結果を記録しておいたとすれば、破水が多かったのが原因ではないかと心配する申立人に対して、単に「破水は胎児死亡と関係ない」「破水の量は普通だった」と事後的に口頭説明することに比べて、はるかに説得力のある説明をすることも可能であったろうし、申立人の不審を解消するとともに相手方病院の説明の妥当性について検証するうえでも有力な手がかりになり得たであろう。

④患者の権利オンブズマンは、以上の考察に基づいて、本件苦情から学んで、本件と同種の苦情を2度と発生させないためにも、かつ、分娩待機中の母児の安全管理における質的向上を図るためにも、相手方病院において観察方法の手順や観察事項の追加、観察内容の確実な記録方法等につき再検討を行うことは喫緊の課題ではないかと考える。

なお、分娩待機中における胎児の元気さを観察するために胎児心拍を定期的に確認することは、異常の発生を予防し正常な分娩を確保するために極めて重要な観察であるとともに、胎児の心臓が元気に鼓動していること

を確認し、その情報を産婦と共有することにより、分娩に向けた不安を解消するとともに苦痛を乗り越えて分娩に向けての力を引き出す上でも重要な支援になるものと考えられる。従って、本件のような突然の胎児死亡の発生件数が極めて稀であり、連続的、或いは間欠的な胎児心拍の確認を定期的に行ったとしてもほとんどの場合は正常な胎児心拍を確認することの連続になるであろうが、そのこと自体決して無駄な作業ではなく、分娩に立ち向かう産婦を激励し支援する上で極めて有効かつ有意義な情報を確認する作業としても位置づけられるべきものであろう。

第5の3　胎児死亡が確認された妊婦に対する対応のあり方、並びに、胎児死亡の死因説明（死因解明）義務とその履行方法に関して

（1）　新しい生命の誕生を期待と喜びの中で心待ちにしている産婦や家族が、突然、腹の中の赤ちゃんが死亡していることを告げられた時の驚愕とその後に訪れる悲嘆の大きさは言葉に尽くせないものがあろう。

　このような場合、医師は何故胎児死亡に至ったのかに関する本人や家族に対する説明に多くの時間をとられることになるのは当然であろうが、助産師においてショックを受けている産婦に寄り添い、その心に向き合う支援がきわめて重要かつ不可欠である。

　この点に関して、前述のWHO宣言が「ケアと治療」5－3項において「患者は高度な技術水準のみならず患者と保健医療提供者の間の人間的な関係に裏づけられる質のケアを受ける権利を有する」と定め、更に5－9項において「患者は、ケア及び治療の過程において、家族、親戚、友人からの援助を受け、いつでも精神的な支援と指導を受ける権利を有する」と規定していることが想起される必要がある。また国際助産師連盟が1999年に採択した『助産師の国際倫理綱領』においては、「助産師は、ヘルスケアを求める女性に対して、その状況がどのようなものであっても、精神的、身体的、情緒的、霊的ニーズに応える」（綱領Ⅱ助産の実践のd項、社団法人日本看護協会訳）ことが期待されている。

　相手方病院の「死産における看護手順」においても、そうした視点から

「本人の気持ちを傾聴する」ことが記述されている。

　しかしながら、本件においては担当助産師自体がショックを受けて泣き出すような状況にあって「何かあればナースコールをするように」と言って退出している。従って、本来であれば自ら定めている看護手順に従って「本人の気持ちを傾聴」することができる経験のある助産師を特別に配置し、本人に寄り添い本人の気持ちを傾聴するための特別の体制をとる必要があったと思われるが、そのような措置がとられていたことはうかがわれず、そのことも苦情発生の原因の一つになっていることを指摘せざるを得ない。

　仮に、経験ある助産師らによって傾聴がなされていた場合には、申立人が抱いている不審に関しても聴き取られたうえで、担当助産師に対する事実確認等も行い、早期に解消する手だてを講じることも可能であったのではないかと思慮される。

（2）　本件においては、相手方病院の医師から、胎児の解剖の話が出されたこと、申立人はそれを希望しなかったため解剖は実施されなかったことについては争いがない。にもかかわらず申立人が苦情を抱いた理由は、胎児死亡が確認されてから相当の時間があったにもかかわらず、その間には何も話がなく、胎児が娩出された直後に突然解剖の話が出されたため、熟慮できなかったというものであり、相手方は、娩出前に解剖の話をすることはしないのが通常であると弁明している。

　ところで解剖に関しては、遺体を損傷することに対する心理的抵抗を強く感じる遺族も少なくないため、日本の医療機関においては特別の事情がない限り成人患者の解剖においても遺族に対して積極的な提案を差し控えることも少なくなく、まして死産した胎児の解剖を提案するに際しては、強いショック状態にあると思われる産婦の心情を考えた上で提案の時期や仕方についても個別的に慎重な判断が求められるところであり、一概に決めることは出来ない性質のものであろう。従って相手方病院における解剖提案の時期自体をもって、申立人の死因説明を求める権利が侵害されていると評価することはできない。

　但し、解剖の提案を断った申立人から事後的にではあれ熟慮できなかったとする苦情が提起されていることに鑑み、同種苦情を再発させないため

に、死因説明義務と死因解明のための解剖の提案義務、及び、その履行方法に関する法的規制の現状について考察をしておくこととしたい。

　診療中の患者が死亡した場合、死亡に到った経緯・原因について、診療を通じて知り得た事実に基づき遺族に対し適切な説明を行うことは、診療債務に付随する、あるいは信義則上の法的義務であり、医師の遺族への死因説明は法律的な義務として明確に位置付けられているところである（広島地裁平成4年12月21日判決、東京高裁平成10年2月25日判決など）。

　また、医師が説明する死因を遺族が納得しない場合や、医師自身が死因を特定できない等、具体的な事情如何によっては、死因を解明するために解剖を行うことを含めて死因解明に必要な措置を提案し、その実施を求めるかどうかを遺族に検討する機会を与え、遺族の求めがあれば適宜の方法で解剖を実施し、解剖結果に基づいて死因説明を行うという、医師の遺族に対する、死亡原因の解明提案義務についても、死因説明義務の内容をなすものとして位置づける判決が出されている（前掲東京高裁平成10年2月25日判決）。

　さらに、近時の医療法改正において、患者死亡を伴う重大な医療事故等については、医療機関の法律上の責任の有無には関係なく、その原因を解明した上で再発防止策を確立することが義務付けられており、事故原因の究明と再発防止策の確立は患者の安全を確保するために医療機関が行うべき本来的な責務とされているところである。

　この理は、本件のように母児管理中に突然胎児死亡が確認された場合にも準用されるものであろう。

　本件が、相手方病院においても師長が初めて経験したというような稀な事案であったとすれば、同種事案の再発防止策を検討するためにも可能な限りその原因を解明する方策を尽くすことが極めて重要であることは言うまでもない。とりわけ本件においては、胎児死亡が確認された後で、申立人から破水の量が多かったことと死因との関連について質問が出されて医師がそれを否定するやり取りがなされており、更に申立人の父親から「管理上の手落ちがあったのではないか」との質問が出されるなど、相手方病院における分娩管理上の不手際が胎児死亡につながったのではないかという疑問が患者家族から公然と提起されている。

このような事案においては、医療機関としては、前述した申立人からの傾聴を通じて得られる申立人自身の死因解明に向けての意向等を汲み取りつつ、申立人あるいはその家族に対して死因の特定と解明の可能性を広げる有力な方法として解剖の意義について伝えるとともに、家族間の協議と熟慮を促す等、その実施を積極的に提案することが重要である。
　なお、そうした提案にもかかわらず遺族が拒絶した場合においては病理解剖を実施し得ないことはいうまでもないが、その場合においては本件のように解剖について熟慮できなかったという苦情が提起されることもなかったであろう。

第5の4　苦情対応のあり方について

　申立人と相手方が行った事後の話し合いにおいて、双方の主張が平行線をたどったものが少なくないが、相手方病院においては申立人や家族からの申し入れに対応して説明や対話の場を設定してきており、助産師による記録不備を認めてこれを充実することを約束していること等を含めて、苦情対応責任については、一応これを果たしているものと評価することが出来る。
　但し、それ自体が患者の権利のひとつである患者の苦情調査申立権に対応して、医療機関自らが行った調査手続を点検し、その不備を補うためになされる患者の権利オンブズマンなどの第三者機関による苦情調査手続の意義に関連して相手方病院から異論が提出されているので、それに関連して要望事項を付加することとした。

第6　結論

（1）　第1の苦情内容に対する評価

　以上の検討のとおり、申立人の苦情の第1に関しては、申立人が「胎動がない」ことを訴えたかどうかは別論として、相手方助産師は訴えられた認識がないという理由で、結局のところ2時間以上にわたり胎児心拍の確認が行われなかった事実、破水がひどいことについて申立人が何度も訴えたことは相手方において認識されていたにもかかわらず、普通量であると

判断してその量を測定することもなく、従って記録もなされなかった事実等に鑑みれば、午前10時頃から胎児の心拍消失が確認された昼12時頃までの約２時間の間、相手方が何らの対応もしてくれなかったという苦情を申立人が抱いたことには相当の理由があるというほかなく、「患者（本件にあっては母児）の安全な医療を受ける権利」を促進する立場からこれを支持するものである。

　従って、相手方病院におかれては、本件苦情を発生させた原因を除去して同種苦情の再発を防止するために、以下の２点について速やかな対応を進められるよう勧告する。

①<u>前述した医療水準に見合った分娩待機中の妊産婦における観察マニュアルを早急に作成して実施すること</u>

　なお相手方病院は申立人らとの最後の話し合いにおいて、今回の事態を受けて今後はモニターによるノンストレス検査（NST）を従前より多い一日４回程度行いたいと発言しているようであるが、今回の苦情を貴重な教訓として考えるとすれば、この際、医学会等におけるガイドラインの内容についても全面的に参照した上で、「状況に応じて」行う観察手法や「普通であるか否か」の判断手法ではなく、少なくとも、全ての分娩管理において状況の変化に関わりなく胎児心音等を定期的に、かつ可能な限り時間的な間隔を短くして観察して記録する手法を導入することが検討されるべきものと思われる。

②<u>前記観察マニュアルとは別に、前期破水の妊産婦における付加的な観察事項と観察方法の手順を策定すること</u>

（２）　第２、第３の苦情内容に対する評価

　以上の検討のとおり、第２、第３の苦情については、前記第１の苦情原因に対する相手方病院自身における根本的な解明作業が進まない中で、その延長線上に提起されたものであり、相手方の対応が直ちに権利侵害を構成するものとは評価できないが、申立人が新たな苦情を形成するに至った心情は理解できないわけではない。

　従って、相手方病院におかれては、同種苦情の再発を防止する観点から、次のような点につき改善措置をとられるよう要望したい。

①胎児死亡の場合における、妊婦本人に対する人間的な処遇を強化するとともに、死因解明義務の積極的履行につき具体的な方策を検討されたい。

　分娩待機中に胎児死亡が確認されたような場合における妊婦本人に対するケアのあり方とそれを実施しうる体制に関して再検討いただくとともに、極めて稀なケースで死因が即断できないような場合や産婦とその家族から胎児死亡に至った経過について疑問が呈されているような場合においては、胎児死亡に対する原因究明を積極的に進める立場から、その意義について産婦と家族との話し合いを進める体制を整えること。

②診療記録の充実をはかるとともに迅速な開示方法を確立されたい。

　パルトグラムはもとより全ての医療記録において、観察された結果や行われた措置等について、時系列で、かつ正確な記載をおこない、事後的な検証にも耐えうるよう、診療記録の充実に努められるとともに、患者から処遇等に関して疑問が提起された場合には、その都度、迅速に患者本人またはその代理人に対して診療記録のコピーを交付するなどして、患者（家族）との診療情報の共有を進めることにより、信頼関係の構築を図るとともに、後日においても言ったか言わないかの類いの争いの発生を防止するよう努められたい。

③苦情調査申立権に対応する医療機関としての体制を強化されたい。

　本件苦情調査手続の過程において、相手方病院より、患者の権利オンブズマンが実施する手続きの目的等に関して疑義が提起されたことに照らし、患者の権利の一内容をなす苦情調査申立権とそれに対応する医療機関の責務について触れておくことにする。

　「患者は、自分の苦情について、徹底的に、公正に、効果的に、そして迅速に調査され、処理され、その結果について情報を提供される権利を有する」（苦情調査申立権、前述 WHO 宣言６−５項）

　WHO 宣言は、患者の苦情調査申立権に対応して、従前の司法手続とは別に、苦情調査手続を実施する独立した機構を医療福祉サービスを提供する施設内と施設外（第三者機関）に形成すべきであると提唱している。WHO 宣言が提唱している苦情手続については、日本においては医療法において主として医療事故など患者の安全を巡る苦情に対応する観点から、社会福祉法において全ての処遇内容に対する利用者の苦情に対応する観点

から、既に法制度としても導入が進んでいるところである。

　従って今日においては、自己が提供する医療福祉サービスの利用者（患者）から苦情が提起された場合には、医療福祉施設においてはその苦情に誠実に対応して、苦情の原因を解明して結果を報告するとともに、同種苦情の再発防止に努力する社会的責任を有していることが認識される必要がある。

　ところで、苦情調査手続が、司法手続のような当該施設の責任追及を目的とするものではなく、患者（利用者）の苦情から学んで医療の質を向上させることを目的とするものであることを考えれば、第一義的には施設内において充実した手続きを実行することが重要である。患者の権利オンブズマンなど第三者機関による調査は、施設内における調査において当事者の納得が得られないような場合に、第三者的立場から公正かつ効果的に調査を実施することにより、当事者間の対話を促進するなど補充的な役割を果たすことが想定されているものである。

　しかしながら、日本における多くの医療機関においては、人的制約もあり、苦情調査手続を実施するための独立した機構を形成しているところは少なく、相手方病院が定める「患者相談窓口規定」においても苦情調査を実施するための特別の体制は準備されていない。そのような事情から、患者の権利オンブズマンにおいては、市民相談員が同席して患者と医療機関との対話を促進するための同行支援を実施するとともに、その話し合いにもかかわらず納得できない患者からの申し出がなされた場合には、患者が有する苦情調査申立権を実質的に保証する観点から、オンブズマン会議が第三者機関として苦情調査を実施することとしている。

　相手方病院においては、この間、苦情調査手続の意義に関する異論を有しながらも、患者の権利オンブズマンにおける苦情調査手続に協力されてきており、その誠実な対応をもって患者の苦情調査申立権への対応責任についても一応果たされたものと評価できるが、今回の経験に基づいて患者が提起する苦情から真摯に学ぶという観点に立って、充実した苦情調査手続を実施できる施設内の体制を早急に確立されるよう要望しておきたい。

以上

第1101号事件　苦情調査報告書に対する申立人からの手紙

2012年4月7日

　患者の権利オンブズマンの方々に相談できたことは、私にとって大きな第一歩だったと思います。
　苦情調査申し立てに至るまで、色々な葛藤がありました。
　辛くなって、うまく言葉にできないこともありました。
　それでも調査員の方々が辛抱強く話を聞いてくださり、また励ましてくださったお陰で、自分に起こったことの事実や気持ちを少しずつ整理することができたと思います。

　まさか臨月まで順調だったお腹の子を突然失ってしまうなんて、想像もしていませんでした。
　私の人生で一番辛い出来事でした。
　そして自分だけじゃなく、家族をはじめ周りの人々にも本当に悲しい思いをさせてしまいました。
　娘を亡くした事実は変わりません。
　しかし、私が抱いていた疑問や不満の要因を徹底的に調査し、新たな情報を明らかにしてくださったことで本当に救われました。
　この現実をきちんと受け入れ、消化することが出来た時、少し乗り越えていくことに近づけるのではないかと信じています。
　今は前向きに頑張って行こうと思っています。
　今回私が経験したことは、今後の誰かの為に役立てればと思います。そして、私と同じ想いをする人が一人でもいなくなることを切に願っています。

　最後になりましたが、今回のことで多くの方々に時間と労力を費やしていただき、皆様のご尽力には感謝の気持ちでいっぱいです。
　本当にありがとうございました。

第1101号事件　相手方院長から申立人への返事

平成24年4月17日

○○様

　○○様が当院入院中にお子様がお腹の中で死亡される事故がおきて一年が経過いたしました。謹んで亡くなられたお子様のご冥福をお祈り申し上げますと共に、ご両親、ご家族の皆様には心よりお悔やみを申し上げます。

　この一年、ご両親、ご家族からご指摘のありました当院の診療をはじめとした医療サービスへのご不満、ご不信について病院内でその原因と対策について討議を行ってきました。

　又、この度は患者の権利オンブズマンより「調査報告書」が届きました。その中で、院内の討議では気づかなかった貴重な意見、ご指摘をいただきました。私達はこれらのご指摘を謙虚に受け止め、今後、お母さん方、ご家族の皆様に安心・満足していただける、より一層質の高い周産期医療を提供できるよう努力していく決意です。今回の事故によるご両親・ご家族の悲しみが無駄にならないように、医療内容の改善に取り組んでいく所存です。

　現在、分娩第一期のお母さんと赤ちゃんの観察についての新しいマニュアルを作成し病院全体で試行中です。同時に、お産が近づき不安をお持ちのお母さん方への不安や訴えへの満足いただける対応のあり方へも工夫を重ねています。

　又、死産を経験されたお母さんへの寄り添いのあり方については、マニュアル化できる程簡単な問題ではありませんが、医師・看護職員が持つ失われた命への悲しみをどのようにお母さんへ伝え、お母さんの悲しみをどう共有することが出来るか模索しています。

　又、診療録開示についてはご本人の了解があれば何時でも開示しますが、ご本人の了解がない場合はどなたに対しても開示はできないという当院の姿勢をご理解いただく為に、今後も十分に説明を尽くしていきたいと考えています。

　最後になりましたが、○○様は未だ癒されぬ深い悲しみをもたれていると思いますが、その悲しみの中から新しい一歩を踏み出されることを心より願っています。

病院院長

⑥第１１０２号事件

緩和ケア科

緩和ケア病棟で、患者の意思に反して行動抑制

　１年半前から抗がん剤治療等を受けていたステージⅣ期の肺がん患者が、緩和ケアを受ける目的で緩和ケア病棟に転棟した。しかし、コルセット等による厳しい行動制限・抑制が課せられ、患者が苦痛を訴えても処置が変更されないばかりか、期待していた精神的なケアも不十分であった。そこで、約１ヶ月後に他院の緩和ケア病棟に転院し、その５日後に亡くなった。
　患者の死亡後、申立人（患者の夫）は相手方病院との対話を試みたが進展が見られなかったため、患者の権利オンブズマンに苦情相談を申込み、対話を継続したが解決せず、苦情調査が実施された。

本ケースのポイント

　このケースでは、患者の意向とは無関係に、医師が定めた治療方針に患者が従うことが求められ続けた。緩和病棟でありながら不十分な「心のケア」も苦情の一因であったが、医師が治療方針を決定し患者がそれに従うという旧態然とした医療のあり方が苦情の最大の原因であった。
　相手方病院の患者向け文書で保障されていた『患者の権利』は、医師が提案した診療計画に患者が同意することに限られ、同意した場合には患者は医師の指示を守る義務があるとされていた。
　このような相手方病院の基本方針が今回の苦情の背景となっていることを指摘して、患者の権利と尊厳を尊重した医療への是正を勧告した。

2012年7月7日

第１１０２号苦情調査申立事件

調査報告書

特定非営利活動法人
患者の権利オンブズマン
理事長　池永　満

目　次

第１　事案の概要

第２　調査の経過

第３　患者及び申立人の苦情の概要と相手方病院における弁明の概要

第４　苦情発生前後の診療経過の概要

第５　患者の権利オンブズマンにおける考察

第６　苦情の当否に関する判断と相手方病院に対する勧告と要望

第１　事案の概要

　従前から相手方病院の呼吸器科において抗がん剤治療等を受けていたステージⅣ期の肺がん患者（女性）が、緩和ケア治療を受ける目的で相手方病院の緩和ケア病棟に転棟したが、患者及びその夫（本件申立人）らは緩和ケア病棟における治療方針に苦情を抱き、約１ヶ月後、他院の緩和ケア病棟に転院した（転院の５日後に患者死亡、死亡時年齢69歳）。

　患者死亡後、申立人は相手方病院との対話を試みたが進展が見られなかったため、患者の権利オンブズマンに苦情相談を申込み、ボランティアの同行支援等を受けて対話を継続した。しかし解決に至らず、引き続き患者の権利オンブズマンに対して苦情調査の申し立てを行った。

第2　調査の経過

1．調査開始決定

　オンブズマン会議常任運営委員会（2012年1月15日）は、申立人（患者の夫）からの苦情調査申立を受理して、4名のオンブズマン会議メンバーからなる調査小委員会を発足させた。

2．調査小委員会の活動

2012年	1月23日	申立人を含む患者遺族からの事情聴取と資料の受領
	2月4日	専門医からの参考意見の聴取と医学文献等の受領
	2月27日	相手方病院（緩和ケア病棟担当医師、同病棟看護師長、総務部長）からの事情聴取
	3月4日	調査内容の検討
	4月7日	調査内容の検討
	4月8日〜28日	調査結果にもとづき報告書案骨子の作成作業を行う

3．オンブズマン会議における検討と調査報告書の採択

4月8日	定例オンブズマン会議。調査小委員会から調査の状況報告
5月13日	オンブズマン会議常任運営委員会において調査小委員会提出の骨子案を検討し、オンブズマン会議としての調査報告書作成作業に着手
6月10日	定例オンブズマン会議。調査報告書案の検討
6月28日	定例オンブズマン会議における協議に基づき修文された調査報告書案に対する会議メンバーからの意見集約
7月7日	会議メンバーから提出された意見等を踏まえ全文にわたって修文した本調査報告書を全員一致で採択

第3　患者及び申立人の苦情の概要と相手方病院における弁明の概要

1．申立人の訴える苦情の概要（申立人からの事情聴取録等による）
1）コルセット等を使った行動抑制

　　緩和ケア病棟に転棟した日から硬性コルセット等を使った行動制限・抑制が始まり、患者本人がどんなに嫌がっても継続された。本人の安楽につながる他の方法をとってほしかった。

2）心のケア不足と薬剤による抑制

　　緩和ケア病棟ということで期待した心のケアをしてもらえず、薬による抑制で意識低下に至ってしまった。薬を使う際、どのような薬を何の目的で使うのか説明がなかった。

3）患者の思いへの配慮の欠如

　　患者本人が医師の指示に従わないと、「わがまま」で片付けられ、本人の希望や思いへの配慮がなかった。

2．苦情に対する相手方の弁明の概要（相手方からの事情聴取録等による）
1）コルセット等による行動抑制について

　　ケアの最大の目標はがんの腰椎転移及び圧迫骨折による腰痛のコントロールにあった。そのための放射線治療を行うには症状を安定させる必要があり、コルセット固定は身体の動揺を防止する目的であった。

　　医師がコルセット固定の必要性について説明すると、患者さんも了解し、指示を守る旨の返事をしていた。

2）心のケア不足と薬剤による抑制について

　　毎日、看護師等が30～40分は患者の話を傾聴し、必要なカンファレンスを行っていた。この患者は訴えが多く、夜間に看護師を呼び出したり、動き回ったりするので、夜間の鎮静のために転棟当初からリスパダールを使っていたが、その後、さらにデパゲンやドラールを追加投与した。患者本人からもゆっくり眠りたいという希望があった。薬剤の使用については本人に説明しており、家族に説明したかどうかはよく憶えていない。

3）患者の思いへの配慮の欠如について

「わがまま」というカルテの記載の方法は良くなかったかもしれないが、コルセットについても医師が説明すると「はい、がんばります」と応えるが、30分後に看護師が行くと外しているというような状況の繰り返しがあり、「もう好きにしなさい」と言ったことはある。

当院の診療方針について最後まで理解いただけなかったことは残念である。

第4 苦情発生前後の診療経過の概要

本件苦情発生前後における診療経過の概要は、申立人が提出した相手方病院への要望書と相手方病院からの回答書、調査小委員会が作成した双方からの事情聴取録、並びに相手方病院の診療記録等によれば、以下のとおりである。

1．相手方病院緩和ケア病棟への転棟に至る経過

患者は、相手方病院呼吸器科において左上葉肺がんとの診断を受けて以降、約1年半にわたり肺がんに対する化学療法等を継続した後で、緩和的治療への移行目的で緩和ケア病棟へ転棟することとなった。

患者本人も了解して、緩和ケア病棟への転棟のため自宅待機中に、腰部痛が発生したため相手方病院呼吸器科に緊急搬送されて入院した。MRI検査等の結果、胸腰椎多発性骨転移による腰椎圧迫骨折が確認されたので、同院整形外科と協議し、緩和ケア病棟において硬性コルセットによる固定と安静を維持して腰痛を軽減するとともに放射線治療を実施するとの治療方針が決定された。なお、呼吸器科入院中は臥床状態で疼痛はなくベッド上安静の指示が出されたが、ポータブルトイレは使用可で、車椅子移動も短時間であれば可能であり、呼吸器科担当医師から硬性コルセットを装着した状態ならば胸腰椎への体重負荷も軽減されるであろうとの説明を聞いた患者本人は、硬性コルセットさえできれば歩けるようになるものと理解していた。

2．緩和ケア病棟への転棟以後の経過

硬性コルセットが完成した日に緩和ケア病棟に転棟。緩和ケア病棟における担当医師が出した指示は硬性コルセットを常時装着した状態でベッド上安静、ギャッジアップは30度までというものであった。

また、転棟時において担当医師は申立人ら患者家族に対し、患者には骨転移、肺がん原発巣の肺門リンパ節への転移、脳転移、多発性肝転移の4つの病変があり、患者の予後を決するのはおそらく肝転移であり、既に肝機能異常も出ているので予後は3ヶ月以内、進行によってはもっと早いであろうとの病状説明を行った。
　患者本人は当初はコルセット装着と臥床安静を維持していたが、硬性コルセットを常時装着した状態でのベッド上安静はとてもきつく体がだるいので、少しの間でも外してほしいとの訴えを始めるようになった。それに対し、担当医師は患者本人に放射線治療を行うためにもコルセット固定により痛みを落ち着かせることが必要であると繰り返し説明して、ベッド上安静の必要性を説き、これを継続した。

3．患者本人の訴えと病院の対応、放射線治療の断念、呼吸器科への再転棟後、他院への転院に至る経過

　その後も、患者本人は一時的にコルセットをはずして欲しいとの訴えを続けたが、その都度、担当医師らによる説得が試みられ、コルセット装着のままでのベッド上安静の指示が継続された。臥床安静継続によるストレスから患者本人の精神的な不穏状態が亢進し、自分でコルセットをはずしてベッド上に座るなどの行動が目立つようになった。
　担当医師は、患者本人の多動や不穏状態の強まりに対し鎮静剤の使用を増大させていったが、まもなく薬剤による鎮静効果が全く得られない状況に陥り、転棟から18日目後に放射線治療を施行しようとしたが、患者本人は安静を維持できず位置合わせが出来なかったため、放射線治療は断念されることとなった。
　担当医師は、患者家族に対し、放射線治療を断念して以降の安静強制は無意味なので、（強い）抑制はかけず、患者の安全のために薬剤による鎮静を確保しているが、それにも不満があるのなら当科では対応できない、退院するか、転院してくれ、一旦呼吸器科病棟に戻しても良い等と伝えた。そのため申立人らは患者を他院に転院させることにし、転院先が決まるまでの間、一旦呼吸器科病棟に戻ることとなった。
　呼吸器科病棟においては安静度フリーとなった影響もあり、患者本人の精神状態は安定し、疼痛コントロールも良好となった。呼吸器科病棟に戻ってから

10日後、患者は他院の緩和ケア病棟に転院した。

4．なお、緩和ケア病棟への転棟後において、患者本人が訴えた内容と、患者の訴えに対して担当医師や看護師ら相手方病院が行った対応に関連して、相手方病院の診療記録には以下のような記述がなされている。

1月6日
　本日、緩和ケア病棟に転入。本日コルセットができて、装着した。<u>患者さんは今日から動けると思っていたようで、動けないことにいらだっている。</u>患者さんには腰のところに異常があって腰痛が起こっている。発症から日にちが浅いので動くことは出来ない。もうしばらく我慢して、その後放射線治療を行い、徐々に起こすようにしましょうと話した。

1月9日
　患者さんから「少し起きてはいけませんか」と尋ねられたので、「今無理をすると腰痛が出て振り出しに戻ってしまいます。もう少し我慢しましょう。今月下旬に放射線治療を開始する予定ですがそれをみて起こすようにしましょう」と話した。

1月11日
　患者さんから「<u>いつまでこうしているのでしょうか</u>」との質問があった。「現在の状態で最も重要なことは腰痛がなくなって動けることになることでしょう。そのためには腰部への放射線治療が欠かせません」「あと10日ほど安静を続け、放射線治療を問題なく施行できることがわかれば、少しずつ体を起坐に向かってあげていくことにします」と話した。

1月14日
　<u>こっそりコルセットをはずしていた。</u>その後はずしたまま少し座っているのを看護師に見られた。「座れそうな気がするでしょうけど、腰痛が再燃したら、治療は振り出しに戻ってしまいますよ。もう少しですから安静にしておきましょう」と話した。

1月15日
　<u>少しでも起きたいと訴える。</u>

1月17日
　じっと寝ているのが難しいようである。いらいらして看護師にも娘さんにも

当たっている。
1月18日
　コルセットをはずして左側臥位になっている。これ（コルセット）がきつくてたまらない。
　（診察時に）「このままじっとしていることができません。こんなにしているのなら死んだ方がましです」と訴える。
　患者さんはとてもわがままな性格で我慢することができない。患者さんは暴言を吐くため周囲の人間はとてもストレスを強いられている。ただ、この性格であると、少しでも緩めると何処までも自分を通そうとする。明らかな抑制をかける必要がある。薬剤も使用しているがなかなか効果がない。
1月19日
　座位をとられている。数秒は許して下さいよ。歩けるんですよ。
　＜こちらも主治医の指示は守っていただかないと困るので、それをお伝えした。＞
　今日もイライラして周りの人間に迷惑をかけている。我慢することができない性格である。「1月21日までは我慢しなさい。1月22日からは60度まで騎座（ママ）できるようにします」と話したところ、「歩いても良いですか」と聞いてきた。歩くのは座れるようになってからです。将来は必ず歩けるようになるでしょう」と話した。
1月20日
　患者さんが起きたがっているが1月21日まで安静を続けるように強く指導した。患者さんもしぶしぶ承服した。
（なお同日付けで、同院放射線科に対し1月24日からの放射線治療の依頼状を出している。）
1月21日（カンファレンス協議内容）
　「肺腫瘍からの脳、肝、脊椎転移であり、予後は1～2ヶ月と思われる。現在安静度が守られていないが強い不安状態にある。性格的な要因が大きいと思われる。腰痛をコントロールする必要はあり、放射線治療を腰椎に施行する予定である。
　今後体動が著しく危険な行動があればセレネース、ホリゾンなどの施行が望ましい。本日よりドラールを夕方に追加投与し経過観察する。」

患者さんが、「あと２、３ヶ月しかないのなら、こんなきつい思いはしたくない。自宅へ帰りたい」と騒いでいるとの話を聞いたので、「まず、予後は２、３ヶ月ではない。３から６ヶ月と話しました。また、これは統計上の話であって少数ではあるが長く生きる人もいます。この間腰痛で苦しみ続けるのですか。出来るだけ、腰痛が出ないように治療しておく方が良いのではないですか」と話した。少し患者さんにも通じたようで「放射線治療を受けます。」と患者さんが答えた。
１月22日
　動けないことに我慢がならず、コルセットをはずして動こうとしてベッドからずり落ちた。「あなたがどうしようがかまわない。好きなようにしたらどうですか」といったところ、「すみません」と謝った。
１月24日（放射線治療技師より）
　「位置合わせ中に、目を離すと体を横に向けていた。とても治療できそうになく、病棟に帰ってもらった。」との報告あり。
（申立人らを呼び）担当医師より「患者さんが暴言を吐いたり、勝手に動き回ってしまい、放射線治療も出来ず、入院自体を継続することも出来そうにない。本人の望むように抑制をかけずに過ごさせたい。」と話した。
１月25日
　ここ２日間ほど眠っていたが、今日は目が覚めてきた。娘さんが病状を心配して「なぜこうなったのか、緩和病棟なのに薬でこんなになるまで抑制してしまった。母の気持ちを汲んで、話を聞いて対応するのが緩和病棟ではないのか。」と不満を看護師に言われていた。「指示にも従わず、興奮して不穏行動を起こす患者さんに対して、精神的に抑制する薬剤を使いました。もし、この対応で不足があるのであれば、自宅に退院するなり、他の施設での加療を受けて下さい。とても、当科では対応できません。」と話した。
１月26日
　午後になり、他院より医療連携室に当院入院中の患者が転院を希望して来院しているが、どういった事情なのか問い合わせがあった。その後、病室で家族が集まって話していたようであるが、娘と夫で転院を決めたということであった。このような頑迷な家族にどうして接してよいのかわからない。

第5 患者の権利オンブズマンにおける考察

1．本件苦情をもたらした原因の究明とその評価

<u>①患者の意向にかかわりなく策定された治療方針が実施されたこと</u>

　　本件「苦情発生前後の診療経過の概要」を検討すれば、相手方病院緩和ケア病棟における治療方針は患者本人や家族の意向とは関わりないところで策定され、その内容が患者の意向に反していること、むしろ患者に困惑と大きな苦痛を与えていることを知りながら、それを無視して実施に移されたこと、結局のところその治療方針は頓挫しただけでなく、患者本人の身体や精神に極めて大きな負担を与える形で終了したことを直接の背景として、申立人らの本件苦情が発生し提起されるに至ったものであることは明白であろう。

<u>②予後に関する基本的な情報を伝えないままに、或いは虚偽の情報を伝えて、治療方針にもとづく医師からの指示に従うことや同一治療方針を続行することについて承諾を得ていること</u>

　　転棟時（1月6日）における担当医師の診断によれば、本件患者の予後を決するものは、多発性肝転移であり、既に肝機能異常も出ているので予後は3ヶ月以内、進行によってはもっと早いであろうとされている。

　　その後のカンファレンス（1月21日）においては、更に状況は進展し、予後は1〜2ヶ月と判断されている。

　　予後に関する情報は、患者が病院から提案されている治療を受けるかどうかを決める上では極めて重要な基本的情報であることは言うまでもなかろう。とりわけ終末期における緩和ケアの提供を求めて緩和ケア病棟への入院予約を行っていた本件患者と家族にとっては、決定的に重要な情報と言わなければならない。

　　ところが、前記の予後に関する情報は、転棟時に家族に説明されたことは記録されているが、患者本人に正しく伝えられた記録はない。それどころか、1月21日に至り、「<u>あと2、3ヶ月しかないのなら、こんなきつい思いはしたくない。自宅へ帰りたい</u>」と患者が申し出た際には、「<u>予後は2、3ヶ月ではない。3から6ヶ月と話しました。また、これは統計上の話であって少数ではあるが長く生きる人もいます</u>」などと、その頃には

「予後１～２ヶ月」と診断されていたことを隠すのみか、それと異なる虚偽の情報を提供して、患者の同意を取り付けている。

　その手法は、専門家によるパターナリズム（家父長的保護主義）にもとづいて医療が展開されていた時代に多用された「ムント・テラピー」（「口の上での施術」。時には患者を適当に言いくるめて診療方針への同意を確保する手法）そのものと言うほかない。

　このような手法を採用しての治療計画の実行が、とりわけ患者の安楽を確保し穏やかな終末を迎えることができるような緩和ケアを期待していた患者家族が、緩和ケア病棟における患者の処遇に大きな不満を抱いて、相手方病院に対して本件苦情を申し立てるに至った重要な背景をなしていることも想像に難くないところである。

③<u>相手方病院における患者の権利に関する基本方針を説明している文書は前記のような事態を許容するものになっていること</u>

　申立人から提出を受けた<u>相手方病院の「入院のごあんない」</u>の２頁には［パートナーシップ］という相手方病院における病院理念の一つを掲げた項があり、その大きな囲み記事として患者の権利の根幹に関わる<u>『「インフォームド・コンセント」「セカンド・オピニオン」「情報開示」等を推進し、患者さんの「自己決定権」を尊重します。』</u>とスローガン的に大書されている。しかしながら、その一つ一つの言葉に関する具体的な説明においては、下記のとおり、今日の社会において通常使われるものとは全く異なる内容が記述されている。

ⅰ　「インフォームド・コンセント」に関する説明

　例えば、囲み記事の真下に記述されている<u>「インフォームド・コンセントとは？」</u>においては、<u>「医師が病状や治療方針をわかりやすく説明し、患者の同意を得ること」</u>と、日本医師会が20年以上前にインフォームド・コンセントの訳として提案し、その後社会的に否定されるに至った<u>『「説明と同意」に関する報告書』</u>（1990年１月）で主張された内容がそのまま援用されているのである。（なお、前記報告書においては、ムント・テラピー（通常は「ムンテラ」と略して当時の医療界で広く使用されていた）の手法が肯定的に位置づけられており、インフォームド・コンセントは、ムント・テラピーの延長線上にあるという認識が表明されている。）

言うまでもなく、インフォームド・コンセント原則は、その後、国連総会決議（1991年）において精神医療に適用される原則として厳密な定義付けがなされ、さらに世界保健機関（WHO）宣言（1994年）、世界医師会（WMA）の宣言（1995年）においては、全ての日常の医療行為に適用される原理・原則として採択されており、日本の裁判所においても1992年頃から裁判規範として確立しているものである。
　ここでは一つ一つの引用はさけるが、最も簡潔かつ正確な日本語による定義付けの一つとして各地の裁判例でも多く援用されている日本弁護士連合会人権大会（1992年）が行った定義によれば、「<u>インフォームド・コンセントとは、あらゆる医療行為に先立って、患者が自己の病状、医療行為の目的、方法、危険性、代替的治療方法などにつき正しい説明を受け理解した上で自主的に選択・同意・拒否できるという原則</u>」であり、インフォームド・コンセントを与える主語は患者本人に他ならない。
　決して医師を主語として「医師が説明をして患者の同意を得る」というようなものではなく、むしろそうした専門家によるパターナリズムにもとづく従前の考え方を否定し、<u>治療方針を決定する主体を医師から患者へと大転換させる</u>原則こそがインフォームド・コンセント原則に他ならない。
　相手方病院において、その基本方針において治療方針を決定する主体を医師とする従前の考え方をそのまま維持していることが、今回のような事態を生み出した根本要因或いは背景事情になっているものと判断せざるを得ない。

ⅱ 「自己決定権」に関する説明
　自己決定権という言葉が入院案内において使用されているのは実はこのスローガンにおいてだけであるが、入院案内の表紙の裏には「<u>患者さまの権利と義務</u>」と題する文書が冒頭に掲げられており、その第2項の「<u>決める権利、守る義務</u>」という項目が「十分な情報や説明を受け、理解した上で、<u>提案された診療計画などを自らの意思で決める権利</u>があります。しかし、<u>それらの内容に関する指示は守っていただく義務があります</u>」とされている。
　そこでは、患者には、事実上、<u>病院が提案した診療計画を受け入れることを決定する権利（同意する権利）</u>だけが保障されており、それを拒否し

たり、代替的な治療を選択する権利等は保障されていないのみか、一旦受け入れた以上は「それらの内容に関する指示を守っていただく義務があります」という、まさに従来のパターナリズム医療における基本的な考え方が掲げられている。このことも、今回、相手方病院緩和ケア病棟の担当医師や看護師らが患者に対して繰り返し指示を守るよう求めてきた背景をなしていることを指摘せざるを得ない。

　もちろん治療方針に関わる患者の意思決定権（自己決定権）においては、医療機関が提案する診療計画を受け入れるか、拒否するか、或いは代替的治療方法を選択するか、全て患者自身の自由意思のもとに医療上の意思決定が行われるものであって、一旦同意した治療計画の内容に基づく医師からの指示についても、それを拒否する権利はあっても守らなければならない義務など存在していないことは言うまでもなかろう。

　とすれば、相手方医療機関においては基本方針において患者の権利の中核をなすところの自己決定権すら明確に容認していないものであって、そのような基本姿勢もまた、今回の緩和ケア病棟の担当医師らが患者の意向を無視して行った治療計画の押しつけを支えている重大な背景の一つになっているものと評価せざるを得ない。

④苦情発生の原因及び背景に関する考察の結論

　以上の検討の結果、相手方病院においては、治療現場における実態においても、相手方病院における医療理念上の基本方針においても、パターナリズム医療が残存しており、そのことが本件苦情を発生させた大きな背景をなしているものと言わざるを得ない。

　従って、本件苦情案件を解決するためにはもとより、今後、同種の苦情を発生させないためにも、今日において世界の医療機関の共通かつ最も重要な医療理念となっている患者の自己決定権の保障、患者の尊厳に最大限の敬意を払う医療、即ち、インフォームド・コンセント原則にもとづく医療を全面的に履行する医療システムへと早急に転換することは、相手方病院における喫緊の課題になっていると考える。

2. 自己決定権並びにインフォームド・コンセント原則の法規範性と緩和ケアにおける患者の権利

ところで、今日の医療理念とされているインフォームド・コンセント原則は、単なる理念上の存在ではなく、既に法規範性を有しているものである（従って、これに反する医療行為は裁判手続きにおいて違法と評価され、法律上の責任が問われることもある）。

また、患者の意思決定が尊重されるとともに、日本国憲法第13条が直接保障している「個人の尊厳」を確保することが強く求められるのが終末期における緩和ケアであることは言うまでもない。

従って、相手方病院における今後の検討に供するため、「苦情発生前後の診療経過の概要」に記録されている医療措置のうち直接的にインフォームド・コンセント原則や患者の尊厳にかかわると思われる事項に限って、以下のとおり、患者の権利オンブズマンとしての評価を行うこととする。

①治療上の患者の意思決定権

1994年の世界保健機関（WHO）「ヨーロッパにおける患者の権利の促進に関する宣言」では「患者によるインフォームド・コンセントは、あらゆる医療行為にあたって事前に必要とされる」（宣言3.1項）、「患者は、医療行為を拒否し、または中止させる権利を有する」（同3.2項）と規定されている。

また1995年の世界医師会（WMA）宣言は、「意思能力のある成人の患者は、いかなる診断上の手続きや治療行為に対してもコンセントを与え、あるいは撤回する権利を有する」（宣言3b項）、「患者の意思に反する診断や治療行為は、特別に法律によって許されるか、医療倫理原則に合致する例外的な場合にのみ許される」（同6項）と規定している。

また、最高裁判所は、エホバの証人の輸血拒否の意思決定に関して「患者が、（医療上の）意思決定を行う権利は、人格権の一内容として尊重されなければならない」（2000年2月29日第3小法廷）として、患者には広く医療上の意思決定をする権利があり、この権利は日本国憲法第13条が保障する「人格権」に属するものであることを明確にしている。

以上の観点からすると、本件治療方針が策定されるに際し、とりわけ、実施に移されるに際して、患者にその内容が事前に提起され患者の自由な

意思決定を得る手続きが履行されていないこと、治療を止めて自宅に帰りたいとの意思表明がなされた際に、その意思が患者の本意であるかどうかも含めて慎重に確認する手続きがとられていないことは、患者の自己決定権を侵害したものと評価される可能性が高いものである。

なお患者の意思決定権は、当然のことながら、患者に意思能力があることを前提とするものであるが、本件診療経過を見れば、緩和ケア病棟担当医師は患者本人に意思能力或いは同意能力があることを前提として、自己が実施する医療措置に関して患者本人に説明し、その同意をとっていることが明らかである。（仮に患者本人の意思能力が存しないと判断される場合には、患者に代わってその代理人や家族に説明し、その意思決定に委ねなければならない。）

②ターミナルケアにおける患者の権利と尊厳の擁護

前述のWHO宣言は、「患者は、人間的なターミナルケアを受け、<u>尊厳ある死を迎える権利を有する</u>」（宣言5.11項）、「患者は現在の知見に応じて、<u>苦痛を軽減される権利を有する</u>」（同5.10項）と定めている。

同じくWMA宣言は、「患者は、人間らしいターミナルケアを受け、<u>可能な限り尊厳をもって安らかに死ぬため、適用可能なあらゆる援助を提供される権利を有する</u>」（宣言10.c項）「患者は、現在の知見にもとづいて<u>苦痛を緩和される権利を有する</u>」（同10.b項）と規定している。

なお「個人の尊厳」は、日本国憲法第13条が直接的に保障するものであり、その中核は人格的自律権（自己決定権を含む）、プライバシー権（自己情報コントロール権を含む）とともに<u>「身体の不可侵性」</u>の保障を基礎とするものであるが、そうした観点から「患者は、<u>不当な拘束や虐待を受けない権利を有する</u>」（患者の権利法要綱案第Ⅳ章 j項）とされており、介護分野を中心として「（入所者本人又は他の入所者の）<u>生命又は身体を保護するため緊急やむを得ない場合を除き、身体的拘束その他入所者の行動を制限する行為を行ってはならない</u>」という原則が法制化されている。その趣旨は医療分野においても原則的に適用されるものであるが、身体的拘束の手段としては物理的な手段はもとより薬剤によって過度の鎮静をはかることも含まれると解釈されている。

以上の観点からすると、予後3ヶ月と診断されている患者に対して、放

射線による緩和的治療を実施するためとはいえ、患者に対し強い身体的な苦痛を強いることになる硬性コルセット常時装着とベッド上の臥床安静の確保を指示し18日間もの長期にわたって実施したこと、長期にわたる臥床安静の継続による堪え難い苦痛やストレスによる精神的不安や不穏状態の発生に対して薬剤による抑制を行い、患者の意識状態の低下をもたらしたことなどは、「苦痛を軽減（或いは緩和）される権利」「尊厳ある死を迎える権利」「尊厳をもって安らかに死ぬため、援助を提供される権利」などの保障とは大きく乖離しており、患者の尊厳を侵害する「不当な身体拘束」と評価される可能性も否定できないものであろう。

第6　苦情の当否に関する判断と相手方病院に対する勧告と要望

1．苦情の当否に関する判断

　前述の考察に基づいて、申立人が提起している相手方病院に対する苦情は、患者の権利、とりわけ、その中核とされている患者の自己決定権や個人の尊厳が十分に尊重されていないことを原因として発生したものと認めることが出来るので、それらの苦情はいずれも正当なものであり、支持できるものである。

　なお申立人の苦情の中にある「心のケア」に関して一言すれば、緩和医療において、患者の意思や意向を最大限に尊重したケアが実施されることを前提として、終末期であるが故に表出される精神的な不安や葛藤あるいは動揺、悲嘆などに対して、十分な精神的援助（心理学的、或いは宗教的援助を含む）を行うものであって、そのような前提を欠く中で傾聴を続けたとしても、一時的な慰撫の効果しか期待できないことに留意すべきであろう。

　また、患者の意向に関わりなく策定され、かつ、その実施が患者に相当の苦痛を強いているような場合において、その治療計画に患者が積極的に協力せず、或いはその治療方針に基づく指示に従わないからといって、そうした患者の対応を「わがままである」と評価することは妥当ではないこともまた自明であろう。

2．相手方病院に対する勧告と要望

（1）　相手方病院におかれては、患者の自己決定権の尊重、即ち、インフォー

ムド・コンセント原則に基づく医療システムを全面的に構築するために職員研修などを実施するとともに、病院としても患者の諸権利を保障することを明確に表明するために、現在の「患者の権利と義務」と題する文書内容の再検討を行い、適切な文章規定を早急に整備されるよう勧告する。
(2) とりわけ緩和ケアにおいては、患者本人の意向と家族の希望などを最大限に生かしたケア計画を策定して実施しうる体制を早急に確立されることを強く要望する。

　なお、申立人から提出を受けた相手方病院発行の「穏やかなときを　あなたらしく　緩和ケア病棟のご案内」と題するリーフレットにおいては、「当院緩和ケア病棟は主として終末期における悪性腫瘍の患者様を対象にしております。ご自身の心と体の痛みを和らげることにより、患者様の意思や生活を大切にしておだやかに過ごすことができるようケアいたします。」「がんに伴う痛みなどの身体症状を緩和し、精神的ケアをいたします。その人らしい生活を送っていただくために患者さまの意思を尊重したケアを、心をこめて行います。」と表明されている。

　本件患者とその家族は、相手方病院のリーフレットを読み、そこで表明されているようなケアを受けることを期待して緩和ケア病棟への入院を決定したものである。

　従って、本件苦情申立を受けて、実際に実施された治療措置がそのリーフレットで表明している緩和ケア方針と合致するものであったかどうか、どうして本人の意向を無視した「緩和ケア計画」が立案され実施されるに至ったのかについて検証を加えられ、その改善に努められることが重要であることも指摘しておきたい。

以上

１１０２号事件　苦情調査事件　申立人からの手紙

　近くの開業医の照会で市内の○○病院で診断を受けた。様々な検査の結果、肺線がん、しかも後数ヶ月の命と告げられた。本人は当然、家族の悩み苦しみは深かった。

　それでも呼吸器科の主治医の説明も良く理解でき、患者の気持ちもよくわかっていただいた。苦しみながらも生きる事への意思が強く、イレッサを始め５種類の抗がん剤を用いたが、１年半経過した段階で最早対応する薬品もなく、急性期医療機関である当院でなすべきことはない、他の医療機関に転院してほしいとのことであった。家族ともども苦慮したが、それでもこの間よく患者の気持ちを理解していただいたことに謝意を述べ、同院の緩和病棟に転院した。

　転院後の緩和病棟の対応は、入院直後からのコルセットを使った行動制限・抑制、本人がどんなに嫌がっても、背中の骨が折れるとベッドから30度以上起こさないということ（24時間20日間位も）、薬による抑制により意識低下に至ってしまったが、薬を使う際どのような薬を何のために使うのかさえ説明がなかったこと、等々治療方針には驚いた。

　穏やかに死を迎えさせて頂きたいと家族から希望を言うと我が儘であると「引き取る病院はないよと」信じられない発言。病状の悪化に加え医師の姿勢にも悩んだ、それでも１ヶ月近くは辛抱したが、このような医師のもとで命を終わらせてはならないと転院を決意、別の緩和病院を探し求め、１週間ほどであったが心暖かく最期を看取っていただいた。

　没後、○○病院緩和病棟の主治医の対応について病院自体の見解を求めたところ、主治医の対応に何ら問題はないとのことであった。振り返ってみれば安直に○○病院の緩和病棟に転院させたことが反省させられた。しかもひと月も委ねたこと。悔恨の情、痛惜の念、表現の語彙さへ見つからない。

　今日の緩和病棟のあり方として信じられず「患者の権利オンブズマン」に相談申し上げた次第である。

　７回にわたり弁護士の先生方・医療関係の先生方から詳細な事実関係の説明を求められた。勿論、当該医療機関にも意見を求めたと聞く。最終的に詳細で丁寧な調査報告書としてまとめられている。患者側のくどくどした説明にも我

慢強く聴いていただいたオンブズマンの先生方に感謝申し上げるとともに、当該医療機関が真摯に受け止め、真の緩和病棟たらんことを願うものである。

　苦しかった死への道程が医療現場の改善に役立てば、妻も少しはうれしく思うに違いない。

以上

　注
　相手方病院からの回答はありませんでしたが、後日、病院の患者の権利に関する規定が変更されていました。

⑦第1201号調査事件

循環器科

受診の翌日に、患者が自宅で死亡

　申立人の母親は体調不良のためかかりつけ医を受診したが、病状について十分な説明がされないまま帰宅した。翌朝、母親の容態が急変し、他院へ救急搬送されたが、その日の午後に死亡した。翌日、主治医から電話があり、「昨日、入院しなければならないくらい悪かった」と言われたため、申立人は、入院するという選択がありえたのに、説明がなされず、主治医の価値判断で一方的に在宅での治療方針を決めたため患者死亡につながったのではないかと不審に思い、相手方病院に説明を求めたが納得できず、苦情申立に至った。

本ケースのポイント

　受診時に入院適応のある病状が認められたにも関わらず、医師が病状に関する十分な説明をせず、入院治療の必要性についての情報提供を行わなかったことから、患者は治療の選択ができなかった。
　また、患者の死亡後、申立人が主治医宛に出した手紙は、本来であれば主治医の診療に対する苦情として、院内の苦情解決手続において対応されるべきところ、主治医が自己の価値観を押し付けて正当化するような返事を申立人に送りつけ、さらに、カルテ開示を一時的に留保するなどの不適切な病院側の対応も重なって、苦情が拡大したものである。
　相手方病院に対して、インフォームドコンセント原則の遵守と、実効性のある苦情解決手続きの構築および適正な診療情報開示手続きの確立が勧告された。

2013年5月10日

第１２０１号苦情調査申立事件

調　査　報　告　書

特定非営利活動法人
患者の権利オンブズマン
理事長　久保井　摂

目　次
第１　事案の概要
第２　調査の経過
第３　申立人の苦情と相手方病院における弁明の概要
第４　苦情発生前後の診療経過の概要
第５　苦情の当否に関する患者の権利オンブズマンにおける考察
第６　相手方病院に対する勧告及び要望

第１　事案の概要

　従前から相手方病院の循環器科において高血圧、高脂血症等の治療を受けていた患者（女性）が、体調不良のため定期通院していた相手方病院を受診した。入院することなく、自宅に帰った翌日に死亡した（死亡時年齢67歳）。
　患者死亡後、患者の長女（本件申立人）は相手方病院から説明を受けたが納得できなかったため、患者の権利オンブズマンに苦情相談を申込み、ボランティアの同行支援を受けて再度説明を求めたが苦情の解決に至らず、引き続き患者の権利オンブズマンに対して苦情調査の申立てを行った。

第2　調査の経過

1．調査開始決定

　2012年10月14日、定例オンブズマン会議において調査開始を決定し、5名のオンブズマン会議メンバーからなる調査小委員会を発足させた。

2．調査小委員会の活動

2012年	11月11日	循環器専門医から参考意見の聴取
	11月13日	申立人からの事情聴取と資料の受領
	12月19日	相手方病院（副院長、主治医、事務長、事務局員、弁護士）からの事情聴取
2013年	1月13日	調査内容の検討
	2月18日	申立人への面接による追加聴取
	2月20日	相手方病院への電話による追加聴取
	3月10日	調査結果にもとづき報告書案骨子を作成しオンブズマン会議常任運営委員会へ提出

3．オンブズマン会議における検討と調査報告書の採択

2012年	12月9日	定例オンブズマン会議において調査結果を検討
2013年	2月10日	定例オンブズマン会議において調査結果を検討し報告書の概略と追加調査を確認
	3月10日	オンブズマン会議常任運営委員会と調査小委員会の合同会議
	3月21日	調査報告書案を常任運営委員会メンバーに送付して意見集約
	3月23日	意見集約して修文した調査報告書案を常任運営委員会メンバーに送付
	3月31日	臨時常任運営委員会
	4月14日	定例オンブズマン会議において調査報告書案を検討し、最終報告書案の作成につき確認
	4月23日	最終調査報告書案をオンブズマン会議メンバーに送付し

　　　　　て意見聴取
　　5月10日　提出された意見等を踏まえ修文した最終調査報告書案を
　　　　　全員一致で採択

4．執行時の相手方の意見を踏まえた補充調査による修正
2013年　5月29日　申立人より再聴取

第3　申立人の苦情と相手方病院における弁明の概要

1．**申立人の訴える苦情の概要**（申立人からの事情聴取録等による）
1）死亡の前日（2012年1月12日）に相手方病院を受診し、検査を受けたが、病状および治療方針について十分に説明を受けることがなかった。

　死亡の前日に体調不良のため相手方病院を受診したが、「徐脈」と「洞不全症候群疑い」と言われた以外に患者の病状について特別な説明がなされなかった。「薬を変えておくね」、「夜から飲むように」と言われたが、どのような薬かは説明がなく、薬を変更したので2週間後に通院予定を入れた。徐脈とアリセプトの関係について、何も説明がなかったので亡くなった日も患者に飲ませた。アリセプトの副作用として徐脈があるのなら、説明して欲しかった。

　申立人が「他になにか注意点は」と気をつけることを聞いたところ、主治医は、「脈が遅いからたまに家で脈をとること」、「脈が弱いから分りにくいやろうけど家でとって」、「脈が40を切るようだったら、病院に連れてくること」と伝え、デイサービスは、普通どおりに行かせて良いと言われた。脈の取り方について、取り方を知っているか確認したり脈の取り方を説明されることはなかった。申立人としては、デイサービスに行っても良い程度の病状だと考えた。

　入院についても、全く説明もされなかった。入院について言及されることがなかったから、入院するかどうか判断することもできなかった。もともと、ちょっと下痢をしたときにも入院を勧められるほどだったので、主治医が入院を勧めないのなら、家に帰っていいのだと思った。申立人としては、入院が考えられるのであれば説明してほしかったし、患者の認知症

などで相手方病院では入院できないのであれば、他の病院を探すこともできたはずだった。

　患者が死亡した翌日に主治医からかかってきた電話の内容からすると、主治医は患者が入院を要する状態であり、帰宅させれば急変することもあり得ることを知っていたにもかかわらず、入院を勧めなかったのではないか。

2）主治医の手紙の内容からすると、主治医が患者本人や家族の思いや治療についての意思や意見を確認することもなく、診療方針を決定したのではないか。

　申立人が、患者死亡後の2012年3月に主治医に送った、「死亡翌日の先生からの電話口での話を聞いて、翌朝の死亡はわかっていたのに、前回の入院の際徘徊して迷惑をかけたので、入院させたくなかったんだと分かった。どんなに価値のない人と判断しても正確に情報を出し、処置一つなく放置しないで下さい」旨の手紙に対する返信には、「お母さまはご自分のおうちで家族に看取られながらの別れが一番の望みと考えておられたでしょう。」、「もし入院したとしますと、いくらあなたがついていても今のお母さまですと、モニター、点滴、酸素とがんじがらめで、その原因が徐脈ですから、ペース・メーカーとなります。」、「このような状態をお母さまは望まれたでしょうか。」、「いまのお母さまの病状からみますとあなたが強く希望されている入院はお母さまにとって一番悲惨な入院です。」、「なんでも入院がご本人にとって最大の幸せではありません。」、「また元気なときのお母さまであれば、あなたの手紙をみて即刻否定され反対なされたでしょう。」などと書いてあった。そして「患者さんで認知症を持つ家族のかたは殆どどんな病気があろうともご本人が一番心の癒される我が家で看取れることが本人も家族も望ましいとおっしゃっています。」との記載もあった。

　申立人としては、どのような治療を受けるか、入院するかどうかなど診療方針については、患者自身と申立人が決定するものと考えている。しかし、主治医は、患者の意思も申立人の意思も確認していないし、どのような治療の選択肢があるか、その治療によりどのような影響が発生するかなどの説明も一切していない。手紙の記載からは、主治医は、入院の選択肢

があったにもかかわらず一方的に在宅での治療と診療方針を決め、患者や申立人の意思を無視しているようにしか読み取れない。

　これまで患者は、最善の治療を受けたいという意思を示していた。患者は「生きるチャンスがあるのであれば、自分は生きたい」と思っていたと思う。そういった患者の意思があるにも関らず、患者の意思を確認することもなかったのに、「お母さんはそんなことを望んでいなかったでしょう」と決めつけられることは心情的に許せない。

3）主治医、相手方病院から、申立人へ納得のいく説明がされず、申立人のきちんと説明をして欲しいという要求に真摯に向かい合っていない。

　申立人は、患者に対する診察や説明に問題があると考え、きちんと説明してほしいと思った。相手方病院副院長と事務局から、申立人と申立人の父と弟とが同席する面談での説明を受けたが、相手方病院の言い分を述べるばかりで申立人の思いを受け止めたとは思えなかった。また、相手方病院にカルテ開示を求めたが、すぐには開示されず、再度請求して、家族三人が面談して説明を受けた後に開示された。

　さらに、第三者が一緒に入った患者の権利オンブズマンの同行支援でも、相手方病院からは新たな説明や謝罪の言葉もなく、前回と変わらない言い分を述べるばかりで何も進展がなかった。

　また、カルテには、入院について家族が在宅での治療を選択したという記載があるが、同行支援のときは「（入院について）心配する所見がなかったので、説明していない」と説明しており、カルテの記載と説明とが矛盾している。

　このように相手方病院は、申立人が説明を受けたいと思っていることに対して、真摯に向き合い、誠実に対応しているとは思えない。

2．苦情に対する相手方の弁明の概要（相手方からの事情聴取録等による）

1）病状について診断に基づき一定の説明を行った。

　主治医は循環器科の専門医であり、申立人の提供した情報と診察結果を踏まえ適切な検査を行っている。その結果、心電図では、左脚ブロックがあるのか、ST上昇があるように見えるが、これまでの心電図と大きな変化はなかったと判断している。心拍数が50を切ったら、洞不全症候群と

言えるが、そこまではなかった。結局、検査では、徐脈の原因は分からなかった。そのため、虚血により心臓の機能が低下しているのではないかと思った。主治医は、申立人に検査のデータを見せながら説明したが、上記のような診断であり、詳しく説明をする必要性があるほど重篤な状態ではないと評価していたので、心電図を示して詳しく説明してはいない。

　入院に関して、徐脈は気になったが、心不全の所見はなく血圧は正常であり、徐脈以外の症状は特になかったので、入院を要する状態ではなかったと判断した。急変すること、ましてや翌日死亡することは全く予測していなかった。

　そのため主治医は、上記のような診断であり入院させるつもりもなかったので、入院に関して強くは言わず、さらっと説明した。「念のために入院」という話もしたが、申立人は「そこまではないだろう」ということで入院を選択せず、患者を自宅に連れ帰っている。

　主治医が死亡翌日に電話をかけたことは事実だが、申立人の述べるような発言はしていない。

2）主治医が一方的に診療方針を決定したのではないかとの苦情について

　主治医の手紙は、申立人からの手紙に感情的に反応したもので、相手方病院としても問題があると認識しており、事務局から相手方へ電話をし、手紙に関する謝罪を行っている。

　しかし、主治医は治療方針について思い込みで一方的に決定したわけではない。前述の通り患者の状態は入院を必要とするほど重症ではないと考え、入院について積極的に促すような状況にないと判断したものである。そのため、入院をとくに勧めることなく、次回通院を指示したのであって、一方的に治療方針を決定したわけではない。

3）相手方病院が、説明を受けたいという申立人の思いを真摯に受け止めていないとする点について

　相手方病院としては、申立人とその父、弟との面談を行い、副院長と事務局から説明をしている。カルテ開示についても、留保を付した事実はない。開示請求を受けて直ちに開示手続を進めようとしたが、申立人から面談の要請があったので面談を設定したものである。

　そして、同行支援の際にも説明を行っており、誠実に対応していると考

えている。
　申立人からの手紙には「故意に」入院させなかったと訴えているように読み取れる部分があり、また説明の場面でも申立人は「死ぬと分かっていたのに、なぜ入院させなかったのか」ということを常に訴えていたため、その誤解を解くように説明してきた。

第4　苦情発生前後の診療経過の概要

　患者の死亡にいたる診療経過の概要は、申立人が提出した相手方病院への手紙と相手方病院からの回答書、調査小委員会が作成した双方からの事情聴取録、並びに相手方病院の診療記録等によれば、以下のとおりである。

1．死亡前日までの患者の状態と主治医との関係

1）患者の主治医とのこれまでの診療関係について

　患者は、1995年ころから他院Aで本件主治医（内科医、循環器専門医）による診療を受けていたが、主治医が相手方病院へ移ったことから、主治医と患者の診療関係は一旦終了していた。その後、患者は、2008年から相手方病院へ通院し、再び主治医の診療を受け、1ヶ月に1回受診するようになった。患者は、相手方病院循環器科において高血圧、甲状腺機能亢進症等に関する診察および服薬治療等を受けており、定期的に心電図などの検査を受けていた。なお、相手方病院は日本医療機能評価機構の病院評価を受けた認定病院である。

2）患者の介護サービス等利用状況および他院での受診状況

　申立人は、子どもの頃から母である患者と同居しており、2009年ころから患者の介護を行っていた。同じ頃から患者はデイサービスを利用している。患者には、2011年春頃から認知症の症状があらわれ、同年5月に他院Bでレヴィ小体型認知症疑いと診断され、その治療としてアリセプトの投薬を受けている。翌6月には要介護2の認定を受け、デイサービスを週に4回利用するようになった。その後同年7月に下痢症状で相手方病院に入院したときに、徘徊などの症状があらわれた。内科的症状が快癒したため相手方病院を退院したが、患者が食事を摂ろうとしないため、他院Cへ入

院することになった。約1ヶ月後に退院し、自宅で申立人が介護し、デイサービスの利用および相手方病院や他院Bを受診して在宅生活をつづけていた。

2. 死亡前日の診察の経過と主治医の対応
1）死亡前日の診察に至る経過と主治医の診察

　　2012年1月12日朝、申立人が起きてみると患者の状態が悪かったため、もともと相手方病院の定期受診の日であったが、申立人は患者を連れて早めに家を出て、同日11時ころ、相手方病院を受診させた。

　　主治医は、申立人に連れられた患者を診察し、徐脈であることから、心電図検査を実施した。主治医によると、本来翌月に実施する予定であったのを繰り上げたということである。その結果をみて胸部レントゲン撮影、血液検査を行った。

　　なお、主治医は、申立人から患者の状態が悪いと聞いた記憶はなく、通常の定期受診であり、患者は歩いて受診したと記憶しているが、申立人は、患者は歩くことができず、車いすで移動しなければならなかったし、検査などでは抱えるようにして移動させたと述べている。

2）主治医による病状説明および入院をめぐる説明、処方について

　　主治医は、患者と申立人に対し、徐脈であること、洞不全症候群疑いであること、胸部レントゲン上は特別な変化はみられないことを説明した。心電図を示しながらの説明はなかった。

　　そのうえで、入院の必要性については特段説明せず、積極的に入院をすすめることもなかった。

　　そして、これまで処方していた内服薬のうちアムロジン、アーチストには徐脈の副作用が生じうるので、これらを止めて、心拍が早くなる作用のある薬剤プレタールOD錠100mg、イソコロナールRカプセル20mgへ処方を変更した。また様子を見るために2週間後に受診するよう指示した。通常は4週間処方だが、2週間の処方として2週間後の再来を指示した。診断を前提とすれば、本来は、1週間での来院とするところ、患者が車で40～50分かかる遠方居住のため2週間にしたという。

また主治医は、申立人に対し、自宅でも患者の脈を測ること、変わったことがあったら病院に知らせることを指示し、デイサービスにも行って良いと伝えた。患者自身は応答できない状態だった。
　当日の診療録には以下の記述がある（括弧内は訳ないし注釈）。
　S）（主訴）言葉無し
　O）BP（血圧）　110/60
　　Hs（心音）　clear（クリア）
　　Rs（呼吸音）　normal（正常）
　　EKG（心電図）　SR（洞調律）　HR（脈拍）48
　　ST V2－V5上昇
　　胸写　変化無し
　　70/150（＊）不変
　　BNP（脳性ナトリウム利尿ペプチド）10以下
　　AST（肝酵素）　48　CPK（クレアチニンキナーゼ）　276
　　ST 上昇は虚血は否定
　　心不全無し
　#1 洞不全症候群
　#2 AMI（心筋梗塞）疑
　　アムロジン、アーチストは中止
　　注）＊は心胸郭比（CTR）を指す数値と考えられる

　なお、診療録には、「入院は認知症の為に家族のもとでみるとのことで中止取りやめる」との記載があり、相手方病院の説明では、入院の必要性はないが家族が希望すれば入院させることは可能であり、入院について主治医は「さらっと説明した。」と述べているが、申立人は入院について一切言及されなかったと記憶している。

3．患者死亡にいたる経過およびその後の経過について
1）患者の死亡前後の状況
　　12日の帰宅後、患者はトイレに行こうとして転んだ。夜に申立人が手首で脈をとろうとしたが、脈をとれなかった。

翌13日の朝、デイサービスの施設長が迎えに来たが、患者は動くことができず、行くことができなかった。施設長が様子を見たところ、患者は「う〜ん」という返事はしたが動けなかった。申立人は患者の脈をとろうとしたが今回もとれなかった。担当ケアマネージャにも来てもらったが、ケアマネージャも脈をとることができなかった。

申立人は救急車を呼び、患者は同日11時に他院へ救急搬送され、ICUなどで処置を受けたが、同日14時に死亡が確認された。死亡診断書では直接死因は心室細動、直接死因には関係しないが傷病経過に影響を及ぼした傷病名として、洞性徐脈、完全左脚ブロック、レヴィ小体型認知症、高血圧と記載されている。

2）患者死亡後の主治医、相手方病院と申立人とのやり取り

患者死亡の翌日に主治医から電話があり、「朝起きて、救急車を呼んだんでしょ」「昨日、入院しなければならないくらい悪かった」と主治医に言われたと、申立人は記憶している。その2ヵ月後の2012年3月、申立人は主治医宛に手紙を送り、主治医は同年5月に返事を出した。

申立人は、同月18日に患者の権利オンブズマンの苦情相談を受け、同月20日に相手方病院にカルテ開示を請求した。しかし、ただちには開示されず、相手方副院長から「一度会って話したい」旨の連絡があり、事務方からは「説明しただけではだめなのか」と尋ねられたが、これを断り、改めて開示を求めたところ、同月29日、申立人とその父、弟が、相手方病院にて相手方病院副院長（内科医、循環器科専門医）および事務担当者と会い、説明を受けた後、ようやくカルテ開示を受けた。

その後、申立人は相手方病院と対話を試みたが進展が見られなかったため、患者の権利オンブズマンに同行支援を要請し、同年8月20日、市民相談員の同行支援を受け、相手方病院において、主治医、相手方病院副院長、事務局長、事務担当者、代理人弁護士と面談した。

その席で、申立人は、血液検査や心電図の結果に照らし心不全や洞不全症候群など、入院治療を要すべき症状があったのではないかとの質問をしたが、相手方病院は入院を必要とするほどの異常はなかったという回答にとどまったため、申立人は、何ら進展が見られず苦情は解決されていない

として、引き続き患者の権利オンブズマンに対して本件苦情調査の申し立てを行った。

なお、相手方病院は、2012年6月1日に事務局が申立人へ電話して、主治医の手紙に関する謝罪を行ったと述べている。

第5　苦情の当否に関する患者の権利オンブズマンにおける考察

1．死亡の前日（2012年1月12日）に相手方病院を受診し、検査を受けたが、病状および治療方針について十分に説明を受けることがなかったという点について

1）受診時の患者の病状について

　　申立人の苦情の根底には、患者が翌日にも死亡するような重篤な病態であったのに、入院させず自宅に帰したのではないかという不審がある。しかし、相手方病院は、徐脈はあったものの、入院を要するほどの状態ではなかったと説明しており、この評価において大きな乖離がある。

　　本調査は患者の権利が尊重されているか否かの観点から考察するものであって、医学的判断の当否を問題とするものではないが、このような認識の乖離がある本件においては、診療録上のデータを前提として、一般論としてどう評価すべきかについて言及することは、判断の前提事実として有用であると思われる。

　　当日の患者の心電図には、心電図計による、完全左脚ブロック、心室期外収縮、洞徐脈、軽度な左軸変位との自動判定が印字されている。

　　左脚ブロックは、多くの場合、器質的な心疾患、特に虚血性心疾患や高血圧性心疾患・心筋疾患などの心筋傷害の強い患者に多く見られるとされている。また、洞性徐脈も心筋梗塞の初期に認められるとされる（「心電図トレーニング」6版、中外医学社、2002年）。

　　また、診療録に「AMI（心筋梗塞）疑い」とあり、院内至急検査として血液生化学検査において心筋梗塞があれば上昇するCPKが測定され、心不全診断の指標となるBNP測定がなされ、いずれも診療録にその値が記

録されていることから、主治医は心電図等の所見を踏まえ、心筋梗塞等の器質性障害を疑ったことが指摘できる。

　調査委員会がレクチャーを受けた循環器専門医によると、本件心電図は明らかに異常であり、通常であれば入院させた上での処置が必要だと評価されるものとのことであった。

　以上から、患者が少なくとも入院させた上での経過観察が有用とされる状況であったことは否定できない。

2）2012年1月12日受診時の病状および治療方針について、十分な説明を受けていないという申立人の苦情に対して、相手方病院は、主治医の適切な診断に基づき、その必要性に応じた説明を行ったと主張している。

　また、入院に関する説明および説明に基づく患者の意思決定についても、申立人は、入院に関する説明を全く受けておらず、入院についての意思決定をする機会が与えられなかったと主張し、相手方病院は入院するかどうかの意思確認をごく簡単に行ったと主張している。

3）このように、申立人と相手方病院との主張が食い違っている原因は、説明する側の主治医が十分と考えた説明と、説明を受ける側である患者と申立人が意思決定をするのに必要とする説明とにずれがあるためであると考えられる。そこで、いかなる説明がなされるべきであったかについて、検討する。

　ア　まず、医師は患者にどのような説明をする必要があるかについて「インフォームド・コンセント」の観点から考察する。

　　インフォームド・コンセント原則は、国連総会決議（1991年）において精神医療に適用される原則として厳密な定義付けがなされ、さらに世界保健機関（WHO）ヨーロッパ会議の「患者の権利の促進に関する宣言」（1994年）、世界医師会第47回総会の「患者の権利に関する＜改訂＞リスボン宣言」（1995年）においては、全ての日常の医療行為に適用される原理・原則として採択されており、日本の裁判所においても1992年頃から裁判規範として確立しているものである。

インフォームド・コンセントとは、日弁連（日本弁護士連合会）の「患者の権利の確立に関する宣言」（1992年）によれば、あらゆる医療行為に先立って、「患者が自己の病状、医療行為の目的、方法、危険性、代替的治療方法などにつき正しい説明を受け理解した上で自主的に選択・同意・拒否できる」という原則である。

　ここで患者に提供されるべき情報について、世界保健機関（WHO）ヨーロッパ会議の「患者の権利の促進に関する宣言」（1994年）には「情報は、それが提供されようとする患者の理解力にふさわしい方法で伝達されなければならない」とし、世界医師会第47回総会の「患者の権利に関する＜改訂＞リスボン宣言」（1995年）においては「情報は、その患者をとりまく文化にしたがい、かつ患者が理解できるような方法で提供されなければならない。」と規定している。

　以上のようなインフォームド・コンセント原則からすると、医師の患者に対する病状に関する説明は、「患者が自己の病状、医療行為の目的、方法、危険性、代替的治療方法などにつき正しい説明を受け理解」するに足るものであることが求められている。

　なおインフォームド・コンセント原則は患者自身の意思決定を保障するための手続であるため、患者本人への説明が基本であるが、本件においては、患者が認知症で意思疎通に支障があり、1月12日の受診当日は発語もできない状態であったことから、本人の意思を忖度するのに欠かせないものとして、受診に同行した家族である本件申立人への説明が重要な意義をもつものである。

イ　本件において求められる説明の内容とその方法

　主治医は、患者の病状について、徐脈であることから定期検査では翌月に予定されていた心電図検査を行い、さらにこれを踏まえ胸部レントゲン撮影、血液検査を実施している。その結果、徐脈であると診断し、内服薬の処方を変更している。

　この時点での入院の必要性について、相手方病院は、上記診断の結果入院する必要はないと判断したので、そのため入院を希望するかどうかの意思を確認するための説明はしなかったとしている。

なお、申立人が、定期受診の日ではあったが、患者の状態が悪かったので特に早めに受診したと述べているのに対し、相手方は通常の定期受診との認識であったと述べる。このように受診契機についての認識は食い違っているが、診療録には「言葉なし」との記載があり、前回までの受診と違い、患者が話せない状態であったことが記録されており、これは患者が外見的にもそれまでの受診時とは様子が違っていたことを示すものである。
　さらに、診療録には「急性心筋梗塞（AMI）疑い」との記載があり、これは相手方の入院の必要はないと判断したとの説明とは食い違っている。また「入院は、認知症のために家族のもとでみるとのことで　取りやめる」との記載もある。さらに、主治医から申立人への手紙には、「徐脈は洞不全症候群の第一歩です。」「徐脈が40以下になるとアダムズ・ストーク症状がでてきます。そうなれば治療はペースメーカーです。」「もし入院したとしますと、」と記載されている。
　これらの記載や、心筋梗塞の診断の指標となるBNPやCPKの検査を行っていることから、主治医は、少なくとも急性心筋梗塞を疑っており、入院という選択肢についても考慮していたものと評価できよう。
　そうであれば、患者と申立人に対して求められる説明としては、急性心筋梗塞の疑いがぬぐえないこと、万が一急性心筋梗塞であった場合はどういう経過が予測され、その場合にはどのような治療法が必要になるのか、入院して観察を継続するのと入院せずに様子を見るのとではどう異なるかなどについての言及が必要であり、患者と申立人に治療の選択ができる程度の説明が行われなければならない。そして、入院の必要性についても入院治療を選択するかどうかを判断できる程度の説明が必要であったといえる。
　さらに、入院せず自宅で様子を見るのであれば、どういう点に留意して観察すべきであるか、どんな症状があれば再度受診させるべきかという点についても、詳しい説明が必要であったと考える。更に、これらの説明は、申立人に理解できる方法でなされるべきであった。

ウ　本件においてなされた主治医の説明
　本件においては、主治医から、急性心筋梗塞の可能性についての説明は

なされていない。患者と申立人は、主治医から「徐脈」および「洞不全症候群疑い」との説明を受けたが、その意味や予測される危険性について認識することができなかった。主治医は、申立人に脈を取るように指示したが、脈が取れない可能性やその場合にどう対処すべきかについて説明していない。そのため、実際に申立人は患者の脈をとることができなかった上に、その事実の重要性を認識することができなかった。患者本人に代わって判断を行うべき家族への説明が不十分であったことが認められる。

また、入院の必要性については、相手方病院の説明によってもごく簡単に入院するかどうか尋ねただけであって、入院した場合と自宅に帰った場合それぞれに予測される経過等についての説明はなされていない。さらに患者と申立人としては、主治医から「デイサービスに行っても良い」と言われたため、入院について判断する必要があるかどうかすら考えられなかったのである。

以上のことから、入院するかどうかを含めて患者と申立人が治療に関する意思決定をするために必要な説明は尽くされていないことが認められる。

2）苦情の当否に関する判断

相手方病院が公表している「患者さまの権利」には、「ご自分の病気のことやご自分が受けている治療方法について、なぜそれが必要か、その方法にはどんな危険性があるか、その治療法を受けなければどのようなことになるか、他の方法がないかなどについて、分かるまで説明を受ける権利があります」との項目があるなど、インフォームド・コンセントについて、一応標準的な理解を示している。

しかしながら以上のとおり、本件においては、主治医から申立人に対し、患者のために治療方針を決定するのに必要な病状などに関する説明が尽くされたとは認めることはできないため、患者と申立人の説明を受ける権利、インフォームド・コンセントに関する権利が侵害されていると評価でき、申立人の苦情は正当であるといえる。

2．主治医からの返信に関する苦情について
1）本件苦情が申し立てられた経過

ア 申立人は、主治医からの返信の内容を契機として、主治医と患者との間に診療方針について合意が形成されていたとは思えなかったことから、主治医が「入院治療をしない」との診療方針を一方的に決定したのではないかとの苦情を申し立てている。また、カルテの「入院は、認知症のために家族のもとでみるとのことで　取りやめる」という記載についても、申立人には入院に関するやり取りの記憶がなく、主治医が患者や申立人の意向を確認することなく一方的に入院させないとの判断をしたと述べている。

イ 申立人がこのような苦情をもつに至ったのは、もともとは患者が体調不良を訴えて受診したにもかかわらず、自宅に帰され、結果として翌朝に急変し死に至った経緯に不審を抱いたからである。その不審が増大し、本件苦情申立に至った背景として主治医からの返信に記載された内容が申立人の感情を傷つけかつ不審を増大させたことを指摘することができる。そこで、ここでは事後的なこの返信についても考察を加えることとする。

2）主治医からの返信についての考察

相手方病院は、主治医の返信については、申立人からの手紙に対する感情的な反応であり、病院としても問題だと認識していると述べている。

ではなぜ、このような手紙が死亡した患者の遺族に届けられ、遺族である申立人の苦情の契機となるに至ったのであろうか。その原因は、相手方病院の苦情解決システムが機能していなかったことにあると考えられる。

申立人が抱いた不審について記載した手紙が、仮に苦情として相手方病院の苦情対応窓口で受け付けられ、相手方病院において事案の問題点を分析した上で誠実な対応がなされていれば、少なくとも本件のように主治医の一方的で感情的な見解を記載した内容の手紙が送られて、遺族の感情が傷つけられることはなく、その結果として申立人がいたずらに不審を増大させることもなかったと推察される。このような苦情解決システムの不備が、本件苦情を激化させたものと考えられる。

3）苦情の当否に関する判断

申立人の苦情は、本質的には前項で検討したと同じく、治療方針の決定

にあたり、申立人らに対し、十分な情報が提供されず、したがって意思決定の機会を奪われたというものであって、この点に関する判断は前項で述べたとおりである。また、申立人からの手紙に対する感情的な反応として主治医から返信が送られたのは、相手方病院の苦情解決システムの機能不全に帰せられるものであり、これについては、次項において改めて考察する。

3. **主治医、相手方病院から、申立人へ納得のいく説明がされず、申立人のきちんと説明をして欲しいという申立てに真摯に向かい合っていないという点について**

1）苦情の原因

　　申立人は、主治医から返信があった後、患者の権利オンブズマンの苦情相談を受けて相手方病院にカルテ開示を求めたが、ただちには開示されなかった。そのため相手方病院に再度開示請求した後、面談による説明を経てようやくカルテ開示を受けている。さらに患者の権利オンブズマンの同行支援のもと相手方病院との話し合いを持ったが、納得のいく説明を受けたとは思っていない。

　　複数回の話し合いにおいても、同じ内容の説明しかなされず、説明に納得がいかなかったことから、きちんと説明をして欲しいという申立人の思いに相手方病院が真摯に向き合っていないと感じたのである。

　　相手方病院は、主治医の手紙の返信については、感情的に反応した文章に問題があることを認めたが、主治医の診断は適切になされ、それに基づいた適切な説明を行っているとして、説明に問題があるとは考えていない。

　　このように、相手方病院は、申立人がなぜ繰り返し「納得のいく説明」を求めているのか、その真意を理解しないまま、自らの診療の正当性を主張する内容の説明を繰り返していたため、申立人の不審をかえって増大させたものと考えられる。

2）苦情に対する考察

　ア　苦情解決手続について

　　　患者の苦情申立権に関して、世界保健機関（WHO）ヨーロッパ会議の

「患者の権利の促進に関する宣言」(1994年) は次のように規定している。
「患者が自己の権利が尊重されていないと感じる場合には、苦情申立ができなければならない。裁判所の救済手続に加えて、苦情を申し立て、仲裁し、裁定する手続を可能にするような、その施設内での、あるいはそれ以外のレベルでの独立した機構が形成されるべきである」「患者は、自分の苦情について、徹底的に、公正に、効果的に、そして迅速に調査され、処理され、その結果について情報を提供される権利を有する。」

このように、患者の権利の実現のために、患者には苦情申立権が認められるべきであり、これに対応するものとして、医療機関には、患者や家族から申し立てられた苦情に誠実に対応する責任(具体的には、苦情を発生させた原因を調査し問題の所在が明らかになれば是正した上で結果報告を行うなど)があるというべきである。また苦情調査の迅速性・中立性・公正性等を確保するため、苦情相談窓口の担当者を配置するだけでなく、苦情調査等を実施する機能を有する独立性のある組織を施設内にも設置することが望ましいとされている。

相手方病院においては、医事課を苦情受付窓口とし、外来の総合受付でも受け付けており、そのことについて待合室に掲示していると説明している。しかし本件では、申立人が主治医宛で相手方病院に送った手紙が苦情として取り扱われず、したがって苦情解決手続の対象とならなかったために、主治医がこれに感情的な反応を直接記した手紙を返信したことにより、申立人の不審を増大させている。また、その後の交渉経過や同行支援においては、苦情が何によって生じているのかを「徹底的に、公正に、効果的に」調査しようとする姿勢が認められず、自己の正当性の弁明が中心となっている。

これは、相手方病院において、苦情解決手続が十分に機能していないことを示している。

イ　カルテ開示手続について

相手方病院が、正規のカルテ開示請求に対して、直ちに開示せず、面談での説明の後ようやく開示したことも、申立人の苦情の原因の一つとなっている。

これにつき、相手方は、カルテ開示には何の留保も付しておらず、むしろ申立人が開示前の面談を求めたのであると述べている。これに対し、申立人の述べる経過は次のとおりである。
　申立人は、5月18日にオンブズマンの初回面談相談を受け、カルテ開示を求めるようにとの助言を受けて、同月20日、相手方にまず電話でカルテ開示を求めた。しかし、はかばかしい回答を得られなかったことから、直ちにオンブズマンの窓口に電話をかけ、市民相談員から、電話ではなく直接出向いて正式に開示請求を行うよう助言され、その足で相手方に出向き、開示請求を行った。すると、担当者から執拗に開示請求の「理由」を尋ねられた。オンブズマンの相談で医療機関は理由を聞いてはならないとの助言を受けていたので、そのことを指摘すると、「いや、裁判のこともあるし、個人情報の問題でもあるし」と容易には開示に応じない態度だった。そこで、それまではその存在を明らかにしていなかった主治医からの手紙を見せ、「こんな手紙が来ているからカルテ開示をしてほしい」と言った。それを読んだ担当者は態度が丁寧になり、手紙のコピーを取らせてほしいというので同意し、コピーを取ってもらった。しかし、最後まで開示するとの確約は得られなかった。
　その後、相手方から副院長と面談してほしいとの要請があって、会うことになったものであって、自分からは一言も面談を設定してほしいとは述べていない。カルテ開示を同日行うことは、面談の前日になってはじめて知らされた。
　申立人の述べる事実は具体的かつ詳細であり、オンブズマンの相談記録の内容にも沿うものであって、少なくとも、相手方がカルテ開示について一定の留保を付したこと自体は認定できると考える。
　これについては、厚生労働省「診療情報の提供等に関する指針」を引用するまでもなく、カルテは原則として留保なく開示されるべきであって、理由を尋ねたり、面談や説明の前置を求めたりすることは許されず、相手方の対応は不適切であったというべきである。

3）苦情の当否に関する判断
　以上より、相手方病院においては、患者や家族の苦情を適切に受け付け、

これを患者の権利の観点から公正かつ効果的に調査し、その結果を患者・家族に情報提供する苦情解決手続が十分に機能していなかったこと、また、カルテ開示手続に不適切な留保を行ったことを、指摘することができる。この苦情が適切に処理されず、またカルテが直ちに開示されなかったという点において、申立人の苦情は正当であるといえる。

4．医療自体の不審に対する申立人の苦情について

1）既に検討したように、申立人の苦情の根底には、患者が症状を訴えて受診したにもかかわらず、翌日には死亡するに至っていることから、主治医がそのような状態であることを予測しながら入院を勧めず、積極的な治療をしなかったのではないかという不審がある。

　　苦情解決という視点から考えると、この点について、客観的な検証がなされ、その結果の報告がない限り、苦情は解決されないというべきである。

2）本件のように体調不良を訴えて受診し、入院治療の必要なしとの診断で帰宅した翌朝に予期せぬ死を迎えたような場合は、医療法施行規則第9条の23第1項2号が、特定機能病院に「事故等の報告」を求めている、「誤った医療又は管理を行ったことは明らかでないが、行った医療又は管理に起因して、患者が死亡し、若しくは患者に心身の障害が残った事例又は予期しなかった、若しくは予期していたものを上回る処置その他の治療を要した事案（行った医療又は管理に起因すると疑われるものを含み、当該事案の発生を予期しなかったものに限る）」に該当するものであろう。

　　したがって、本件については、医療事故調査の観点から診療過程の検証が必要であったと考える。

3）ところが、相手方病院においては、主治医の、適切な診察・検査に基づき、徐脈はあったものの、それ以外の症状はなく、入院を要する状態ではなかったとの認識を、そのまま申立人に伝えたのみであり、主治医の診断が適切なものであったか、患者を入院させて経過観察等すべきではなかったかについて、検証した形跡がないといえる。

　　申立人の苦情に誠実に対応するためには、医療事故調査の視点から検証が行われるべきであり、また、その調査の客観性や中立性を担保するために、院外の第三者委員を交えた調査委員会による調査がなされるべきで

あったと考える。

第6　相手方病院に対する勧告及び要望

１．インフォームド・コンセント原則の遵守を徹底されたい。

　相手方病院が公表している「患者さまの権利」には、インフォームド・コンセント原則に関する項目があり、その内容は標準的なものである。

　それにも関わらず、本件においては、患者のために申立人が自己決定を行うために必要な情報提供が尽くされなかった。これは、インフォームド・コンセント原則の理解が形式的なものにとどまり、かつ全職員が理解し実践するものとなっていないためであると考えられる。今後、インフォームド・コンセント原則の理解が周知徹底され、これに基づいた医療を実施するため、職員研修を行うこと、特に本件のような事例に基づいた具体的な研修を行われるよう勧告する。

２．患者の苦情申立権を尊重し実効性ある苦情解決手続を構築されたい。

　前述のとおり、相手方病院においては、適切な苦情解決手続が構築されず、したがって、申立人の苦情が適切に処理さなかったために、相手方病院への不信感が増して、本件苦情申立に至っている。この再発防止のためには、早急に実効性のある苦情解決手続が構築されることが必要である。したがって、相手方病院におかれては、患者の苦情申立権に対応した実効性のある苦情解決手続の整備、及びその手続きについて医師をはじめ全ての職員への周知徹底、さらに苦情に職員が個人的に対応しないようにすること、患者や家族がいつでもその手続きを利用できるよう十分な広報をすることを勧告する。

　また、本件のように診療後の予期しない死という結果が生じたことについて、患者・家族が苦情を訴えている場合には、医療事故調査の視点に立った検証と再発防止策の策定、及び家族に対する報告が、苦情の根本的な解決のためには必要であることを申し添える。

3．カルテ開示手続について見直しを行い、留保を求めることのないようにされたい。

　申立人からのカルテ開示請求に対して、相手方病院は速やかに開示せず、再度の請求を受け、面談での説明を実施した上で開示するという留保を付している。診療記録は患者の個人情報であり、患者やその家族が開示を求めた場合には、留保を付することなく速やかに開示すべきである。したがって、相手方病院においては、カルテ開示手続を見直し、再び留保を付することのないよう勧告する。

以上

第1201号事件申立人からの手紙（抜粋）

平成25年6月10日

　葬儀など終わらせ、このまま黙っておこうか、それとも今後、この様なことのない様にして欲しいことを主治医に伝えた方がいいのか、一人でずっと考えた。
　四十九日を終わらせ、3月上旬に、入院が必要なら言って欲しいこと、正確に情報を出して欲しいこと、処置ひとつなく放置しないで欲しいことなど書き、主治医に手紙を出した。今後母のような人が出ないことを願いながら。

　5月の連休明け、主治医から手紙が届き内容を見て愕然とした。
　主治医の考え方に相当問題があるのではないか？　この様な考え方だったら、私の思いが全く伝わっていないし、今後もまた、母のような患者さんが出るだろうと思ったので、「患者の権利オンブズマン」に相談した。
　丁寧に話を聞いて下さり、問題解決に向けて同行支援までしてくださったが、「診察に問題がない」の一点張りで解決に至らなかった。
　そこで苦情調査を申し立てた。疑問点など徹底的に取り上げ、調査してくださったオンブズマンの方々には、本当に感謝している。
　病院側も主治医も調査報告書をよく読み、現実から逃避することなく、しっかり受け止めて欲しい。これで終わりではなく今後、矛盾点を説明して欲しい。そうすることが今後のためになるし、今後、母と同じような人をなくすことにつながると思う。

　今、毎日思っている。あの日もう一か所、別の病院に連れて行けば良かったと。そして、あの医師ではなく別の病院の医師に診てもらっていれば、生きていたかも知れないと。
　母が亡くなった時、母にとってただ一人の孫は、2歳5か月になる時だった。母の事は全く覚えてないと思う。この1年半の間に言葉も増え、理解力も進歩し、身体も大きくなった。
　また、今年5月には、母の望んでいた女の子が生まれた。母にとって二人目

の孫だった。母も孫の成長を見たかったと思う。
　人は、それぞれ様々な環境の中で生きている。病気にだけ目を向けるのではなく、その人の生き方、考え方に目を向けて欲しいと思う。
　最後になりますが、患者の権利オンブズマンがあって良かったと思っている。支えて下さり本当にありがとうございました。

⑧第1401号事件

消化器内科

がんによる疼痛緩和目的による入院中の死亡当日、医師の診察などの適切な対応がなかった

　患者（申立人の息子）は、手術不能の膵頭部がんと診断され、数年にわたり化学療法、放射線療法を受けたが、これ以上の積極的治療が望めない状態で相手方病院に転院し、専ら緩和目的で通院していた。

　疼痛増強を訴えて、緩和目的で入院したものの、数日後に病状が急変、医師による適切な診察等を受けられないまま死亡した。申立人らは、患者死亡当日の相手方病院の対応に不審を抱き、苦情申立に至った。

本ケースのポイント

　患者本人及び申立人らは、緩和ケアにより症状が安定すれば再び積極的な治療を受ける心づもりであったが、主治医は、前医の紹介状から、患者の積極的な治療は困難で、専ら緩和が目的であるとの認識でいた。その一方で客観的には患者の病状の急変が予想される状態であったにもかかわらず、主治医にはその認識がなかった。

　そこで、診療にあたっては患者の病状を正確に把握し、インフォームド・コンセント原則に基づいて、必要な情報を患者と共有した上での診療が実践できるようシステムを改善すること、病状把握と情報の共有は入院中も適切に行われるべきであることから、医療スタッフ間の連絡体制の見直しの前提として、本件につき医療事故調査を行うことを勧告した。

2014年12月22日

第1401号苦情調査申立事件

調 査 報 告 書

特定非営利活動法人
患者の権利オンブズマン
理事長　久保井　摂

目　次
第1　事案の概要
第2　調査の経過
第3　苦情発生前後の診療経過の概要
第4　患者及び申立人の苦情の概要と相手方病院における弁明の概要
第5　患者の権利オンブズマンにおける考察
第6　苦情の当否に関する判断と相手方病院に対する勧告及び要望

第1　事案の概要

　2009年11月に切除不能の膵頭部がんと診断され、3年半にわたって抗がん剤治療や放射線治療、温熱療法などを受けていた患者（男性、死亡時36歳）が、相手方病院に転院して一定期間通院した後、疼痛の増強を訴えて相手方病院に入院した。数日後に病状が急変して、2013年5月3日死亡した事案である。
　家族は、主に亡くなった当日の相手方病院の診療について不審を抱き、患者の権利オンブズマンに苦情相談を申し込み、ボランティアの同行支援を受けて相手方病院に説明を求めた。しかし、その説明に納得できず、引き続き患者の権利オンブズマン会議（以下「オンブズマン会議」という）に対して苦情調査の申立を行った。

第2　調査の経過

1．調査開始の決定

　2014年4月13日オンブズマン会議は申立人（患者の父）の苦情調査申立を受理。オンブズマン会議常任運営委員会は、4名のオンブズマン会議メンバーと法律専門相談員（弁護士）1名からなる調査小委員会を発足させた。

　その後、申立人が入手した診療記録コピーに不足部分があったため申立人を通じ相手方病院に改めて開示を請求した。その後も関係書類の不足があり、全ての書類が揃ったと判断した5月18日をもって調査開始日とした。

2．調査小委員会の活動

2014年	6月15日	申立人を含む患者遺族から事情聴取と資料受領
	7月3日	聴取内容の確認と質問事項検討
	7月13日	常任運営委員会との合同会議で調査内容の検討
	7月16日	専門医からの参考意見聴取
	8月6日	相手方病院（主治医、病棟看護師長、事務担当者）から事情聴取
	9月7日	常任運営委員会との合同会議で調査内容の検討
	10月5日	調査結果に基づき報告書案骨子作成と検討

3．オンブズマン会議における検討と調査報告書の採択

2014年	6月8日	定例オンブズマン会議で意見交換
	8月17日	定例オンブズマン会議で調査経過報告
	10月14日	定例オンブズマン会議で調査報告書骨子案の検討
	11月9日	常任運営委員会で調査報告書案の検討
	12月14日	定例オンブズマン会議で修文された調査報告書案を審議
	12月15日	再修文された調査報告書案をオンブズマン会議メンバに送り意見聴取
	12月19日	意見を受けて作成した最終報告書案を会議メンバーに送付
	12月22日	最終報告書案を全員一致で採択

第3　苦情発生前後の診療経過の概要

　患者の死亡にいたる診療経過の概要は、申立人が提出した相手方病院宛の紹介状、相手方病院医師からの回答文書、調査小委員会が作成した双方からの事情聴取録、並びに相手方病院の診療記録等によれば、以下のとおりである。

1．今回の入院に繋がる相手方病院再受診までの経過

　患者は、2009年11月、A大学病院で手術不能の膵頭部がんと診断を受け、B大学病院で組織検査を受けた後、相手方病院内科での治療を希望し、同月30日より8コースの化学療法を受けた。

　2010年8月より9月までの間、B大学病院で放射線治療（50Gy／25回）、並行して温熱療法、化学療法を受け、腫瘍の縮小が見られた。その後、12月からは患者の希望で、引き続きB大学病院に通院しながら、温熱療法は自宅に近いC病院で受けていた。

　2011年11月、腫瘍の増大による黄疸が出現し、同年12月にB大学病院でダブルバイパス手術を受け、術後化学療法が継続されたが、2012年3月頃より腹水増加し、同年7月に化学療法は中止となった。

　2012年10月、腹痛が増強、腫瘍の軽度増大と腹水の所見があったため、C病院に放射線照射目的で同年11月入院し放射線治療を受けた。

　同年12月退院後は同病院に通院し、オピオイド系鎮痛剤（強力な麻薬系鎮痛剤）のデュロテップMTパッチ（4.2mg）とオキノーム散（2.5mg）4包×2で疼痛コントロールを図っていた。それでも疼痛抑制できない場合はレスキューとして、オキノーム散を追加内服していた。

　2013年1月8日、C病院への通院を継続しながら緊急時に対応してもらう目的で、自宅から近い相手方病院を紹介され再受診。同月17日以後は相手方病院のみに通院するようになり、死亡するまで他の医療機関を受診することはなかった。外来通院中は採血のほか腹部エコー検査を1回実施している。

　2013年2月28日の腹部エコー所見は、以下のとおりであった。

　　　膵臓　わずかに体部が同定できますが、SOL（占拠性病変）の困難はでした（レポートをそのまま記載）

　　　MPD（主膵管）の同定も困難でした。

胆嚢　同定できませんでした。
　　肝臓　描出する限り明らかな mass echo（−）です。両葉の IHBD（肝内胆管）の拡張が目立ちます。（∅ 5mm）

２．今回の入院から死亡前日までの経過

　2013年4月28日（日）、午前3時ころから疼痛が増強、5時過ぎに相手方病院を受診し当直医が対応。38℃の発熱あり、血液検査の結果、総ビリルビン上昇、炎症反応上昇も見られ、膵胆管の狭窄が進行している可能性があると、入院した上で絶食安静とCT検査をするように勧められたが、患者が帰宅を希望したため、オキノーム散の追加投与とペンタジン点滴注射を施行。しかし、疼痛が軽減せず、結局入院することになった。

　4月28日の血液検査結果
　　　ALP　2090 IU/l　γ‐GTP　130 IU/l　CRP（定量）6.88 mg/dl
　　　T-BIL　2.0mg/dl　ALB　2.8g/dl
　4月11日の血液検査結果
　　　ALP　1877 IU/l　　γ‐GTP　297 IU/l　CRP（定量）2.49mg/dl
　　　T-BIL　1.0mg/dl　ALB　2.8g/dl

　翌日、主治医が診察を行ったが、前日の血液検査結果（軽度の炎症のみ。肝胆道系酵素の上昇はなしと判断）から、ＣＴは必要ないと判断し、実施しなかった。

　入院後は疼痛緩和のため、定期的にデュロテップパッチ（4.2mg）を交換しオキノーム散（2.5mg）を服用していた。患者が痛みを訴えた際には、その都度、看護師が主治医に電話で連絡し、ボルタレン座薬挿入などの指示を受け、実施している。

　看護記録には下記のような記載がなされている。
　5月1日
　　0：30　腹痛で座薬希望。BP（血圧）100／54、ボルタレン座薬挿肛。
　　13：15　「腹全体が痛い。」痛み止め希望。ボルタレン座薬挿肛。
　5月2日
　　0：35　腹痛にて座薬希望。BP96／60「座薬以外効かないので注射ならしなくていい」主治医報告、ボルタレン座薬（25）1個挿肛の指

　　　　　　示あり、施行。
　　6：50　腹痛、発熱　T（体温）38.2℃　腹痛あり、座薬希望。早く先生に聞いてくれと声を荒げて言う。夜中に座薬を入れてから痛みは軽減したが又痛くなったと。主治医報告。座薬は8時間あいてないので不可。メチロン1A筋注の指示あり。
　　6：55　注射は拒否。座薬を使用できる時間まで待つと。
　　7：25　腹痛自制不可　やっぱり痛いから注射をしてほしい、注射が効かなかったら座薬を使ってくれるか先生に聞いて。
　　　　　　主治医報告。座薬は8時間あいたら使用可。メチロン1A筋注
　　8：15　「痛み少しよくなりました」
　11：10　疼痛　主治医報告　両肩と腹全体の痛みあり、座薬希望ありBP95／56、ボルタレン座薬50mg 1ケ挿肛
　11：40　BP108／57　疼痛軽減
　19：00　気分不良　ナースコールにて訪室。呼吸困難・眩暈・嘔気の訴えあり。BP116／63、P（心拍数）140、SpO_2（経皮的酸素飽和度）99％　安静にしゆっくり呼吸するように伝え、経過観察とする。症状改善あり。
　21：00　腹痛　腹満、腹痛の訴えあり、20時過ぎに定期薬のオキノーム2P内服したばかり。血圧71／50、意識状態変化なし。血圧が低いことを本人に伝えると「少し、我慢します」と返答あり。経過観察とする。

3．死亡当日の経過

死亡当日の看護記録に下記のように記録がある。
5月3日（祭日）
　　0：30　ナースコールで訪室。腹痛、腹満の訴えあり。BP87／60、P114／分。主治医（当夜当直）報告し、ボルタレン座薬挿入の指示あり、施行する。
　　4：35　ナースコールあり訪室。動悸、呼吸苦、口渇、手の痺れ、眩暈の訴えあり、BP101／61、P120／分、SpO_2 99％。安静にしゆっくり呼吸するよう伝え経過観察。

6：50　主治医より連絡あり状況報告、本人希望であればセルシン2mgを内服してもらうようにと指示あり。

7：00　本人が希望したためセルシン2mgを服用してもらい経過観察。

7：45　ナースコールで訪室。症状改善見られず。眩暈、呼吸苦、動悸、口渇、手の痺れ、多量の水分摂取するも排尿なく腹満あり。BP105／71、P120／分、SpO₂ 99％。
「きつくてどうしようもないから何とかしてほしい」と訴えあり。主治医に報告、アタラックスP1A　IM指示あり、施行する。

8：20　転倒。部屋の前を通りかかるとベッドサイドに横になっており本人に聞くと「立とうとして滑った。滑っただけでどこもうってない。」との返答あり　BP127／90　主治医コール。経過観察とのことでそのまま様子見る。

9：00　嘔吐。ナースコールあり。訪室すると自室のトイレに茶色の嘔吐物を少量嘔吐している。「きついです。どうにかしてください。」主治医報告し、様子観察と指示受けする。

10：30　腹痛のため座薬希望あり。主治医に報告しボルタレン座薬（50）1個挿肛指示あり。施行する。

14：50　ナースコールにより訪室、「5分前から意識がない」と家族の訴えあり。本人は車いすに乗った状態で瞳孔散大みられ、声かけに反応なし。2、3分後反応あり。声かけに応答あり。BP59／34　P96
バイタルを主治医に報告。当直医の診察を依頼するよう指示あり。当直医へ診察依頼の連絡をする。

15：00　BP69／29、P70、末梢冷感、チアノーゼあり、SpO₂測定不可、主治医報告後、採血し、ソルアセトF500mlにてルート確保指示あり。

15：10　主治医指示により、ソルアセトFにてルート確保指示あり、施行。施行中、JCS Ⅱ-20、瞳孔上転しているが、声掛けにて正中へ移動あり。うなずき、返答あり。末梢冷感著明、チアノーゼ著明、呼吸平静、BP132／45、P46、採血施行

15：15　12誘導心電図施行中、主治医来室。JCS Ⅲ-300へレベル低下。

BP146／25、P 67
15：20　呼吸停止、脈拍触知できず、吐血あり、瞳孔散大
15：25　心肺蘇生措置開始、挿管、酸素投与
16：04　ソケイ動脈触知あり、心拍あり、心マッサージ中止
16：19　部屋移動418号室へ
16：22　レスピレーター（人工呼吸器）装着
16：35　心肺停止、心肺蘇生措置再開
17：06　家族入室、主治医より家族に説明
17：22　死亡確認
17：46　頭部CT施行
《病理解剖は申立人らが希望せず、実施していないが、死亡診断書の直接の死因欄には消化管出血（上部）と記載あり。》

4．診療記録について

1）医師記録

　　入院した4月28日には、外来で診察した医師の記録がある。入院中の医師記録は死亡当日までなく、死亡確認後に入力した記録があるのみである。

　　退院サマリーには当日の経過について、「5月1日より過換気症候群の症状あり。アタラックス投与するも短時間しか効果ないため5月3日未明の症状にはセルシンを使用。朝10時（後述第4の2．2）参照）の診察時には全身倦怠感著明。しかし意識は清明で受け答えもしっかりしていた。昼前から全身倦怠感増悪し、午後から病院の敷地内へ車いすにて散歩するも途中で意識レベル低下したため帰室。帰室後は血圧も上昇し、意識レベルも改善。看護師との受け答えもしっかりしていた。ルートキープと血液検査、心電図検査を指示。15時頃12誘導心電図施行。意識レベル300（JCS Ⅲ）。両側瞳孔散大、対光反射消失、その後心肺停止・自発呼吸停止した。脳幹レベルの障害も考えたが、CPRで心拍及び自発呼吸は再開。しかし、30分後に再度心肺停止。CPRを行うも反応せず。17時22分に永眠確認」とある。

2）看護記録

　　死亡当日の午前9時以降急変及び心肺停止までの記載は上記3引用のと

おり。フローシートには1日3回の体温、脈拍、血圧、SpO_2のチェックがある。フローシートでは、SpO_2は朝・昼・夕で区分され、計測値を記載。死亡当日は昼の欄に99との記載がある。

5．死亡後の経過

　患者死亡後、主治医から患者の両親と祖父、叔父に対し、死亡の機序について説明あり。その際、主治医は家族に対して病理解剖を勧めたが、家族の希望により実施されず頭部Ａｉ（死亡後画像診断）のみ撮影された。

　後日、申立人及び妻が相手方病院の総務課に対し、死亡した当日の対応について苦情を訴えた。これに対し相手方病院の総務課職員Ｄ氏が対応した。Ｄ氏は苦情を主治医に伝え、主治医は申立人に対する回答書を作成し、Ｄ氏を通じて申立人に交付された。

　当該回答書は、①入院時になぜ画像検査を行わなかったか、②（患者が）入院しなくもいいような感じで言われ落ち込んだ、③死亡後のＣＴ検査でなぜ腹部ＣＴ検査を行わなかったのかの3点について、主治医の見解が記載され、末尾に患者の死が大変残念でならない、本人、家族の期待に添えず誠に申し訳なかった旨に加え、「当文書での回答でまた疑問な点がございましたら、改めてご一報いただけましたら幸いです。」と記載されている。

　その後、オンブズマンによる同行支援まで、主治医及び看護師から家族に対する説明が行われたことはない。

　なお、申立人らは相手方病院にカルテ開示を求め、開示されたカルテコピーを持参して幾つかの相談窓口を訪ね、最終的にＮＰＯ法人患者の権利オンブズマンの苦情相談を受けている。その際、開示されていない資料があるのではないかと指摘され、オンブマン会議による調査開始決定を受けて、あるはずの記録の開示を求め、いくつかの記録が新たに開示されている。

第4　患者及び申立人の苦情の概要と相手方病院における弁明の概要

1．申立人の訴える苦情の概要（申立人からの事情聴取等による）

1）死亡当日（5月3日）、何度も訴えたのに、医師の診察等適切な対応がな

かった。

　息子は自ら緩和ケア病棟を見学しており、緩和ケア目的であれば専門の医療機関を利用するつもりでいた。本件当時は、息子も自分たちも再度の化学療法を諦めてはおらず、痛みをコントロールして体調が改善すれば再度チャレンジし、看護師職に復帰したいとの希望を、相手方病院の主治医にも伝えていた。

　受診する時は必ず息子には妻が付き添って、説明にも同席した。2013年1月8日以降の通院の際には、エコー検査と採血をするだけで、病状等について説明はなかった。

　今回の入院も一時的なものとの認識でいた。前日に見舞った際は比較的調子がよさそうだったが、当日朝8時、妻に「きついから病院に来てくれ」と息遣いも荒く、かすれた声で電話があった。9時ころ病室に行くと、息子は意識朦朧としており、前日と全く様子が違っていた。

　気分が悪いのでトイレに行きたいと言ったが、立てないため、自分が抱えて連れて行った。2度ほど激しく嘔吐した後、前屈みのまま動けない様子だったので再度抱えてベッドに移動させた。ベッド上では痛みでどうにもならない様子で「どうにかしてくれ」と言ってベッド柵をガタガタさせるなど、身の置き所もない様子だった。妻とナースセンターに行き、状況を尋ねると、「セルシンを内服した後にアタラックスPを注射したので薬が効きすぎていると思う。朝に較べたら受け答えもできる状態になっている。午後2時には薬が切れるので徐々に良くなるだろう」との説明を受けた。

　午前10時ころ、「苦しい、医師を呼んでほしい」と言うのでナースコールしたが、看護師は、「薬をこれ以上使ったらもっとドロドロの状態になりますよ。私に言われても困ります」と言い、医師に聞いてほしいと頼んでも、「電話したけど出られませんでした。様子を見てください」と言うだけだった。

　午前11時20分ころ、息子の手に触れると氷のように冷たく、爪が真っ黒になっていたので蒸しタオルで手足を温めながらマッサージした。その頃どす黒いものを嘔吐したが、吐物は看護師には見せていない。

　正午ころ、食事を持ってきた看護師に、チアノーゼになっていることを

伝えたが、何もしなかった。午後1時ころ、引き膳にきた看護師が「ご飯食べられましたか」と聞いたので、自分は「こんな状態で食べられるわけないやろう」と言ったが、何も言わずに出て行った。病室は4人部屋で、何度となく看護師が部屋に入ってきたが、「きつい」と言ってベッド柵をガタガタ揺すっている息子に、声をかけてくれることは一切なかった。様子を見かねて、いくぶん気分が良くなるのではと思い、看護師の許可を得て自分たちで車椅子に移乗させ1階の中庭へ連れて行ったが、5分足らずで病室に戻した。

　ベッドに戻るか尋ねたが返事をしなかったので胸に手を当てたところ鼓動が感じられなかった。そのためすぐナースコールした。

　訪室した看護師が息子の体を揺すりながら5回ほど声をかけたが、息子が「あ」と一声発したのを見て、「意識戻りましたね」と言っただけで退室した。その後、酸素飽和度を測定しようとしたが測定不能であることが分かって、初めて慌てだした。その際、外に出るように言われたので、妻と病室の前で待っていた。

　午後3時15分ころ、主治医が病棟にやってきた。病室に入るまではさほど急ぐ様子もなく、「頭のCTを撮りますから」などと話していた。しかし、病室に入って息子を見たとたん慌てて、「何でこんなことになっているのか」と看護師を叱っていた。

　午後4時19分、自発呼吸が戻ったとして個室へ移された。その後も病室の前で待っていた。午後5時6分に病室に初めて入った。午後5時22分、臨終を告げられた。主治医からの説明はあったが、思いがけず息子を喪ったショックが大きく、説明が理解できず質問もできなかった。病理解剖を勧められたが断り、画像診断だけ同意した。

　後日入手したカルテコピーを見て、5月3日、息子が一番苦しんでいた午前10時から意識消失するまでの時間帯に何も記録されていないことが分った。息子が放置されていたという思いが一層強くなった。

2）一方的に日時を指定され、責任者的立場の人に会わせてもらえなかった。
　相手方病院に出向き、死亡当日意識消失するまでの間看護師が何もしてくれなかったことを訴え、説明をしてほしいと申し出た。対応した総務課

職員のD氏は看護師に確認し、調べた上で回答すると言った。その後、D氏から電話があり、日時を指定して、主治医と内科部長が説明するとの話であった。

6月初めに自分が脳梗塞で入院して回復期であったこと、指定された時間に行くことができない旨を伝えたが、日時変更はしてもらえなかった。その後、院長と話をしたいと言ったが、D氏は「この件は自分が任されている。院長には自分が話をします。組織の問題で院長は対応できません。」の一点張りで、D氏としか話をすることができなかった。

2．苦情に対する相手方の弁明の概要（相手方からの事情聴取等による）
1）病状評価および治療方針について

2013年1月8日の外来受診はレスキュー（緊急時に対応）としてC病院から紹介を受けた。病状評価については腹部エコーを実施したほか、こちらでは特段の検査はしていない。次の1月17日来院時に、当院で引き続き治療をしてほしいと言われたので、こちらで継続して診察することになった。

C病院の紹介状に記載されていた治療経過、特に何度も化学療法や放射線照射、温熱療法等を試み、腹水増加と腫瘍軽度増大で放射線照射目的にて入院し、抗がん剤（TS－1）を試みるも倦怠感強く翌日中止し、放射線療法のみで退院した経過から、今後は治療でなく緩和のほうにメインを置くものと考え、「いま患者に必要なのはがんと闘うことではなく、がんとうまく仲良く過ごしていくか、疼痛コントロールしていくか、症状を緩和することだ」というような感覚で外来では対応してきた。

急変の可能性については把握していなかった。CT等の画像診断を含め特段の検査は行っていない（実際には上述のとおり2月に腹部エコー実施）。今回（4月28日）の入院も、痛みがコントロールできれば退院してもらうつもりであった。

2）入院後及び死亡当日の対応について

5月2日から呼吸困難の訴えがあるが、SpO_2が落ちていない。以前から過換気症候群の症状が見られたため、この時も同様と考えていた。また、

入院時から全身倦怠感は訴えていたので、「きつい」という訴えも特別なものとは思わなかった。前夜は病院の当直で、亡くなった日の朝8時頃に患者を診察した。その際は普通に会話もできたし、痛みも苦しさも軽減しているとのことだった（カルテには記載なし）ので、実家に帰省するため8時30分頃病院を出た。（退院サマリーでは午前10時に診察とあるが、家族が9時頃には病室に到着しており、家族到着後の診察がないことについては争いがないことから、この退院サマリーの記事は不正確であると考えられる）

看護師はナースコールがあれば訪室して、患者から鎮痛処置などの希望があれば、その都度主治医に電話で報告し、指示を受けて実施している。バイタルサインや状態などの報告内容については、個々の看護師の判断による。

8時頃診察した際の状態に照らし、嘔吐やきついとの訴えには、経過観察するよう指示を出した。当日は当直医がいた。当直医への診察依頼などは、看護師からの連絡を受けて主治医が必要性の有無を判断している。看護師が独自の判断で当直医に診察を依頼することはない。

嘔吐は、バイパス手術を受けているが通過障害は残っているので、以前からあった。今回の嘔吐も同じ原因によるものと考えた。看護師は、家族から、どす黒い嘔吐だったとは聞いていないと言っている。吐血であれば、必ず医師に報告したはずである。

チアノーゼについては、昼前後にその訴えを聞いたり目撃したという看護師はいない。配膳をするのは通常は看護助手であり、看護助手を看護師と誤解されたのではないか。

13時の時点のSpO_2が99％（看護記録に記載はなく、フローシートの昼の項目に数値記載あり）だったので、顔色不良だとしてもチアノーゼはなかったと思われる。

患者が朝から身の置き所がない状態であることは認識していたが、入院前からの経過中も常に倦怠感は訴えていたので、特に異常な状況とは評価していなかった。

14時50分に看護師から連絡を受け、直ちにタクシーで病院に向かい、到着後蘇生術を行ったが、救命できなかった。

なお、調査小委員会による事情聴取の際には、死因について改めて質問

しなかったが、退院時サマリーには「死亡原因は膵頭部がんの十二指腸浸潤（2011年12月に浸潤による通過障害があり、B大学病院でダブルバイパス手術がされている）からの消化管出血が原因でショック・リバー（ショック状態で引き起こされる肝臓の機能不全）となったと考える」と記載されている。

3）看護記録について

　当院の看護基準では、看護経過記録は基本的に何か処置をした時と、何か特別なことがあった時に記載することになっている。それ以外には、急変等の事態があった際は、関連する事項について遡って記載する。バイタルサインはフローシートに記載している。

　看護師長が当日の担当看護師3名から聞き取りを行ったが、上記基準に照らして、看護記録の記載に問題はなかったとの評価である。

　なお、後日相手方病院より送付された「看護記録とは」という文書には、経過記録につき、「看護を必要とする人の問題の経過や治療・処置・ケア・看護実践とその結果を記載したものである。経過記録においては、患者の問題、そして看護計画の事項その結果としての経過記録という一貫性・継続性が問われる」とあり、「急変、重傷者、事故発生時は、経時的、記述的に詳細に記載する」とされている。

4）患者死亡後の家族からの苦情対応について

　苦情相談窓口は総務である。患者死亡後、申立人から主治医に会いたいと言われたことはない。従って、面談の日時を一方的に指定した事実もない。主治医は対応した総務のD氏から、「患者家族から、質問があったのでレポートとして書いてほしい」と言われたので、3項目の質問に回答した文書を渡した。病院長に会いたいと言われたかどうかは記録上明らかではなく、担当者にもそのような記憶はないが、もし言われたとすれば断ったと思う。病院の苦情対応マニュアルはない。

第5　患者の権利オンブズマンにおける考察

1．本件苦情をもたらした原因の究明とその評価
（1）　患者の死亡原因

　　本件では病理解剖が行われていないこと、死亡時画像診断も脳についてのみ行われ、体幹部について行われなかったことから、正確には不明であるが、当日の朝の看護記録には茶色い嘔吐物を少量嘔吐との記載があり、家族はその後トイレでどす黒いものを嘔吐していたと記憶していること、「死後黒色の吐物があり、後に血液になったため、上部消化管出血があったと判断」という主治医の退院サマリーの記載、当日の血液検査において入院時に比べ貧血が進行していることが認められること、十二指腸への浸潤がありバイパス術を受けていたことなどから、死亡原因は、主治医の指摘するように上部消化管出血による出血性ショックが最も疑わしいと思われる。即ち、膵臓がん自体の進行による死亡ではなかったと考えられる。前夜から血圧の低下や腹全体の痛みなどが認められていることに照らすと、徐々に出血が進行し、意識消失に至ったものと思われる。

　　ところで、調査委員が肝臓専門医から聴取した参考意見によると、十二指腸からの出血はがんの浸潤による破綻、もしくは狭窄部位の破綻のいずれとも考えられるが、仮に早期に（当日朝、もしくは血圧低下を認めた夜間）この出血が発見されていたとしても、血管の閉塞があることや放射線治療の既往等に照らすと、止血のために積極的な治療を行うことは難しかっただろうとのことである。点滴や輸血により保存的に対応するが、出血が抑えられなければ、厳しい状況であることを患者と家族に説明し、緩和ケアを行うのが一般的であり、延命は困難であったであろうとのことだった。

（2）　治療目的に関する患者側と医療側の認識

　　上記相手方病院再受診までの経過に記載したとおり、2013年1月、2回目の受診時に患者が継続的に相手方での診療を希望し、以後は相手方のみが患者の診察を行っていた。

　　主治医は事情聴取時に、C病院の紹介状にある診療経過から、更なる積極的な治療は困難で、専ら緩和が目的であるとの認識でいた。

これに対し、申立人らによると、患者は積極的治療を諦めておらず、看護職への復帰に意欲的だったという。
　Ｃ病院の紹介状によると、膵頭部に認められる腫瘍のサイズは下方レベルで若干縮小している様に見える、腹水減少等、入院時よりやや改善しているように解される。相手方病院における２月のエコー検査でも特段の変化の指摘はない。しかし、がん性疼痛は増強しており、デュロテップパッチ、オキノーム、ボルタレン座薬等の量や使用する頻度が多くなっていた。本件入院も疼痛が増強し、自宅ではコントロールが困難になったためであった。
　入院に際し、改めて患者の全身状態を評価するための検査としては、血液検査がなされたのみで、画像検査は一切なされていない。看護計画には傷病名として「急性疼痛」と記載され、目標として「疼痛の原因を見つけ出すことができる。痛みが軽減したと述べる。穏やかな表情になる。疼痛による日常生活活動の妨げをうけない。夜間、良眠を得る。疼痛を緩和させる方法を実施できる」との記載がある。すなわち、患者本人も、申立人らも、主治医も、ともに今回の入院は疼痛緩和のためであるとの認識では一致していた。
　他方、患者及び申立人らは、今後も積極的な治療を受ける心づもりであるのに対し、主治医はその可能性はないと考えていたが、他方で急変し死に至るような状況でもないとの認識であった。
（3）　患者の病状評価について
　主治医は、上記のとおり、当座は緩和医療を行いながら様子を見ていくという考えであり、積極的に病状を把握するための検査は特段行っていなかった。疼痛が増強し、コントロールが困難になって入院に至った今回も、血液検査とバイタルサインをチェックするほか特段の検査は行われなかった。
　本件について肝臓専門医から聴取した参考意見によると、Ｃ病院のＣＴ所見、十二指腸浸潤によりバイパス手術を受けた等の診療経過に照らし、具体的な機序の予測は不可能でも、患者はいつ急変してもおかしくない状態にあった。
　しかし、主治医は急変の可能性は念頭になく、コントロール困難な疼痛

に対してはデュロテップ、オキノーム、ボルタレン座薬、死亡当日のアタラックスＰ投与等の処置を行ったのみである。

　患者の死亡前日から当日意識消失に至るまでの経過は、前記第３の１．２．に記載したとおりである。前日21時の血圧は異常に低く、当日０時30分の血圧及び脈拍はショックを疑わせる値で、４時35分には動悸、呼吸苦、口渇、手の痺れ、眩暈を訴え、血圧101／61、脈拍120とこれも異常値であるが、SpO_2 99％であったため安静促し経過観察とし、その後主治医の指示でセルシンやアタラックスＰを投与している。

　経過を客観的にたどれば、死亡前日夜から当日にかけて、明らかに変化が起きていることが指摘できる。がんの浸潤もしくは通過障害部破綻を原因とする十二指腸破綻による出血が死亡原因であったことを前提とすれば、腹満と腹痛、腹全体の痛みの訴えは、その症状であった可能性が否定できない。しかし、病状がそれまでとは変化していることが、看護師及び主治医には把握されていない。

　そのために、この変化について、詳細を把握するための診察や検査等はなされておらず、過換気症候群（過換気によって血中二酸化炭素分圧の低下や呼吸性アルカローシスが引き起こされ、種々の症状が出現するもの。ストレス等による緊張、強い情動変化などが引き金となり異常な呼吸反応を示すことが多い）として経過観察となり、ボルタレンやセルシンの投与がなされているが、いずれかの段階で新たな問題の出現が疑われていれば画像検査により十二指腸の破綻が確認できた可能性は否定できない。

　申立人らは患者は積極的な治療を諦めておらず、したがってまだ全般的に緩和ケアを受ける時期ではないと考えていたと述べているが、緩和ケアは、「生命を脅かす疾患による問題に直面している患者とその家族に対して、疾患の早期より痛み、身体的問題、心理社会的問題、スピリチュアルな問題に関して、きちんとした評価を行い、それが障害とならないように予防したり、対処することで、クオリティ・オブ・ライフを改善するためのアプローチである」（注：2002年 WHO）とされており、緩和ケアにおいても、積極的な病状評価と、それに基づく適切な対応が求められることは明らかである。

　（注：　http://www.who.int/cancer/palliative/definition/en/）

(4) 患者の苦痛への対応について

　厚生労働省は、がん対策推進基本計画（2010年成立のがん対策基本法に基づき2012年閣議決定）の策定以前から、診断初期からの緩和ケアを切れ目なく受けることを推奨してきた。しかしながら本件患者はがん性疼痛が強く、相手方病院での緩和ケアではコントロールできていない状態にあった。緩和ケア専門医によると、これだけの疼痛があり、デュロテップやオキノーム頓服によっても軽減されていない場合は、モルヒネの持続注射による緩和を試みるのが一般的であるという。

　患者が本件入院中に訴えていた身の置き所のない痛みは、緩和ケア専門医が対処すれば適切にコントロールできた可能性が高く、疼痛による苦痛がすさまじく、また患者のQOLを大きく損なうことに鑑みると、本件苦情の背景として、適切な緩和ケアが十分に提供されていなかったことがあると考えられる。

第6　苦情の当否に関する判断と相手方病院に対する勧告及び要望

1．苦情の当否に関する判断
1）死亡当日、何度も訴えたのに、医師の診察等適切な対応がなかったとの苦情について
(1)　当日の経過について

　死亡当日の医師記録、看護記録の記載については、第3の4．に記載したとおりである。看護記録には、9時にトイレで茶色の嘔吐物を少量嘔吐、10時30分に腹痛のため座薬希望ありとの記載があるが、その後14時50分意識レベル低下まで何の記録もない。相手方病院によると、この間の医師記録は存在しないが、主治医は当日8時に診察したと述べる。しかし、看護記録にその記載はない。

　申立人らは、当日8時頃患者からの切迫した電話連絡を受け、直ちに病院に駆けつけ、ベッド柵をガタガタさせるなどして苦しさに耐えかねている患者の状況を何度となく看護師に訴えたと述べるが、その記録は一切ない。また、事情聴取において、相手方はかかる訴えを聞いた看護師はいな

いと否定している。

　しかし、相手方病院は患者が身の置き所もないことを訴えていたことは知っていた旨述べていること、患者の訴えは過換気症候群によるものと考え、経過観察が適当であり、訴えが続くためボルタレン座薬に加えてセルシンを投与しており、その影響によるきつさであろうと考えていたと述べていることに照らせば、家族が患者の辛さを訴えた際にも、既に説明済みの経過のひとつでしかないと軽く捉えたのであろうことが推測される。そして、14時50分には家族からのナースコールで訪室し、車椅子に乗った状態で瞳孔散大した患者を確認した旨の記載があることに照らすと、患者が終始身の置き所もない苦しさや痛みを訴え、それを申立人らが何度も看護師に伝えたが、何ら対応のないまま時間が過ぎ、気分転換のため車いす移乗させ帰室した際に意識レベルが急激に低下したとの申立人らの訴えに沿った事実はあったと考えるのが相当である。

(2)　苦情発生に至った原因

　既に検討したように、患者は十二指腸破綻による消化管出血を原因とする出血性ショックで死亡したと考えられることから、後方視的に考えれば、死亡2日前からの血圧低下や苦痛の訴え、特に腹全体の痛みは、消化管出血によるものであった可能性を否定できない。

　しかし、主治医には、患者が膵臓がんの厳しいステージにあり、積極的治療は困難な状況にあるとの認識はあったが、直ちに死に至るような急変は予想しておらず、5月1日からの訴えを過換気症候群と評価し、ボルタレン座薬の挿肛などの鎮痛により対応していた。

　上述のとおり、患者の当時の全身状態は、いつ急変してもおかしくない程度にがんが進行した状況であり、十二指腸浸潤による通過障害に対するバイパス手術を受けている経過等に照らせば、なおさら急変の可能性は高かったと考えられ、症状の変化に対しては、その原因を明らかにするために画像検査を行うなどの処置をすべきであったと考えられる。

　しかしながら、相手方病院においては、改めて患者の膵臓がんの状態やこれに伴う問題の有無が精査されることはなかった。さらに、主治医はかかる急変を全く念頭においてなかったため、患者の苦痛の訴えをがん性疼痛からのストレスによる過換気症候群と思い込んでしまったと推測される

が、その一因は患者の病状評価が不十分であったことにある。
（3） 申立人らの苦情について
　　主な苦情は、容体が悪いことを看護師に再三訴えたにもかかわらず、およそ5時間近くも医師による診察を受けることができずに死を迎えてしまったことにある。看護師が患者の訴えを医師に逐次報告していなかったことは、看護記録からも認められるが、そのような看護師の対応について、相手方病院は、第4の2.2）に記したとおり、看護師が判断するのは主治医への報告の要否であり、当直医への診察依頼は看護師が独自に判断するものではないと述べている。しかしながら、後方視的に考えれば、当時の患者の訴えは、まさに死に至る急変が生じたことを告げていたのであり、医師に報告されるべきものであった。また、当直医が待機している病院において、主治医不在の週末に患者が異常を訴えている場合には、直ちに診察することが可能な当直医が診察する等の対応が行われることは、医療機関に当然のこととして求められるものであろう。

　　1994年にWHOヨーロッパ事務局が発表した「ヨーロッパにおける患者の権利の促進に関する宣言」（以下、WHO宣言）は「5．1すべて人は、自分の健康の必要性に応じた保健医療を受ける権利を有する。」「5．10患者は現在の知見に応じて、苦痛を軽減される権利を有する」と、患者が可能な限り最善の医療を受ける権利があることを明らかにしている。本件において、患者が再三訴える苦痛が真摯に受け止められなかったという申立人らの苦情は支持できるものである。

（4） インフォームド・コンセントについて
　　インフォームド・コンセント原則は、歴史的には第二次世界大戦中のナチスドイツの医師等による重大な人権侵害を検証した提言（ニュルンベルク綱領）において初めて国際的文書として指摘され、その後日常診療においても当てはまる原則で、患者の権利の中心をなす自己決定権を内実とするものである。WHO宣言には、「患者は、容体に関する医学的事実を含めた自己の健康状態、提案されている医療行為及びそれぞれの行為に伴いうる危険と利点、無治療の効果を含め提案されている行為に代わり得る方法、並びに診断、予後、治療の経過について、完全な情報を提供される権利を有する」と規定されている。

これを本件について検討すると、相手方病院の主治医はもはや積極的治療の適応はないと評価していたこと、バイパス手術を受けた十二指腸が破綻し出血を来す可能性があることなどについて、患者家族が十分な情報の提供を得ていたとは言えない状況にあった。さらにいえば、緩和ケアに際して十分な病状評価が行われた形跡がないことから、患者は自己決定のために必要十分な「容体に関する医学的事実」を知ることができていなかった。
　これらについて、患者及び申立人らが十分に情報を提供され、理解した上で治療に臨んでいれば、本件のような経過にはならなかった可能性がある。

2）一方的に日時を指定され、責任者的立場の人に会わせてもらえなかったとの苦情について
（1）　事実認定について
　上記のように、本件では、患者死亡後、家族が相手方病院に対して苦情を訴えたものであるが、苦情対応の経過についての認識において相手方病院と患者家族との認識は乖離している。このように認識が乖離している点につき、いずれの認識が正しいのかを評価することは当法人の苦情調査の範疇を超えるものである。
（2）　患者の権利オンブズマンとしての見解
　上記の理由から、この苦情について評価することはできないが、以下の点について、述べておきたい。
　医師と患者及びその遺族等が直接対話することが苦情解決の基本であり、申立人の苦情も、まさに医師と面談したいとの希望が容れられなかったというものである。本件においては、相手方病院の認識を前提としても、主治医が苦情対応担当者に対し、申立人といつでも面談して説明する旨告げていたというのであるから、苦情対応担当者において主治医との面談の場を設けるべく積極的な働きかけが行われるべきであった。しかし、苦情対応担当者がこのような積極的な働きかけを行ったことはなかった。この苦情対応そのものが苦情発生の原因となったと言うことができる。
　上述のWHO宣言では、「患者が自己の権利が尊重されていないと感じる場合には、苦情申立ができなければならない。裁判所の救済手続に加えて、苦情を申し立て、仲裁し、裁定する手続を可能にするような、その施

設内での、あるいはそれ以外のレベルでの独立した機構が形成されるべきである。これらの機構は、患者がいつでも苦情申立手続に関する情報を利用でき、また独立した役職の者がいて患者がどういう方法を採るのが最も適切か相談できるようなものであることが望ましい。」と定められている（6.5項）。すなわち、医療機関においては、院内に苦情申立手続を整備し、手続についての情報を患者に提供することが望ましいとされている。

しかし、相手方病院には苦情対応システムのマニュアルがなく、苦情申立手続については整備されていない状況である。

2．相手方病院に対する勧告及び要望

1）**診療にあたって患者の病状を正確に把握し、その情報及び診療の目標を患者と共有すること、特に緩和ケアにおいて、病状を正確に把握すること、それを前提とした治療目標の共有は重要であることを確認し、かかる診療が実現できるようシステムを改善すること。**

上述のように、患者は積極的治療を諦めておらず、相手方における診療を、それを目指すための疼痛管理のためのものと位置付けていた。しかし、主治医はそうは考えず、専ら緩和ケアを目的としたものと認識していた。そして、積極的な病状把握は行っていなかったため、重篤感を持たず、死に繋がる急変を予測していなかった。このように、相互に患者の病態や治療方針に関する認識のずれがあり、情報を共有できていなかったことが申立人の第一の苦情の根幹にはある。

主治医は、患者に積極的治療の適応はなく、専ら緩和ケア目的との認識であったが、適切な緩和ケアの実現のためにも、患者の正確な病状把握は必要である。また、現在の病状について、正確な情報の提供を得て、はじめて患者はインフォームド・コンセントを実践できるのである。

相手方においては、かかる認識を持ち、緩和ケアにおいても患者の病状の正確な把握に努めると共に、患者にその情報を提供し、インフォームド・コンセントに基づいた情報共有のもと、診療を実践できるようシステムを改善することを勧告する。

2）**入院中も病状を正確に把握し、病状の変化を示す所見等について、適切に**

観察し、主治医等に報告し、必要な処置が適時に提供できるよう、連絡体制の見直しなど、システムの改善を図ること、その前提として本件につき、医療事故調査を行うこと。

　入院中、相手方病院において、患者にどのような診療が行われ、どのように病状が把握され、どのような観察、処置等が行われたかを示す客観的な唯一の資料といえるのが診療記録である。

　本件については、前述のとおり、入院中の医師記録には、死亡当日に、死亡後入院中の経過を記した記載があるのみで、毎日の回診時や、当日朝の診察についての記載は一切ない。看護記録にも医師診察の記載はない。死亡当日朝、実家に帰る前の診察について、主治医は事情聴取時には8時半頃と回答しているが、退院サマリーには10時との記載がある。しかし、前述のとおり、このサマリーの記載は事実に即していない不正確なものと考えられる。診療記録に記載されていないことは「なかった」とされるのが原則である。また緩和ケアが主眼である場合にも、前述のとおり患者の正確な病状把握はなされるべきである。したがって、医師の診察は必ず記録されるべきである。

　また看護記録は毎日経時的に記録されているものの、死亡当日は患者の意識消失に至るまでの3時間以上の間の記録がない。

　相手方病院の「看護記録とは」には、「急変、重傷者、事故発生時は、経時的、記述的に詳細に記載する」とされている。鎮痛剤やモルヒネを使用しても緩和困難な痛みやきつさの訴えは「急変、重傷者」にあたると評価すべきものであり、訴えが詳細に記載されるべきであったし、適切に主治医もしくは当直医に連絡がされるべきであったと考える。

　本件は、患者の病状が正確に把握されないまま、通院を重ねた後に疼痛管理のための入院となり、その入院中に恐らくは上部消化管出血が生じ、それに伴う新たな疼痛や血圧低下、頻脈等の症状が現れていたにもかかわらず、これが適切に評価されず、何の処置もなされないまま意識消失に至り、死亡した事案である。

　患者の死後、主治医は病理解剖を勧めたが、申立人らが希望しなかったため、当初予定していた頭部のＡｉのみ実施され、当時最も疑われていた上部消化管出血の有無を確認するための体幹部Ａｉはなされなかった。こ

のことも、申立人らの不信感を増大させる一因となっている。

　2015年10月施行の改正医療法は、医療事故調査制度について定め、医療事故について、「当該病院等に勤務する医療従事者が提供した医療に起因し、又は起因すると疑われる死亡又は死産であって、当該管理者が当該死亡又は死産を予期しなかったものとして厚生労働省令で定めるもの」と定義している。本件はまさに管理者が「予期しなかった」死であり、「医療事故」として扱われるべき事案である。

　これまでに記したとおり、本件においては数々の改善すべき点を指摘できるのであって、有効な改善策を策定するにあたり、相手方病院には、まずは本件医療事故について、客観的かつ公正な事故調査を行い、本件に学ぶことが求められる。

　したがって、改めて本件について、医療事故であると位置付けて、医療事故調査を行い、本報告書に指摘した問題点等について検証し、再発防止のために必要な体制の見直しを行い、それに基づいて病状を正確に把握し、病状の変化を示す所見等を適切に観察し、主治医等に報告し、必要な処置が適時に提供できるよう、連絡体制を見直すなど、システムの改善を図るよう勧告する。

3）苦情解決手続を整備するとともに、診療記録について開示請求のあった場合には厚労省の指針等に基づき、すべての記録を開示すること

　申立人の第2の苦情は、上述のとおり適切な苦情対応のための手続や体制がとられていないために生じたものということができる。また、申立人による患者の診療記録の開示請求に対し、相手方病院は、全てを速やかに開示せず、看護計画等一部の文書を開示していないが、厚生労働省の診療情報の提供等に関する指針や個人情報保護法に基づき、全ての記録が適時に開示されるべきである。

　したがって、上記のとおりWHO宣言の趣旨に沿った苦情解決手続を整備するとともに、診療記録の開示にあたっては、厚労省の指針等に基づき、すべての記録を適時に開示することを要望する。

以上

第１４０１号事件　申立人からの手紙（抜萃）

　先日から同行支援、調査等に尽力を重ねて頂き、本当に有り難く思ってます。報告書を何度も、何度も読み返しました。現在の医療現場と職業意識の欠如に現実を見る思いです。

　一度でも当直医が途中で診察をしてくれていたのなら、家族もこんなにも病院側に抗議的な言い分は言わなかったと思います。最後まで息子は「○○先生を呼んで！」と叫んでいました。看護師がもっと配慮をしてくれて、訴えを全うに受けてくれていたなら……！

　今でも息子の死は無念でなりませんし、心が貧しいかもしれませんが、許す事ができません。

　病院にとっては、年間何千人の患者と接しているかもしれません。息子はその中の一人であり、もっと真摯に受け止めてくれて医療を受ける権利もあります。医師との思いの交差がうまく行けず、本当に悲しいです。これまで３回余命を聞きました。「がんばってるじゃないですか！」とのくり返し、家族も息子も多少期待して、まだ生きられると！思い込んでいた所もあります。

　まだ、やりたい事もたくさんあったと思います。息子も自分自身、こんな形で命をとじるなんて考えてなかったと思います。

　まだ、納得いかない！というのが現状です。生前、息子は苦しみながら死にたくないと言っていました。病気になっただけでも本人の心痛、ストレスが大変なのに、一体、何の為、誰の為の病院、治療なんでしょうか！

　オンブズマンの皆様には本当に感謝してます。声を限りに「ありがとうございます」と申します。

（この手紙は2015年１月７日に事務局に届きました。）

第１４０１号事件　相手方病院長からの文書

平成27年２月24日

患者の権利オンブズマン
理事長　久保井　摂様

〇〇〇病院院長

患者の権利オンブズマンによる調査報告について（感想）

　この度、調査報告書をいただきまして、ご指摘を真摯に受け止め、医師が忙しいあまり、時間をかけて患者さんや家族に対し、細やかな配慮ができなかったことに申し訳なく思っています。

　今回のご指摘を受けまして、本件と同様の事象が発生した際には医療事故調査委員会の中で調査および協議し対応していきたいと考えています。また、平成27年１月より緩和ケアを行っていた医師を採用し、患者さんやご家族に正確な情報が提供できるよう医療の質の向上に努めて参ります。

以上

3 患者の権利オンブズマン東京 苦情調査申立事件

①第3号事件

乳腺外科

乳がん手術の前に医師から十分な説明を受けることができず、乳房再建について術式を選択することができなかった

　申立人は乳がんに対する乳房部分切除を受け、その際、同時に欠損部に乳房外側の脂肪を充填する処置がなされたところ、術後に手術部位ではない背中に強い痛みが生じた。申立人は、自分に無断で広背筋皮弁を用いた同時乳房再建術が行われたのではないかと強い不信感を抱き、苦情調査申立に至った。

本ケースのポイント

　乳房部分切除に伴う乳房再建には、脂肪の充填以外にも複数の方法があること、脂肪を充填する際には広背筋の外縁にまで達する切開や組織の剥離が行われること等について、術前に情報提供がなかったため、申立人は乳房再建の術式を選択できなかったばかりか、具体的にはどんな処置が行れるのか知らないまま手術を受けた。

　さらに、術後訴えた疼痛について、医師が術後不可避的に生じるものと考えて重く受け止めず、適切な対応をしなかったことから、申立人は強い不信感を抱くに至った。

　相手方に対し、インフォームド・コンセント原理を正しく理解し、患者の自己決定権を尊重すること、術後の痛みの訴えに対して十分な医学的検討を行い、適切な治療を早期から行うことを勧告した。

平成21年（2009年）4月24日

第3号案件

調 査 勧 告 書

患者の権利オンブズマン東京
オンブズマン会議

目　次
オンブズマン会議の結論及び勧告意見
第1　苦情調査の申立て
第2　調査の経過
第3　申立人の苦情の内容に対する相手方病院の説明
第4　オンブズマン会議が認定した事実
第5　申立人の苦情に対するオンブズマン会議の判断
　　1　苦情1について
　　2　苦情2について
　　3　苦情3について
第6　オンブズマン会議による勧告意見の理由
　　1　勧告意見1の理由
　　2　勧告意見2の理由

オンブズマン会議の結論及び勧告意見

1．オンブズマン会議が申立人の苦情について調査した結果到達した結論は、以下のとおりである。
（1）　B乳腺外科の医師は、申立人に対して広背筋皮弁を用いた乳房再建術を行っていない。
（2）　申立人は、B乳腺外科のC医師から十分な説明を受けることができず、

乳癌手術を受けるに際し、乳房外側脂肪弁を用いた充塡以外の選択をすることができなかった。
（3） Bは、申立人の手術後に長期に亘って継続していた強い痛みに対して適切に対応したとは言えない。

2．オンブズマン会議による勧告意見は、以下のとおりである。
（1） B乳腺外科は、今後、患者の自己決定権を尊重し、乳房再建について患者が複数の選択肢の中から医療行為を自己決定として選択するというインフォームド・コンセントを行えるように図ること（勧告意見1）。
（2） B乳腺外科は、今後、乳癌手術後における患者の痛みの訴えに対して、十分な医学的検討を行い、神経障害性の慢性疼痛症候群の可能性などを考慮し、必要に応じて緩和ケアの専門医師や麻酔科で特に痛み治療について知識が豊富な医師等の協力を求め、痛みを除去するための適切な治療を早期から行うこと（勧告意見2）。

第1　苦情調査の申立て

　申立人は、乳癌を発症し、B乳腺外科において部分切除術とセンチネルリンパ節生検の組み合わせによる手術を受けた。ところが、申立人は、手術の後から背中に強い痛みを感じるようになった。そこで、申立人は、広背筋皮弁を用いた乳房再建術を無断で実施され、そのために背中に強い痛みが生じているのではないか、との疑念を抱き、Bに対する以下の苦情についてオンブズマン会議による調査・点検を申し立てた。
（1） B乳腺外科の医師は、乳癌手術に際し、申立人に対して広背筋皮弁を用いた乳房再建術を行ったのではないか（苦情1）。
（2） 申立人は、B乳腺外科のC医師から十分な説明を受けることができず、再建術式の選択をすることができなかった（苦情2）。
（3） Bは、申立人の手術後に長期に亘って継続していた強い痛みに対して適切に対応してくれなかった（苦情3）。

第2　調査の経過

　オンブズマン会議は、2008年11月22日、申立てを受理し、調査委員会を設置した。調査委員会は、申立人、相手方病院関係者、申立人の現在の主治医と面談し、申立人の診療記録を分析し、また事実関係の調査と専門的知見の収集を行った。

（1）　2009年1月14日、申立人が転院した後の主治医であるD病院のE医師に面談し、事情を聴取した。調査委員会開催。
（2）　2009年2月4日、B乳腺外科のC医師らBの関係者から事情を聴取した。調査委員会開催。
（3）　2009年2月16日、申立人と面談し事情を聴取した。調査委員会開催。
（4）　2009年2月24日、申立人と面談し事情を聴取した。
（5）　2009年3月13日、B乳腺外科のF医師らBの関係者と面談し、事情を聴取した。調査委員会開催。
（6）　2009年3月21日、オンブズマン会議開催。
（7）　2009年3月27日、申立人と面談し事情を聴取した。
（8）　2009年4月6日、オンブズマン会議開催。
（9）　2009年4月10～24日、電子メールによる意見交換、調査勧告書のとりまとめ。

第3　申立人の苦情の内容に対する相手方病院の説明

　申立人の苦情に対するBの説明の要旨は、以下のとおりである。

1．苦情1について

　広背筋皮弁を用いた乳房再建術は行っていない。乳癌の切除により乳房が陥没し美容上の問題が生じるのを避けるために、乳房の外側脂肪および乳腺を移動させ、切除部分に充填を行った。これは、部分切除術に伴って当該施設で通常行われるものであって、再建術の範疇に含まれるものではない。

2．苦情2について

　手術の術式が部分切除術とセンチネルリンパ節生検（注　腋窩リンパ節のうち乳癌からのリンパ液が最初に経由するリンパ節をセンチネルリンパ節といい、これを摘出して癌の転移の有無を調べること、癌が転移していない場合、リンパ節郭清を省略することによって、リンパ浮腫、上腕内側の知覚障害、運動障害といったリンパ節郭清の合併症を回避することを目的とする）の組み合わせによるものであること、乳房の外側脂肪により切除部分に充填を行うことは説明し、申立人の同意を得ている。当センターあての紹介状に乳房部分切除術とセンチネルリンパ節生検という侵襲性の低い術式を希望していると記載されており、そのためにわざわざ当センターに手術を受けにきたのだから、当然に申立人は充填も希望していると認識していた。

3．苦情3について

　申立人の手術後の痛みは、手術に伴って不可避的に生じる切開部の疼痛であると考えて、安静を指示した。退院時には、痛みは問題のあるレベルではなかったと認識していた。申立人は、退院後、数回しか当センターに通院しておらず、対応のしようがなかった。もし、当センターへの通院を継続してくれていれば、ペインクリニックで対応していた。申立人の現在の痛みは医学的には説明ができないものであると考えている。

第4　オンブズマン会議が認定した事実

　患者の権利オンブズマン東京の本件に関する調査委員会が、申立人、相手方病院関係者、申立人の現在の主治医からの聴取、申立人の診療記録の分析等により認定した本件における事実の経過は、以下のとおりである。

1　申立人は、2003年9月よりGに通院していたところ、2006年8月のGにおける検査において、申立人の右乳房に腫瘍が発見された。そして、2007年4月のGにおける腫瘍の細胞診により、腫瘍は悪性であることが判明した。

2　申立人は、2007年5月15日にH病院のI医師にセカンドオピニオンを求め

た。

　申立人が I 医師にセカンドオピニオンを求めるにあたり、G の J 医師が作成した申立人についての I 医師あての紹介状には、申立人の乳癌は限局的なものであるところから、部分切除術とセンチネルリンパ節生検の組み合わせによる手術が適当であるとの記載があった。

　I 医師も、申立人の乳癌は限局的なものであるところから部分切除術とセンチネルリンパ節生検の組み合わせによる手術が適当であると判断したが、H 病院においてはセンチネルリンパ節生検ができないため、センチネルリンパ節生検を行うことができる B 乳腺外科の C 医師を紹介した。

3　申立人は、2007 年 5 月 18 日に初めて B に通院し、乳腺外科の C 医師の診察を受けた。

　C 医師は、2007 年 5 月 18 日及び 25 日の 2 回にわたり、申立人に対して、乳房部分切除術とセンチネルリンパ節生検、切除により生じる欠損部への脂肪の移動といった手術の術式について説明を行った。

4　申立人は、2007 年 6 月 1 日に B に乳癌の手術を受けるため入院した。

　2007 年 6 月 4 日に C 医師は、申立人とその父親に対して、あらためて手術の術式について乳房部分切除術とセンチネルリンパ節生検によるが、生検によってリンパ節への転移が発見された場合はリンパ節郭清を行うと説明し、その説明のとおりの手術を受けることを申立人は父親の立会の下に承諾した。

　この申立人が手術の承諾をしたことを証するための同意書には、手術の内容として、「乳房部分切除術＋センチネルリンパ節生検→（全切除）郭清術」という記載がなされており、脂肪充填についての記載はない。

5　C 医師は、I 医師の作成した申立人についての紹介状に「センチネル＋温存が御希望ですが当院でセンチネルが対応不可能で先生のところでの治療をおすすめしました」と記載されていたことから、申立人に対して意思の確認をすることなく、申立人が乳房部分切除術とセンチネルリンパ節生検による手術を希望しているものと考えた。そのため、C 医師は、申立人に

対する手術前の一連の術式についての説明において、術式は乳房部分切除術とセンチネルリンパ節生検によることを当然の前提として、他の術式との比較における利害得失について説明を行わなかった。

　しかし、実際のところは、申立人は、乳癌の術式についてⅠ医師から十分な説明を受けておらず、乳房部分切除術とセンチネルリンパ節生検による手術を受けることを納得・自己決定し、希望していたわけではなかった。

　一方、Ｃ医師は、乳房部分切除術を行った場合、欠損部に脂肪を移動させることは当該施設では通常医療となっており、乳房外側部の脂肪の移動であれば、形成外科の医師が行うものではなく、乳腺外科の医師が行うものであるとの説明を申立人に対して行っている。

6　2007年6月6日に申立人に対する手術が行われた。手術の術者はＦ医師、助手をＣ医師、Ｋ医師が務めた。申立人の右腋窩リンパ節を3個取り出し、生検を行ったところ、転移が認められなかったので、それ以外のリンパ節郭清は行われず、乳房の部分切除のみが行われた。

　この手術についての「手術指示表」という書面には、術式として、乳房部分切除・センチネルリンパ節生検とのみ記載されているが、この手術についての記録である「乳腺手術記載」という書面には、外側脂肪弁によって脂肪充填がなされた旨の記載がなされている。

7　手術後、申立人の父親に対して、Ｃ医師は、手術について腫瘍とその周囲約1センチを切除したこと、リンパ節を3個切除し、病理検査を行ったが転移がなかったので、郭清は省略したこと、脂肪弁による充填を行ったことなどの説明を行った。

8　手術の翌日である2007年6月7日に、申立人は、切開部の痛みの他に、眠れないほどの背中の痛みを訴えた。そのため、申立人には鎮痛剤が投与されるようになった。手術の5日後である2007年6月11日に、申立人は退院したが、退院後も申立人の背中の痛みは続いた。

9　退院後の2007年6月22日、26日、7月3日、6日、9日、17日、20日の7回に

わたり、申立人はBに通院し、C医師またはK医師が申立人の診察を行った。

これらの診察において申立人の術後の経過観察がなされ、術後の放射線治療、ホルモン治療について申立人と両医師との間で話し合いがなされ、放射線治療は行うが、ホルモン治療は行わないことが決められた。

そして、これらの診療の機会に、申立人は両医師に対して、背中に強い痛みがあることを訴えた。

申立人は、2007年7月20日、K医師に、こんなに痛いものなのか、ロキソニンより毎日飲みやすい痛み止めはないか、友人からボルタレンやカロナールの話を聞いたと述べ、K医師は、「痛みの感受性には個人差もある、痛み止めだけではなく、デパスやパキシルも有用と思われる」と述べた。申立人は、カロナールを試してみてからにしたい、と述べ、結局カロナールが処方された。次回診療を8月14日と指定したが、その後、申立人はB乳腺外科を受診していない。

10　申立人の退院後、2007年7月12日から、B放射線科のL医師およびM医師により、申立人に対する放射線治療が開始された。この放射線治療が行われている間においても、申立人は手術をした部分の付近に強い痛みを感じていたため、両医師にこれを訴えた。

そして、申立人は痛みがあまりに強いため、このまま放射線治療を受けることに不安を感じて、放射線治療を継続することの適否について、2007年7月27日、N病院のOにセカンドオピニオンを求めた。

Oは、申立人が放射線治療を中断しようとしているのは、術後の痛みのためだけでなく、術前の脂肪充填についての説明がなかったことに起因して、Bと申立人の間に信頼関係がないことも要因になっていると判断した。申立人の癌の再発を防止するためには放射線治療を行うことの必要性が高いことから、申立人に放射線治療を継続する必要性を説明した。痛みはいつまでも続くものではなく、いずれ消失する一時的なものであるのに対し、美容面は一生ものであり、Bの乳腺外科の医師が整容性を保つために、あえて面倒な手技を選択したのだ、と申立人に述べた。

11　申立人は、セカンドオピニオンに従って、なお痛みはあるが放射線治療を継続することを決断し、結局、2007年8月22日まで計25回の放射線治療が申立人に対してなされた。

12　申立人は、2007年9月からBへの通院を止め、D病院のE医師の診察を受けるようになった。

第5　申立人の苦情に対するオンブズマン会議の判断

1．苦情1について

（1）　申立人の同意無しに広背筋皮弁を用いた乳房再建術を行ったのではないか、という申立人の苦情に対し、B乳腺外科のC医師およびF医師は一貫して、乳房外側部の脂肪を充塡しただけであり、広背筋皮弁を用いた乳房再建術は行っていないと主張している。

そして、手術前に申立人がC医師から受けた説明の内容および手術の記録である「乳腺手術記載」の記載内容は、この主張に合致している。

（2）　『乳がん術後一期的乳房再建術』（矢野健二著・克誠堂出版刊）によれば、広背筋皮弁を用いた再建術は、広背筋上の皮膚を紡錘型に切開し、その皮下組織を剥離して、乳癌の切除により生じた乳房の欠損部にこれを充塡することにより行うものとされている。

（3）　これに対して、手術後の平成20年12月に撮影された申立人の背中の写真によれば、再建のために申立人の皮膚の切開線は、右乳房の外上側から腋窩をとおり、広背筋の外縁部を頂点として、右乳房の外下側に至る半楕円型のものになっている。

このことから申立人についてなされた乳房の再建は右乳房の外側から腋窩の皮下組織、脂肪を用いて行われたものであって、広背筋上の皮膚組織を用いて行われたものではないと認められる。

（4）　よって、B乳腺外科は、広背筋皮弁を用いた乳房再建術を行っていないものと認められ、申立人の苦情1には理由がない。

2．苦情2について
2-1　C医師の説明内容
(1)　C医師は、申立人に対して、手術前の2007年5月25日、6月4日の2回にわたり、手術において乳房外側部脂肪弁を用いた充填を行うと説明している。

その際、C医師は、申立人に対して、乳癌の手術を行った場合、脂肪充填を行うのは当然であるというように説明しており、脂肪充填を行った場合と脂肪充填を行わない場合の差異、乳癌手術と「再建」を同時に行った場合（一期的再建術）と乳癌手術とは異なる時期に「再建」を行う場合（二期的再建術）との利害得失について詳細な説明は行っていない。乳房外側脂肪弁を用いた充填を行うこと以外の他に取り得る選択肢について、C医師が申立人に説明していないことは、争いがない事実である。

(2)　C医師が、術前、申立人に対して、再建のための皮膚および皮下組織の切開、剥離をどのような範囲、量で行うかについて説明を行ったかは、明らかではない。C医師は、調査委員会に対して、広背筋の外縁まで切開、剥離がなされたことを述べていなかったので、術前、申立人に対しても、広背筋の外縁まで切開、剥離することを説明していなかったものと考えられる。実際、申立人は、脂肪充填のために広背筋の外縁まで切開、剥離がなされたことを認識していなかった。

(3)　申立人の苦情2に対し、C医師は、このような説明しか行わなかったことの理由として、乳癌の手術と脂肪充填は密接に結びついていること、脂肪充填を行わなければ手術後、患者の乳房の形が変形したままの状態になり美容的満足という点で問題が生じること、C医師は申立人が乳癌手術の術式を乳房部分切除術とセンチネルリンパ節生検によることを希望していたと認識していたため、脂肪充填を希望しないということは考えられなかったことをあげている。

(4)　本件苦情が発生した後に、C医師は、申立人および調査委員会に対して、「乳房の外側脂肪および乳腺を移動させ切除部分に充填を行ったが、これは部分切除術に伴って通常行われるものであって再建術の範疇に含まれるものではない」と述べている。（なお、F医師は、調査委員会に対して、広背筋の外縁まで切開、剥離がなされたこと、それを再建ないし再建術と言ってよ

いが、乳房の整容性を保つため脂肪充填を行わない乳癌手術はおよそ考えられない、と述べた。一般には、このような方法によるものも再建ないし再建術と呼ばれている。）

2－2 【前提】インフォームド・コンセントについて
（1） 患者がどのような医療行為を受けるか否かは、生存、ライフスタイルという個人の在り方、つまり、個人の人格的生存に深く関わるものであるため患者自身が主体的に自己決定すべきものである。
（2） 患者側には、通常、医学に関する専門知識はないので、患者に治療に関する自己決定権があると言っても、患者が自己の意思を決定するためには、医療機関による十分な説明が不可欠である。医療機関による、当該医療行為を受けた場合の利点と危険性、受けない場合の利点と危険性、他に選択し得る治療手段の存否や臨床データなどに関する十分な説明、助言、協力、指導を得た上で、患者が診療、検査、投薬、手術その他の医療行為に同意し、選択し、あるいはそれを拒否することを、インフォームド・コンセントという。

すなわち、インフォームド・コンセントの主体は、患者自身である。患者が医療行為に同意する前提として情報を提供される権利を有することは、WHO（世界保健機関）の「ヨーロッパにおける患者の権利促進に関する宣言」（1994年3月）に、「患者は、容体に関する医学的事実を含めた自己の健康状態、提案されている医療行為及びそれぞれの行為に伴いうる危険と利点、無治療の結果を含め提案されている行為に代わり得る方法、並びに診断、予後、治療の経過について、完全な情報を提供される権利を有する。」と明示されている。
（3） また、日本においても、受けようとする医療に関する情報を提供される権利は、裁判上の規範としてすでに確立されている。情報提供されるべき内容は厚生労働省の「診療情報の提供等に関する指針」（平成15年9月）で具現化されている。

2－3 【前提】医師の説明義務
（1） インフォームド・コンセントがなされるにあたっては、患者の自己決定

権行使のため、医師は、患者が医療行為を受けるか否かを主体的に自己決定するのに必要かつ十分な説明を行う義務を負っている。
（２）　裁判例によれば、医師の説明義務の範囲は、具体的には以下の事項に及ぶ。
　・患者の現症状とその原因
　・当該治療行為を採用する理由、有効性およびその合理的根拠、改善の見込み
　・当該治療行為の内容
　・当該治療行為による危険性、その発生頻度
　・当該治療行為に伴う合併症の有無
　・当該治療行為を行わない場合の予後
　・他に取り得る治療行為の有無、その他に取り得る治療行為と当該治療行為との比較における利害得失

2－4　本件においても説明義務があること

（１）　乳癌の手術と再建は密接に結びついたものであり、再建を行わなければ手術後、患者の乳房の形が変形したままの状態になり、美容的満足という点で問題が生じる。

　　しかし、美容的な満足のために再建をするか否かは、患者のライフスタイルの問題として、患者が自己決定するべき事項である。一般論として、美容的満足のために再建が望ましいと言えるが、患者が再建をすべきか否か、再建をするとしていかなる方法によるかを自己決定するための医師の説明義務が免除されるということにはならない。

　　外科手術における輸血のような患者の生命維持にかかわる医療行為についても、患者の自己決定権の尊重が要求されているのであるから、乳房の再建といった患者の美容的満足という主観的価値の実現を目的とした医療行為については、より一層の患者の自己決定権の尊重が要求され、患者に対して、再建をするか否か、再建する場合、どのような方法によるかの選択を行うための説明を医師は行わなければならない。

　　実際、乳房部分切除術を行った場合の脂肪充填について、Ｂ乳腺外科以外の他の医療機関においては、乳腺の移動のみに留まる場合も少なくない。

　　　　この事実に鑑みれば、乳房部分切除術を行った場合に、「乳房外側脂肪弁を用いた充填」を必ず行うとまでは言えない。
（２）　B乳腺外科のC医師およびF医師は、術後の申立人の胸の整容性を保つため乳房外側脂肪弁を用いた充填を行ったことは一般的に適切な術式であったと主張している。
　　　　しかし、申立人に対して行われた術式が、(a) 一般論として適切であることと、(b) 申立人が自己決定として選択した、申立人にとっての適切な術式であることとは別個の問題である。一般論として、患者の美容的満足を図るためには、乳房部分切除術を行った場合に、乳腺の移動だけではなく、乳房外側脂肪弁を用いた充填を行うことが望ましいとしても、それが当該患者にとって適切な医療行為となるかは別個の問題である。
（３）　B乳腺外科のC医師は、申立人は乳癌手術の術式を乳房部分切除術とセンチネルリンパ節生検によることを希望していたと認識していたため、申立人が「再建」を希望しないということは考えられなかった、と述べるが、乳房部分切除術とセンチネルリンパ節生検が「再建」と不可分の関係にあるとまでは言えない。それゆえ、乳房部分切除術とセンチネルリンパ節生検を行うことが、「再建」についての説明義務を免除するものではない。
（４）　なお、申立人には介護を必要とする母親がいるため、手術後に早期に社会復帰することを希望していた。そのため、申立人は身体への負担の少ない侵襲性のすくない術式を希望していた。そこに申立人が、脂肪充填が行われたことについて苦情を申し立てている理由がある。
　　　　乳房外側脂肪弁を用いた充填は、皮膚の切開、皮下組織の剥離を伴うものである以上、侵襲性を有するものであることは否定できない。それゆえ、申立人は、乳房外側脂肪弁を用いた充填をせず、乳腺の移動のみに留めるという選択肢を与えられれば、これを選択したかも知れない。

2－5　結論

（１）　C医師は、本件において、インフォームド・コンセントの前提となる申立人が脂肪充填（「再建」）をすべきか否か、脂肪充填（「再建」）をするとしていかなる方法によるかを自己決定するために必要かつ十分な説明を行うべきであった。

（2） にもかかわらず、C医師は、申立人に対して、乳房外側脂肪弁を用いた充填を行わない場合についての説明を行わず、申立人に「再建」を行わないという選択肢を与えていない。
（3） よって、C医師は、「再建」の方法について説明義務を履行しておらず、申立人はインフォームド・コンセントをすることができなかったので、申立人の苦情2には理由がある。

3．苦情3について
3－1　術後の背中の強い痛み
（1） 申立人は、手術の翌日である2007年6月7日に切開部の痛みの他に眠れないほどの背中の強い痛みを訴えており、そのため、申立人には鎮痛剤が投与されるようになった。
（2） C医師は、この強い痛みを、手術に伴って不可避的に生じる切開部の疼痛であると考えて安静を指示した。C医師は、申立人の痛みについて、退院時には痛みは問題のあるレベルではなかった、と認識しているとのことである。このC医師の問題のあるレベルではなかったという認識は、患者の痛みの自覚の程度とは、大きな隔たりがある。
（3） そもそも、痛みは客観的に認識できるものではないから、医師は患者の訴えを重視し、痛みの部位、性質、強さなどについて丁寧に問診することが必要である。もし、C医師が申立人の痛みの訴えについて丁寧に問診していれば、申立人が切開部以上に背中に強い痛みを感じていたことを知ることができたと考えられる。

3－2　退院後の背中の強い痛み
（1） 申立人は退院後も痛みが続いた。そのため、申立人は、退院後の2007年6月22日、26日、7月3日、6日、9日、17日、20日の7回にわたってBに通院し、C医師またはK医師の診察を受けているが、その際に両医師に対して痛みを訴えている。
　　K医師が記載した7月3日と7月20日の診察記録には、申立人が強い痛みを訴えたことと、K医師がその日、申立人のために痛み止めとしてカロナールを処方したことが記載されている。

(2) 申立人は、乳腺外科外来では痛みに対応してくれないと思い、約6週間後の7月20日で乳腺外科通院を止め、以後放射線科だけに通院していた。C医師は、もし通院を継続してくれていればペインクリニックで対応していた、と述べるが、そうであれば、早期に、申立人に対し痛みが長く続くようならペインクリニックで対応する、と伝えるべきであった。
(3) また、申立人は、Bの放射線科で、2007年7月12日から放射線治療を受けたが、痛みが強いため、一旦、放射線治療を中断し、N病院でセカンドオピニオンを受けた。そして、痛みはあるものの、放射線治療の必要性を理解して治療を再開し、結局、2007年8月22日まで計25回の放射線治療を受けている。申立人は、手術の翌日から背中に強い痛みを感じており、退院後においてもそれが続いたため、その痛みをBの医師に訴えていた。
(4) このような事実関係からすると、C医師は、申立人が退院後、数回しか当センターに通院しておらず対応のしようがなかった、と述べたが、K医師やBの放射線科の医師を介して、間接に退院後も申立人が強い痛みを訴えていたことを知ることができたと考えられる。

3-3 術後に生じる痛みの医学的検討

(1) 手術後の申立人の痛みは、腋窩の後方、胸壁の前部に生じたものではなく、背中に生じた痛みであるところから、手術創傷部位に起こる痛みとは別の種類の痛みであると考えられる。
(2) 例えば、乳癌の手術後に Post Mastectomy Pain Syndromes（以下、「PMPS」という）[注1]という神経障害性の痛みが生じることがある。厚生労働省の研究班による2004年のアンケート調査によれば、再発のない患者976人（手術後平均8.8年）のうち21％がPMPSと思われる慢性的な痛みを抱えていると報告されている。痛みを抱える人の66％が「あきらめている」、26％が「治療の情報が欲しい」と答えており、「治療を受けて満足」と答えたのはわずか5.6％だった。[注2]

したがって、医療機関は、乳癌手術後の患者に対して、経過観察、放射線治療等の過程において積極的にPMPS等の神経障害性の慢性疼痛症候群などが発症していないかにつき注意を払うべき必要があり、患者の痛みの訴えに対しては、これを真摯に受け止めて、十分な医学的検討を行う必

（3） 申立人の痛みは、PMPSの様な痛みであり、乳癌手術を原因とする神経障害性の痛みであった可能性も考えられる。ところが、Ｂでは、申立人の痛みの原因およびその痛みの緩和についての医学的検討が十分行われていない。したがって、申立人がＢでは申立人の強い痛みに対して適切に対応してくれなかった、と受け止めたのは当然である。

（4） なお、Ｃ医師およびＦ医師は、申立人の現在の痛みは医学的に説明が困難である、と述べている。たしかに、申立人が背中の痛みを訴えた時点での確定的な判断は困難であったと考えられる。また、申立人が乳腺外科受診を2007年7月20日で止めてしまったことから、痛みの原因およびその痛みの緩和についての医学的検討の機会がなかったという事情も理解できる。しかし、申立人は2007年8月22日まで放射線科を受診し続け、放射線科でも強い痛みを訴えていたのであるから、もし各科が連携して申立人の訴えを真摯に受け止めていれば、医学的検討の機会はあったものと考えられる。

3－4　結論

よって、申立人の苦情3には理由がある。

第6　オンブズマン会議による勧告意見の理由

1．勧告意見1の理由

（1） 申立人が「再建」について自己決定をしていなかったことが、のちに痛みについて適切な対応がなされなかったことと相まって、申立人が無断で広背筋皮弁による再建がなされたのではないかという疑念を抱くようになったことに結びついていることは否めないところである。

　　もし、申立人は再建のために広背筋の外縁まで切開、剥離がなされることについて自己決定を行っていれば、背中の痛みはこれに伴うものとして受容できた可能性がある。

　　しかし、自己決定がなかったため、申立人にとって背中の痛みは予想外の痛みになり、これを受容することができず、無断で広背筋皮弁による再建がなされたのではないかという疑念を抱くことになったのである。

このように患者が当該医療行為について、十分な認識に基づく自己決定をしていない場合には、当該医療行為ののちに生じた事態が、患者にとって予想外のものになり紛争となりやすい。そのため、医療機関にとって、事後の無用な紛争を回避するためにも、患者のインフォームド・コンセントへの取り組みを強化することが有益である。

（2）今後、Bにおいては、患者が複数の選択肢の中から自己にとって適切な医療行為を選択するという患者の自己決定権を尊重し、患者が適切にインフォームド・コンセントを行うこことができるように、医師が患者に必要かつ十分な説明を行うことを強く要望するものである。

　そして、そのようなインフォームド・コンセントは、前述のとおり、事後の無用な紛争の回避という機能を有していることから、患者、医療機関双方にとって有益であることを理解いただきたい。

2．勧告意見2の理由

（1）申立人は、手術の翌日から背中の痛みを訴えており、それは申立人が、退院して放射線治療のためにBに通院していたときも続いていた。ところが、Bの医師は、現に強い痛みが生じていることについて十分な医学的検討を行わず、申立人に安静を指示し、痛み止めの薬剤を処方するだけであった。その対応が、申立人に、特別な再建法、広背筋皮弁を用いた乳房再建術を行ったのではないかとの疑いを生じさせる要因となったのである。

（2）米国の「癌性疼痛管理のための臨床ガイドライン」[注3]は、癌患者の初期および持続的な疼痛に対する全般的な評価に関して、以下のアドバイスを行っている。（乳癌患者の疼痛―その評価と癌専門看護師の役割 http://www.breastcancer.jp/manage/pain.asp 参照）

・患者自身による痛みの評価を採用すること。
・新たな療法を開始したり、治療方法を変更した場合、その後も定期的に疼痛評価を行うこと。
・その評価には妥当性や信頼性の高い評価ツールを用いることが望ましい。
・すべての医療従事者が一貫性のある評価ができるような文書記録による評価ツールを用いること。
・担当臨床医が代表的な疼痛症候群に関する知識を有すること。

・疼痛パターンが変化した場合、あるいは新たな疼痛パターンが出現した場合には、必ず診断評価や治療方法の修正を行うこと。

　これらのアドバイスは、日本においても有用である。
（3）Bにおいては今後、乳癌手術後の患者の痛みの訴えに対して、その痛みが神経障害性の慢性疼痛症候群である可能性等を考慮し、神経障害性の慢性疼痛症候群の可能性があると判断されるときは、緩和ケアの専門医師や麻酔科で特に痛み治療について知識が豊富な医師等の協力を求め、患者の痛みを除去するための適切な治療を早期から行うことを要望するものである。

以上

註1）PMPSとは、乳癌の手術後に患者に生じることがある神経障害性の慢性疼痛症候群の1つである。Kathleen M Foley「Pain syndrome in paitients with cancer」によるとPMPSとは、乳房の腫瘍摘出術から根治的乳房切除術にわたるいろいろな手術を受けた後に腋窩の後方、胸壁の前部に起こることがある痛みであり、肋間上腕神経の損傷を原因とするものであるとされている。そして、その治療法は他の神経障害性の痛みに対する治療と同様に理学療法、ペインクリニック、抗うつ剤の投与である（Kathleen M Foley「Pain syndrome in paitients with cancer」The Medical Clinic of North America. Vol. 72, No2, 1987 P169－183）。

註2）2008年2月29日 読売新聞
　http://www.yomiuri.co.jp/iryou/medi/saisin/20080229-OYT8T00512.htm

註3）（Jacox, A. K., Carr, D., Payne, R., Berde, C. B., Brietbart, W., Cain, J. M., Chapman, C. R., Cleeland, C. S., Ferrell, B. R., Finley, R. S., Hester, N. O., Hill, C. S., Leak, W. D., Lipman, A. G., Logan, C. L., McGarvey, C. L., Mulder, D. S., Paice, J. A., Shapiro, B. S., Silberstein, E. B., Smith, R. S., Stover, J., Tsou, C. V., Vecchiarelli, L., & Weissman, D. E.（1994）. Management of Cancer Pain. Clinical Practice Guideline, No. 9. AHCPR Publication No. 94-0592. Agency for Health Care Policy and Research. Rockville, MD: United States Department of Health and Human Services, Public Health Service.）

第3号調査事件　申立人からの手紙（抜粋）

平成21年6月6日

患者の権利オンブズマン東京の皆様

　このたびは、私の申立に対して調査勧告書を作成していただき、誠にありがとうございました。手術から約2年、痛みに苦しみながらもなんとか頑張ってこられたのも、ひとえに患者の権利オンブズマン東京のみなさまが私の訴えを熱心に聞いて下さり、支えて下さったおかげと感謝致しております。
　今回思いました事は、患者はがんという病名を告知されたとたん、とても弱い立場に立たされてしまうという事です。昨日まで元気に過ごしていても、病名を知らされたとたん、世界が変わってしまいます。
　その時に、一番頼りにしたいのが、専門知識のある医師であるはずなのに、私のようにその医師から詳しい説明を受ける事ができず、インフォームド・コンセントを正しく行うことができず、予想外に侵襲性の高い手術を受けてしまうこととは、人権侵害の何ものでもありません。
　調査勧告書がこのことにふれ、「医師が説明義務を履行しておらず、患者の自己決定権がなかった、インフォームド・コンセントをすることができなかった」と書いて下さったことは、私が、ずっと訴えていたことが第三者の方の目から見ても認められたのだと、報われた思いが致しました。又、痛みに対しても相手方の病院が適切に対応してくれなかったことを認めていただき、気持ちがすっと致しました。

　今回勧告をして下さったことによって、相手方の病院がその内容を真摯に受け止め、患者がインフォームド・コンセントを正しく行える病院に生まれ変わってくれることを願ってやみません。私が苦しんだ事を決して無駄にしてほしくはありません。
　皆様のますますのご活躍をお祈り申し上げます。

第3号調査事件　相手方からの回答

平成21年6月2日

患者の権利オンブズマン東京
幹事長　谷直樹　様

〇〇〇〇病院長

拝啓

　日頃より、当院の医療活動にご助言ご協力を賜り誠にありがとうございます。またこの度は、当院の乳腺・甲状腺外科の患者様でありました〇〇様の苦情申立の件につきまして、詳細な「調査勧告書」をご送付戴き心から感謝を申し上げます。

　今回の件につきましては、当院に何度も足をお運び戴き、担当医、執刀医、麻酔科医等と面談のうえ、詳しく調査していただいたものと考えております。また、調査の申立人である〇〇様にも、詳しい経緯や疑問点などを細部にわたって聞き取るなどし、さらには専門家の意見などを参考に、今回の「調査報告書」をおまとめくださったものと拝察しております。貴会が、〇〇様と当院との間に入って戴きまして、中立的な立場から一定の結論を出していただきましたことは、このような紛争が先鋭化・長期化する事を防ぐことにつながるものと信じております。

　さて今回、〇〇様が主張しております3点の苦情につきまして、〇〇様ご自身が一番強く訴えていた「術式」に関する認識の相違については、オンブズマン会議において〇〇様の誤解に基づくものであるとの当方の説明を受け入れていただき安心致しました。今後は、この結論をできるだけ早い段階で〇〇様と共有したいと願っているところでございます。

　一方、2点目の苦情でありますインフォームド・コンセント、および3点目の苦情である痛みへの対応については、担当の医師達は、通常の患者よりも詳

しく説明したと考えており、または外来通院を中断されては対応したくてもできなかった、などの思いもあり、病院としても担当医たちが強く責められるべき状況ではないと考えております。しかし、医療の当事者であります○○様自身にご不満が残ったことについては、結果としてやはり受け入れなければならず、今回の経験を今後の職員教育などに活かしていきたいと考えておりますので、今後とも貴会のご助言を賜ることができれば幸いに存じます。

　最後になりましたが、貴会の今回のご対応、ならびに活動に関しまして心から御礼と敬意を表しますと共に、貴会の今後ますますのご発展を衷心よりお祈り申し上げます。

敬具

4 インフォームド・コンセント原則を考える
~患者の権利オンブズマンの苦情調査事件から~

　2012年7月14日福岡県太宰府市において、患者の権利オンブズマン全国連絡委員会（全国連）主催のボランティア研修会が開催されました。全国連共同代表の池永弁護士は病身をおして研修会に参加し、東京・大阪・京都・大分・熊本・福岡からのボランティアに下記の報告をしました。（池永共同代表は同年12月1日肝臓がんのため死去。享年66歳）

特定非営利活動法人
患者の権利オンブズマン理事長
全国連共同代表　池永　満

1．裁判所における法的責任追及という場面での、自己決定権侵害となる説明義務違反を認定している分野と情報の範囲は確実に増大している。

　しかし、説明義務違反が認定される場合は、その情報を得ていた場合にはその治療方法を回避或いは選択しなかったであろうと思われるような情報が説明されていない場合であって、かつ、その情報の内容は当該治療方法がもたらす副作用や合併症など、いわゆる危険性やリスクに関する情報が大部分を占めている。また、そのような情報であっても、損害賠償をさせる程度の説明義務違反であるかどうかという観点から極めて稀な発生率の場合や、当時の医療水準においては広く知られていなかったような場合には義務違反はなかったと判断されることがある。これは代替的治療方法に関する情報に関する説明義務違反においても同様である。

　これに対して、患者の権利オンブズマンが実施している調査点検事業におけるインフォームド・コンセント違反の判断は、「あらゆる医療行為において、事前に患者のインフォームド・コンセントを必要とする」という原則（WHO宣言やWMA宣言、人格権に基づく医療上の意思決定権）から出発しているので、その情報が危険性に関するものに限られておらず、治療方針を決定するにあたって必要な情報提供がなされて実質的に自己決定をする機会が保障されてい

たかどうかが基本的な判断基準になっており、その情報を得ていたならば医師が行った医療行為を回避し或いは同意していなかったかどうかというような絞り込みはなされていない。

これは、「医療上の倫理としてのインフォームド・コンセント原則の役割は、患者自身の人生観や生活感覚を反映させた医療を実現するところにある」(1982年、アメリカ大統領委員会報告書) という点からも当然の帰結であろう。

以上の点において、我が国における医療裁判や法的責任追及においてインフォームド・コンセント原則（それに基づく説明義務違反）が果たしている役割と、患者の権利オンブズマンが調査点検作業において援用しているところの、国際的に確立されてきた「患者の権利」におけるインフォームド・コンセント原則の機能と役割には基本的な相違があることが明らかである。

2．**NPO法人患者の権利オンブズマンによる従前の調査点検作業において、当該苦情発生の原因と同種苦情の再発防止策に関わるものとして、インフォームド・コンセント原則の適用が検討され、その違反が指摘された医療行為等についても、以下のような特徴がある。**

① （**991号事件**）精神医療における退院時処方の変更について、国連原則にもとづきインフォームド・コンセント原則違反を指摘したもの。

　　精神医療の分野は、患者本人に判断能力がないとして、今日においてもなおパターナリズム医療が支配しており、ブラックボックスになっている。そうした中で、退院時処方を一方的に変更して患者が病院に舞い戻るように仕向けるという重大な人権侵害行為が行われていた疑いがあるというのが本事例である。

② （**0001号事件**）医療機関同士で、患者の頭越しに情報を提供して、検査を行い、検査結果に基づいて処方を変更していた事例で、医学的な精密検査などを行う場合や、従前の処方を変更する場合におけるインフォームド・コンセント原則違反を指摘した。

　　医療機関同士にあっては、患者の開封を禁じた上で（つまりその内容を患者に知らせないで）診療情報提供書に基づく情報提供がなされているのは、今日おいても広く見られる慣行であるが、それにインフォームド・コンセント原則の立場からメスを入れた。（なお、自己情報コントロール権の立場

からは、治療目的による情報の移転に関しては包括的な同意が与えられていると解されている。）

③ **(0101号事件)** 産婦人科における検査について、未経験の患者に対して検査の方法などについて説明がないまま実施することについて、インフォームド・コンセント原則に照らし問題があることを指摘したもの。

　従前、検査の方法などは医師の裁量の範囲或いは包括的に同意が与えられている範囲とされているものが多いが、本件検査は器具（プローブ）を体内（膣）に挿入して行うエコー検査であって、患者に一定の負担を強いるものであるから、インフォームド・コンセントを得るべきであったと判断した。

④ **(0102号事件)** 心療内科における患者の同意なしのモニターによる監視や患者の同意を得ないままの転院措置についてインフォームド・コンセント原則違反を指摘したもの。

　精神科や心療内科においては、自殺企図があったり「不穏行動」の多い患者自身の安全を図るために必要であるとしてモニターによる監視が多用されている。また、転院など新たな処遇方針を採用するにあたり、その理由を患者に告げること自体が心的反応を引き起こすとして、理由を告げないまま実施されることが少なくないが、これに対して有効性の観点やプライバシー権の観点を加えつつインフォームド・コンセント原則に基づいてメスを入れた。

⑤ **(0301号事件)** 脳外科において、症状のない解離性大動脈瘤の存在が判明された事例で、患者の不安感を募らせたまま手術を行うことにつき同意がとられ実施されたこと、保存的療法についても的確な情報提供がなかったことなどが「威嚇又は不適当な誘導なしに」、患者に理解できる方法で、提案する治療方法や代替的治療方法などのメリットやデメリットなどを適切に説明した上で、自由な意思にもとづくコンセントを得るというインフォームド・コンセント原則（国連原則の規定）に違反していることを指摘した。

　PETなどにより症状のない脳動脈瘤が発見された場合に、将来破裂した場合の恐れが強調され、手術が実施され、重篤な合併症を引き起こす事例も少なくないが、そのような場合にとられるべきインフォームド・コン

セント原則にもとづく手続きについて注意を喚起するもの。
⑥（0602号事件）同一病院において複数の診療科にまたがって治療が行われる場合におけるインフォームド・コンセント手続き、並びに医療措置後に予期せぬ結果が発生したため、その対応のために新たな医療措置（検査を含む）を行う場合において、それぞれインフォームド・コンセント原則違反があったと指摘した事例。

　今日においては、大学病院や総合病院における複数診療科、或いは、外来診療所と病院の機能分化をしている医療機関などにおいて、連続的に治療を行うことが少なくなく、そのような場合は、後の診療科においては当初の診療科における診断結果を前提として、外科的な措置等が行なわれることが少なくない。その場合においては、医療措置に対する患者の同意を得るために提供される情報も限定的なものであることが少なくない。

　また、医療措置がとられた結果、予期せぬ事態が発生した場合には、患者に発生した事態を説明しないままに（事態の拡大を防止するための緊急性などを理由として）患者のコンセントを得ないままに新たな医療措置がなされる場合も少なくない。（本件においては病理検査依頼のために第三者に情報移転が行われた）

　本件は、そのような場合においてもインフォームド・コンセント原則にもとづく手続きが履行されなければならないことについて注意を喚起した。

⑦（0801号事件）急性骨髄性白血病の治療において、19歳の患者本人に対して診断の結果や予後の見通しなどについて正確な情報を提供せず、家族に対しても「移植しなければ死ぬ」と伝えた上で、臍帯血移植療法の同意を取り付けていること、治療途中に発生した合併症であるGVHDやステロイドの副作用に関する正確な情報を伝えないままに治療を継続したことなどについて、いずれもインフォームド・コンセント原則違反があることを指摘した。

　がん治療の分野にあっては、患者に対する打撃をさけるためにという理由から、患者本人に正確な診断結果などに関する情報を告げないままに治療を開始する場合が少なくない。とりわけ患者が未成年の場合やステージが進行しており非常に早い転帰が予想される場合においては、情報提供をしないことが当然であるかのように取り扱われることが多い。そうした場

合には、本来であれば法定代理人や家族（日本においては未成年者以外に法定代理人や医療上の任意代理人が選定されていることが稀であるので、そのような場合においてインフォームド・コンセント手続き行うとすれば家族）に対して正確な情報提供を行って、その意思決定を求めることが必要となるが、実際には家族に対する情報提供も極めてアバウトな場合が少なくない。

　本件は、19歳という年齢からしても、また、実際にも判断能力を有していることが明確な患者本人からインフォームド・コンセントを得なかったことが、患者本人に精神的不安や混乱、葛藤など重大な医療上の結果をもたらしたこと、患者と医療側の信頼関係も破壊され、医療従事者にも大きな徒労感をもたらしたことなどを指摘したうえで、悪性疾患におけるインフォームド・コンセント原則履践の重要性を確認した。

⑧ **（1001号事件）** 眼科の白内障手術（水晶体再建術）において、患者本人の手術目的に照らして、どのような眼内レンズを採用するかに関する利害得失、手術自体に伴い予測される合併症の内容等に関する情報提供の仕方に関して、インフォームド・コンセント原則違反を指摘した事例。

　白内障手術は後戻り出来ない手術であるから、白内障手術を行うかどうか、或いは行うとして、どのような眼内レンズを採用するかは、白内障の程度や他疾患の存否に関する診断や患者本人が考えている生活スタイルに照らして、施術に伴い予想される合併症の内容や手術で得られるであろう効果などに関する的確な情報提供にもとづいて、本人自身が、その利害得失について十分に利益衡量をした上で決定することが極めて重要であるが、手術の効果についてのみ語られ、その余の情報提供については不十分なまま手術が実施される場合が少なくない。本件は、白内障手術の結果、本人が想定していた生活の質がまったく確保できなくなったために、深刻なトラブルに至った事例について、インフォームド・コンセント手続きの履践と記録化の重要性を指摘した。

⑨ **（1102号事件）** がんの終末期にある患者に対する緩和ケアにおける治療方針の策定やその実施方法においてインフォームド・コンセント原則違反を指摘するとともに、同種苦情の再発を防止するためにも、当該病院において残存しているパターナリズム医療を脱却してインフォームド・コンセント原則にもとづく医療システムに転換するよう勧告した事例。

緩和ケアほど患者本人の意向にもとづくケア計画が立てられ、専門的かつ人間的な支援が求められるものはない。ところが、わが国においては、依然としてその予後等に関する正確な情報が患者本人に対して適切な形で伝えられていないことが少なくないこととあいまって、本人の意向とは無関係に医療側の判断だけでケアの方針が決められることも少なくない。本件は、そうしたパターナリズムにもとづく医療行為が苦情を発生させた原因であると認定するとともに、病院自体がその医療理念に関する基本方針としてパターナリズム医療を容認していることがその背景、或いは苦情原因を生み出した根本要因をなしていることをあわせて指摘して、その是正を求めた。

以上を総括すれば、患者の権利オンブズマンにおいて実施される調査点検作業が、実際に発生した苦情の原因を究明することにあることから、リアルタイムで現在の医療現場の実態と問題状況に肉迫できるものになっていること、検討の対象となっている医療措置等の多くが従前より慣行的に実施されているものであり、医療従事者においては何ら問題がないものと認識して実施されているものが多いこと、再発防止策を提案する作業を伴っていることから、個別的な医療措置や担当医師らのインフォームド・コンセント違反を指摘するにとどまらず、そのような違反行為を生み出したシステム上の問題を含む根本要因の解明がなされて、それを是正して医療の質を向上させる方向での具体的な勧告があわせて提起されていること等に大きな特徴があるということができる。

3．患者の権利オンブズマンの調査点検活動におけるインフォームド・コンセント原則の適用は、医療現場における患者の自己決定権の確立と促進を直接的に求める機能と役割を意識したものになっている。

　これに比して、裁判上のインフォームド・コンセント原則の適用例の増大、或いは説明義務違反の判例の積み上げは、必ずしも医療現場におけるインフォームド・コンセント原則を前進させるという機能を有していない。もっとも、重要な医療措置に関連して患者の同意書を得ることが医療機関において急速に進んだことは、説明義務違反を認定した裁判例の増大が医療現場に対して与えた直接的な効果、或いは影響の一つと考えることができるものであり、そ

れ自体は患者に対する説明の機会を従前に比して増大させ、或いは増大させることにつながり得るものであるから、積極的に評価できるものであろう。しかしながら、医療機関が同意書を得る主たる動機は法的責任追及に対する対応にあって、必ずしも患者を医療の主体として、その意思決定権を重視していくというベクトルは有していないものである。

　以上は、裁判所が行う司法手続と（裁判外）苦情調査手続が有している機能、或いは役割には明確な相違があることを端的に示しているものであり、医療現場における患者の自己決定権の確立を促進する課題を考えた場合においては、医療現場に直接的な働きかけをなし得る患者の権利オンブズマンの調査点検作業が果たすべき役割は極めて大きいと言わなければなるまい。

4.　ところで、インフォームド・コンセント原則が裁判規範としては20年前から確立していながら、医療現場においてはパターナリズム医療が厳然として残存し、かつ制度的或いは慣行的に実施され続けている事態が許容されている背景として、わが国においては患者の自己決定権やインフォームド・コンセントの権利を保障する法律が存在していないという実情にあるということを認識することが極めて重要である。

　即ち、現行医療法は、医療提供の理念としては、「医療は、生命尊重と個人の尊厳の保持を旨とし」（第一条の二）「医療を受ける者の意向を十分に尊重し」（同条2項）て提供されなければならない」（同条2項）と規定しながら、具体的な医療提供の前提条件としてインフォームド・コンセント原則を定めることはせず、「医師、歯科医師、薬剤師、看護師その他の医療の担い手は、医療を提供するに当たり、適切な説明を行い、医療を受ける者の理解を得るよう努めなければならない」（第一条の四の2項）と規定するにとどまっている。つまり、医療行為に対する患者の同意を得ることすら、医療提供の要件とされていないのである。

　従って、わが国においては、医療現場において患者の意思に関わらず治療方針が決定されても、或いは、患者の同意を得ないままに医療行為を実施しても、直ちに「違法」であるとは評価されない。それが、裁判手続にのぼった場合にだけ、違法評価を受け損害賠償を命じられる場合があるというような法的状況にある。

医療現場において、全面的にインフォームド・コンセント原則にもとづく医療システムを確立していくためには、患者の権利法の制定、もしくは、医療法の上記規定を改正してインフォームド・コンセント原則を明確に規定させることが重要かつ喫緊の課題となっていることを指摘しておきたい。

以上

「医療機関における患者の権利規定の現状」に関する実態調査

(2012年8月実施)
オンブズマン会議メンバー　平野　互
法律専門相談員・弁護士　石井　謙一
同上　久保井　摂

1．はじめに

　NPO法人患者の権利オンブズマンでは、医療に関する苦情を抱えた患者・家族との面談相談や、相手方医療機関等と相談者の直接的対話では問題が解決しなかった場合に、相談者からの申し立てに基づいて苦情調査を実施している。
　2012年7月までに実施した苦情調査18件のうち11件において、苦情の発生原因はインフォームド・コンセント原則に関わるものであり、2012年に実施した第1102号事件の苦情調査過程では、患者の権利を侵害した疑いのある医師の言動の背景に、病院が掲げている不適切な「患者の権利」規程が存在していることが判明した。
　「患者の権利」の位置づけは、医療倫理や医療法制の重要な論点だが、医療機関にとって満たすべき水準の指標となる日本医療機能評価機構の評価項目には、「1.1 患者の意思を尊重した医療」の項があり、患者の権利の明文化を求めている。そこで、現実に医療機関がどのように「患者の権利」を規定しているのか、医療機能評価機構認定病院を対象とする実態調査で明らかにすることにした。

2．調査方法

　福岡県内の医療機能評価機構認定病院145院（2012年8月現在）に自記式調査票（記名式）を郵送した。調査票への回答と患者の権利等に関係する規程の送付を依頼し、64病院から回答があった（回収率　44.1％）。また回答のあった

64病院中、39病院から規定等の送付があり、病院ＨＰにより公開されている規定を加えて、「患者の権利」に関する55規定（57病院）を分析した。（調査票は末尾に掲載）

3．結果

3-1　質問票調査の結果
1）「患者の権利」の規定
　64病院中、規定を整備しているのは59病院（92.2％）で、そのうち55病院（85.9％）では病院内に掲示しており、42病院（65.6％）は「入院案内」等に掲載していた。

2）患者の権利に関連する苦情申立
　11病院（17.2％）から、患者・家族から苦情の申立があったと回答があった。
　苦情に対する病院の対応法としては、苦情受付窓口を設置しているのが44病院（68.8％）、苦情解決のための委員会等を設置しているのが27病院（42.2％）で、そのうち常設の委員会があるのは16病院（25.0％）であった。

3-2　「患者の権利」規定の分析
1）規定の形式
　病院の示す規定には、大きく分けて3つの形式があった。
　①患者の「権利」のみ規定するもの。類型として、権利規定に加え、患者への「お願い」を記載するものがある。
　②患者の「権利」と患者の「責任」「責務」を併記するもの。類型として、患者の「権利と責任・責務」のような記載となっているものがある。
　③患者の「権利と義務」を規定するもの。中には、「義務」に違反した場合の制裁規定を設けた病院も存在する。

2）患者の「権利」を留保ないし制限する可能性のある規定
　患者が診療に積極的に関与することや病院業務の円滑な遂行に協力することを患者の「責務」あるいは「義務」とした規定は、表1のとおりである。こ

れらは病院規則のような形で入院時に患者に示されることが多い内容だが、さらに、患者の「権利」規定でありながら、併記することで諸権利を制限ないし否定する規定も存

表1　患者の権利規定の中の「責務」「義務」規定

自己の状態等を医師に説明する責務	23 規定
病院の規則・ルールの遵守	13 規定
治療への積極的な協力	10 規定
診療業務への配慮	9 規定
医師への質問	7 規定

在していた。それらは以下の3種類に大別される。

　まず患者の「指示を守る義務」を規定したもので、3つの規定が該当した。具体的には、「十分な情報や説明を受け、理解した上で、提案された診療計画などを自らの意思で決める権利があります。」としたうえで、続けて「しかし、それらの内容に関する指示は守っていただく義務があります」とするような規定である。

　第2の類型は、諸権利と並置する形で、「医師の裁量権」を明記するもので、5つの規定が該当していた。具体的には、「裁量権とは、医療が持つ本質的不確かさによりおこる事柄に対して、医師（及び医療従事者）の学識経験に基づき医療行為を行うこと」と説明し、患者の自己決定権を包括的に制限している。

　第3の類型は、誤った権利概念に基づく記載で、5つの規定が該当した。権利とは人と人の関係性の中で生じる概念で、患者の権利は医療従事者にとっての義務となるものであるが、権利を義務や責任と引き換えに生じるものという誤った理解に基づいて「権利には常に義務と責任が伴うもの」等の記載をしていた。

3）インフォームド・コンセント手続き規定の現状

　患者の権利規定の中核をなすのは、自己決定権とその実現手段としてのインフォームド・コンセント手続きである。全ての権利規定は、いちおう患者への説明と同意手続きについて触れているが、自己決定権とインフォームド・コンセント手続きを正確に明記した規定は非常に少なく、「自己決定権」の規定がない（5規定）、患者の権利が「選択」に限定される（9規定）といった問題があった。また患者の選択権を保障するうえで不可欠な「代替的治療法に関する説明」があるのは、わずか4規定にすぎなかった。

以上の特徴から、現行の権利規定の多くは、自己決定権を保障するうえで不十分であることが示された。

4）苦情解決手続・苦情申立権

患者の苦情手続きについて、患者向けの権利規定に明示した規定はなく、「苦情や意見を述べる権利」の記載が6規定、「医療改善等への参加権」の記載が5規定でみられたのみであった。

4．考察

日本医療機能評価機構の評価項目には、「1.1 患者の意思を尊重した医療」の項があり、患者の権利の明文化を求めているが、機能評価認定病院の「患者の権利」規定の中には、「患者の権利」を示す規定でありながら、その中に、権利を不合理に制限ないし否定する文言が含まれる規定が存在することが明らかになった。これらの規定は、形式的に権利を宣言していても、実質的に権利保障のための規定の用をなしていない。

権利規定の中核をなすインフォームド・コンセント手続き・患者の決定権に関しても、多くの欠陥が見られた。インフォームド・コンセントの基本原則は、「診療に先立って、事実を説明し、同意を得る」ことであるが、現実には、患者の意思決定がすべての診療に先立つことの規定がなく、説明を受ける権利と選択・決定権を別項とする規定が多くみられた。

また説明で必要とされる情報として、厚生労働省「診療情報の提供等に関する指針」（2003年）は表2に示すような7つの内容を示しているが、実際には、代替的治療法の説明がほとんどない、提案される医療行為を中止する権利の記載がないといった欠陥がみられた。

このような現象が起きている背景には、医療における意思決定ないし合意形成のあり方について正しい理解が浸透しておらず、医療者が全てを決定するという旧来のパターナリズム医療の考え方が温存されているものと考えられる。そのため規定のうえでも、患者には、事実上、医療者が提案した診療計画を受け入れることを決定する権利（同意する権利）だけが保障されており、それを拒否したり、代替的な治療を選択する権利等は保障されていないだけでなく、

表2 説明で必要とされる情報 （厚労省「診療情報の提供に関する指針」2003年）

1. 現在の症状及び診断病名
2. 予後
3. 処置及び治療の方針
4. 処方する薬剤の薬剤名、服用方法、効能及び特に注意を要する副作用
5. 代替的治療法がある場合には、その内容及び利害得失
6. 手術や侵襲的な検査を行う場合には、その概要、危険性、実施しない場合の危険性及び合併症の有無
7. 治療目的以外に、臨床試験や研究などの他の目的も有する場合には、その旨及び目的の内容

一旦受け入れた以上は「それらの内容に関する指示を守っていただく義務があります」とするような事態が生じたものと考えられる。

　医療における決定権者は患者であり、医療者の責任は最善の医療を提案し患者の意思決定を支援することにあるという倫理規範、患者の権利の重要原則が、日本の医療では実体的に保障されていないことを示すものといえるだろう。

　WHOヨーロッパ会議が提唱した「ヨーロッパにおける患者の権利の促進に関する宣言（1994年）」は、患者の権利を実体的に保障するための手続きとして、患者が権利を侵害されたと感じたときに苦情申し立てができなくてはならないと規定し、そのための手続きを医療機関の内外に設立するよう勧告している。しかし、日本の医療社会には苦情解決の考え方は浸透しておらず、病院の内部文書に苦情処理規定はあったとしても、患者向け文書に「苦情申立権」を明示した規定は存在しなかった。

　苦情解決に関しては、2012年に診療報酬に「患者サポート体制充実加算」が追加され、その届出に関して、2013年には厚労省から「医療対話推進者」の業務指針等が示された。今後、患者・家族から発せられる苦情を事故防止や質の改善につなげ、医療の場に「説明と対話の文化」が醸成されることが望まれている。

以上

調査票

＊ a.b.c. 等の選択肢： 該当する項目一つに〇をお付け下さい。（複数回答可）

Q1．貴病院について　病院名（　　　　　　　　　　　　　　　）
　a．特定機能病院　　b．地域医療支援病院　　c．臨床研修指定病院
　d．その他（　　　　　　　　　　　　　　　　　　　　　　　）

Q2．患者の知る権利や自己決定権などに関する規定の整備について
　a．規定を整備している
　b．規定を整備していない
　　※aの場合、調査票返送時に規定のコピーを1部同封してください。

Q2でa．と回答された場合にはQ3の質問にお答えください。
Q3．規定の内容について患者にどのように周知させていますか
　a．病院内に掲示している（掲示している場所は　　　　　　　）
　b．「入院案内」等に掲載している
　c．特別にリーフレットを作成し患者に提供している
　d．特に周知する方法はとっていない
　　※b、cの場合、調査票返送時に入院案内あるいはリーフレットを1部
　　　同封してください。

Q2でb．と回答された場合にはQ4の質問にお答えください。
Q4．今後規定の整備を予定されていますか
　a．はい　（いつ頃までに整備する予定ですか　　　年　　　月頃）
　b．いいえ
　　※aの場合、現在準備中の規定案等がありましたら調査票返送時にコピー
　　　を1部同封してください。
　　※bの場合、以下の質問にお答えください。

規定を整備する予定がない理由
　　　　a. その必要性を感じない
　　　　b. その他の理由（　　　　　　　　　　　　　　　　　　　　　）

Q5．知る権利や自己決定権或いはインフォームド・コンセントの手続など患者の権利に関して、これまでに患者または家族等から苦情が出されたことはありますか。（ここでは個人情報の保護やカルテ開示に関する苦情、あるいは「医療事故、医療ミスではないか」という苦情は除いてお答えください。）
　　　a. はい
　　　b. いいえ

Q6．前項に関連して患者或いは家族から苦情が出された場合における病院としての対応について
　　a. 関係者によく話し合うように指示する（話し合いに事務長や院長が立ち会うことはありますか　a. ある　b. ない）
　　b. 苦情受付窓口を設置している（窓口担当者或いは責任者の職名　　　　　　　　　）
　　c. 苦情の原因を調査したり苦情を解決するための委員会や体制を準備している
　　　（a. 必要に応じて委員会を開く　b. 委員会や体制について常設している）
　　d. 特に病院としては対応しない。
　※ cの場合、その委員会構成や体制に関する規定等があれば調査票返送時に規定のコピーを1部同封してください。

Q7　前項の苦情が「医療事故或いは医療ミスではないか」という苦情ととともに提出された場合の病院としての対応について
　　a. 関係者によく話し合うように指示する（話し合いに看護師長や事務長或いは院長等が立ち会うことはありますか　a. ある　b. ない）
　　b. 医療事故相談窓口を設置している（窓口責任者の職名　　　　　　　）
　　c. 医療事故の原因を調査したり解決するための委員会や体制を準備してい

る
　　（a. 必要に応じて委員会を開く　b. 委員会や体制について常設している）
　d. 特に病院としては対応しない。
　※ c の場合、その委員会構成や体制に関する規定等があれば調査票返送時に規定のコピーを1部同封してください。

Q8　自由記載欄（「患者の権利」に関する医療基本法における規定の仕方に関し、病院としてのお考えがあれば自由にお書き下さい。）

　　　　　　　　　　　　　　　　　　　　　　　　　　　　　　　　以上

第2部

診療記録不開示苦情調査

診療記録不開示に対する簡易で迅速な調査勧告事業と相談支援事業

　2005年（平成17年）4月1日から全面施行された「個人情報の保護に関する法律（個人情報保護法）」と、同法に基づき厚生労働省が定めた「医療・介護関係事業者における個人情報の適切な取り扱いのためのガイドライン」（2004年12月24日厚生労働省通達）、及び「診療情報の提供等に関する指針」（2003年9月12日医政局通知）によって、カルテ開示の請求は法律に根拠を持つものになりました。

　しかし、全ての医療機関がこのような法令を遵守しているとは言えず、「開示請求したが開示してもらえなかった」という苦情相談が寄せられました。そこで、NPO法人患者の権利オンブズマンは2007年4月から、新たに『診療記録不開示苦情調査』制度を開始しました。

診療記録不開示に対する簡易で迅速な調査勧告事業と相談支援事業

（1）　診療記録（カルテ）不開示に関して苦情相談があった場合（患者の権利オンブズマンの面談相談で受けたアドバイスに従い開示請求をしたが、全部または一部の診療記録が開示されなかった場合も含む）、開示請求者（患者本人、家族・代理人、遺族を含む）の希望にもとづき「診療記録不開示苦情調査申立」（略称「不開示調査」）を受け付ける。

（2）「不開示調査」の実施方法は、
　① 　調査員（法律専門相談員）が、請求者に同行して当該医療機関等に赴き、診療記録不開示の事実および不開示に至った経緯や理由等を確認し、オンブズマン会議（常任運営委員会）に報告する。

② オンブズマン会議（常任運営委員会）は、調査員（法律専門相談員）の報告にもとづき、診療記録不開示につき特段の正当事由が存在すると判断される場合を除き、速やかに当該医療機関等に対し文書により開示勧告を行うものとする。
（3） NPO法人患者の権利オンブズマン理事会は、不開示調査の結果オンブズマン会議が開示勧告を行った場合においては、当該医療機関等に対応する監督官庁等（厚生労働省、都道府県知事、医師会、日本病院協会、日本医療機能評価機構の認定医療機関にあっては同機構も含む）に対し開示勧告を行った事実を通報する。
（4） オンブズマン会議の開示勧告にもかかわらず2週間以内に診療記録を開示しなかった医療機関等については、「違法・不当に診療記録不開示を行っている医療機関等」として、NPO法人患者の権利オンブズマン理事会において当該医療機関等の名称、代表者氏名、所在地などを記者発表する方法等により公表する。
（5） オンブズマン会議による開示勧告にも関わらず、当該医療機関等から診療記録の全部または一部が開示されなかった場合、開示請求者が希望する場合には、法律上の診療記録等開示請求手続（証拠保全を含む）を実行するため訴訟代理人（弁護士）の紹介支援を行う（「開示請求訴訟代理人紹介支援」と呼称する）。
（6） 当該医療機関等における診療記録不開示が不法行為（民法709条）を構成すると判断される場合には、開示請求訴訟代理人紹介支援に際し、開示請求手続に要する費用（弁護士費用を含む）や慰謝料を含む損害賠償等もあわせて当該医療機関等に訴求することを助言するものとする。

以上

2 NPO法人患者の権利オンブズマン 診療記録不開示苦情調査事件

①第07-1号不開示苦情調査報告書

2008年4月23日

独立行政法人国立病院機構○○病院

特定非営利活動法人
患者の権利オンブズマン
理事長　池永　満

第07-1号　診療記録開示勧告書

　B氏は貴院に対して診療記録の開示を請求したが開示されなかったとして、NPO法人患者の権利オンブズマンに対して、診療記録不開示苦情調査の申立をされました。当法人はこの調査申立を受理し、指名した調査員（法律専門相談員）が開示請求者を同行して貴院へ赴き、担当者から事情を聴取しました。

　当法人のオンブズマン会議が調査員からの報告書に基づき苦情内容を点検した結果、貴院が行った診療記録不開示の理由には、特段の正当事由がないと判断致しました。

　ついては、B氏から請求があり不開示とされた診療記録を、速やかに開示されるように勧告します。なお、開示勧告から2週間経過しても開示がなされない場合は、「違法・不当に診療記録不開示を行っている医療機関等」として、貴院の名称、代表者氏名、所在地を記者発表等により公表いたしますので、ご承知置きください。

　また、この開示勧告を行ったことについては、同時に下記機関に通報していますので、念のため付記いたします。

＜通報先＞
厚生労働省、○○県知事、日本医師会、日本病院協会、日本医療機能評価機構

記

1．診療記録請求内容
　開示請求者　　B　　患者本人　男性　　年齢　59歳
　開示請求年月日　　　　2008年1月25日
　不開示の診療記録
　　　　1965年から1971年春頃にかけての保管中の一切の医療記録

2．調査年月日　　　　　2008年4月10日
　　調査担当者　　　　　公表しない
　　医療機関側担当者　　公表しない（医事課）

3．医療機関側の不開示理由とオンブズマン会議の判断
　不開示理由は、Bが開示を求めた医療記録が古く、医療機関の内規18条の「開示申請書を受け付けた日から遡及して5年以内に作成されたもの」という要件をみたさないこと。
　しかし、法令上も厚労省の定めるガイドライン上もかかる制限なく原則として、保有個人情報の開示に応じる事は医療機関の義務である。
　よって違法、不当に不開示を行ったと認められる。

以上

　　注
　　その後、病院の内規が変更され、相談者から開示されたとの連絡がありました。

②第08−1号不開示苦情調査報告書

2009年2月17日採択
特定非営利活動法人
患者の権利オンブズマン
理事長　池永　満

第08−1号診療記録不開示苦情調査報告書

1．申立事項
申立者　A
患者　　Aの妻（故人）
医療機関　　○○病院
開示請求年月日　　2008年　12月3日
開示されなかった診療記録　　診療録、処方せん
記録の範囲　　平成18年5月30日～平成19年11月10日

2．調査経過
調査日　　2008年　12月1日（申立人立会）
医療機関側当事者　　院長他4名
特記事項
　下記のとおり、申立人が病院側規定にある文書による開示請求を行っていなかったため、改めて文書による開示請求を行うよう申立人に助言しました。

3．医療機関側の主張する不開示理由
　調査に際して、請求人が文書による申し出を行っていないため、規定した手続に則った正式な「開示請求」を受けていないと認識していると回答しました。
　さらに、病院からは、「『診療記録の閲覧と説明』もしくは『要約の作成

と交付』が診療記録の『開示』にあたると考えているため、そもそもカルテ等全てのコピーなどというものは想定していない。また、文書による正式な申し出がなされていない段階での請求人からの口頭による開示の申し出に対して、『カルテ等の写しは交付しないが、閲覧と説明はする』と伝えている」との見解が示されました。

　また、仮に正式な申し出があったとすればという前提で、記録開示の可否を問うたところ、本件請求について以下のとおりの回答がありました。

ア．診療情報の提供に関する指針（日本医師会）の３－８（１）号「対象となる診療情報の提供、診療記録等の開示が、第三者の利益を害する恐れがあるとき」にあたると考える。
（理由）病院職員の個人名、他の入院患者の氏名等が記載されており、かかる第三者の利益を害する恐れがある。

イ．同項（３）号「前二号の他、診療情報の提供、診療記録等の開示を不適当とする相当な事由が存するとき」にあたると考える。
（理由）

１．「より良い信頼関係を築くこと」という診療情報開示指針の目的が達成できない。
　請求人が正式な手続を採らないのに、「病院側が不当に診療記録を開示しない」という事実無根な主張を市や県などの行政機関に苦情として申し出たため、それに関する調査を受けた。かかる行為をされては、医師会指針における目的「より良い信頼関係を築くこと」が達成できず、診療記録の開示は不適当であると考える。

２．開示記録が、病院側に事実上不利益に扱われる恐れがある。
　上記の行動にも現れているが、思い込んだら人の話を聞かず、そのために理解力に問題がある請求人の特性から、説明せずにカルテを開示した場合、カルテの記載を用いて、病院側に事実上不利益な行動をされる恐れがある。

３．請求人の心身に悪影響を与える恐れがある。
　請求人が電話で開示請求をなした際、毎日毎日電話をかけてきては、病院側の話は聞かずに、通話の中で興奮することが度々であった。精神疾患を患っている請求人の心身の状況に鑑みれば、カルテの開示が請求人自身

に悪影響を与えると考えている。

4．調査後の経過
12月3日：申立人より文書による開示請求がなされました。
12月8日：相手方病院は同日付文書を申立人に送付し、家族又は公正な第三者の立会いの下で、請求された診療記録を開示する旨回答しました。
12月12日：申立人より患者の権利オンブズマン事務局へ上記回答書コピーが送付され、第三者として開示に立会う弁護士の紹介を要請されました。
12月22日：申立人に対して、患者の権利オンブズマン事務局は、立会人として法律専門相談員である弁護士を紹介しました。
12月26日：弁護士が立会い、請求した診療情報のコピーが申立人に渡されました。

5．結論
　特定非営利活動法人患者の権利オンブズマンのオンブズマン会議は本件について、病院側の規定した文書による開示請求がなされていないことを直接の理由とする不開示であると説明されたこと、申立人からの文書による開示請求に対しては、第三者の立会いを求めた上で診療情報が提供されたという経緯に鑑み、病院に対する開示勧告は不要であると判断しました。
　しかしながら、相手方病院が当初開示を拒否する根拠として示していた、日本医師会の指針を採用している同病院の「個人情報取扱い規定」（2006年11月改定）は、その改定以前に制定されている個人情報保護法令（2005年4月全面施行　以下、法令）、及び法令の運用規定である厚生労働省「医療・介護関係事業者における個人情報の適切な取り扱いのためのガイドライン（2004年12月）」（以下、厚労省ガイドライン）、ならびにカルテ開示を含む「診療情報の提供等に関する指針（2003年9月）」（以下、厚労省指針）に違背する箇所が多く、適正でないと判断しました。
　以上の結果、オンブズマン会議は全員一致の結論にもとづいて、相手方病院に対し、同病院における個人情報取扱いに関する規定を法令等の基準に合致す

るように改正を勧告致します。

規定改正を勧告する理由
（1）本件開示請求がなされた情報の性質と法令上の基準
　本件における開示請求は、次の性格を有しています。
①患者本人死亡後に、遺族からなされた開示請求です。
②患者本人死亡後、1年余を経過した時点での開示請求です。
③精神科疾患に関する診療情報です。
　これらの情報の性質に関して、個人情報保護法令および厚労省ガイドラインあるいは厚労省指針が示す情報提供のあり方は以下のとおりです。
①個人情報保護法令は生存個人に関する情報を対象としていますので、遺族による開示請求については直接の適用は対象ではありません。しかしながら、厚労省ガイドライン「8．遺族への診療情報の提供の取り扱い」は、患者遺族からの診療情報の開示請求について、厚労省指針の9（遺族に対する診療情報の提供）に基づき、情報提供を行うものと定めており、同指針は「医療従事者等は患者が死亡した際には遅滞なく遺族に対して、死亡に至るまでの診療経過、死亡原因についての診療情報を提供しなければならない。」「遺族に対する診療情報の提供に当っては、患者本人らに対する規定を準用する。」「（遺族として）診療記録の開示を求め得る者の範囲は、患者の配偶者、子、父母及びこれに準ずる者とする。」と規定しています。また同指針は、患者本人の生前の意思、名誉等を十分に尊重することを求めていますが、その他の制限は認めていません。
②法25条は、保有個人データの開示を求められたときは、「遅滞なく、当該保有個人データを開示しなければならない」と規定しており、厚労省指針も現に「保管中のすべての診療記録が開示の対象となる。」と明記しています。従って「法定保存期間が経過している」こと等も不開示の理由にはなりません。
③診療情報の開示は法令上の義務ですから、法令により非開示が認められている事項に該当しない限り開示しないことは違法です。厚労省指針は「8．診療情報の提供を拒みうる場合」として1.診療情報の提供が、第三者の利益を害するおそれがあるとき、2.診療情報の提供が患者本人の心身の状況

を著しく損なうおそれがあるとき、の2点のみを規定しています。

　なお、ここでいう第三者の情報には、当該患者の診療関係に関わった医療従事者名等は含まれません。それらは患者に関する個人情報と評価されます。又、仮に医師等が自己の意見や個人情報を患者の診療記録等に記載している場合においても、厚労省ガイドラインは、その「Ⅲ　医療・介護関係事業者の義務等　7．本人からの求めによる保有個人データの開示」に【法の規定により遵守すべき事項等】として、「例えば診療録の情報の中には、患者の保有個人データであって、当該診療録を作成した医師の保有個人データでもあるという二面性を持つ部分が含まれるものの、そもそも診療録全体が患者の保有個人データであることから、患者本人から開示の求めがある場合に、その二面性があることを理由に全部又は一部を開示しないことはできない。」と規定しています。

　さらに「患者本人の心身の状況を著しく損なうおそれ」とは、患者本人の権利利益を保護する観点からであって、本件のように既に患者が死亡しているような場合には、そもそも適用されません。又、仮に患者本人が請求する場合においても、開示請求権を制限するに足りる具体的かつ合理的な根拠が求められるときだけであり、当該患者本人が精神科疾患などの状態にある事実のみをもって直ちに非開示を正当化できるものではありません。

(2) 改善を要すると思われる事項

　厚労省ガイドラインおよび厚労省指針は、個人情報保護法に規定された主務大臣の責務として発令されたものであり、同法令の施行基準として（具体的には法6条および8条を根拠として）定められました。したがって、相手方病院におかれては、同病院の個人情報取扱い規定である『個人情報の取り扱いについて』第2項「診療情報の開示の提供を希望する方へお願い」（以下開示規定という）を、個人情報保護法令および厚労省ガイドラインならびに厚労省指針に準拠するよう改訂して、患者及び家族の自己情報コントロール権を尊重した実践をされるよう勧告します。

　1）開示規定「2　診療情報提供を求めることができる時期」に、「治療中止後の診療情報の開示はできません」としている開示請求期間の制限は、法令違反であるため撤廃し、患者はいつの時点においても請求できるもの

とすること。
2）開示規定「3　情報提供の方法」に規定された「診療録等には、医療従事者側の主観的情報が含まれていますので、その部分の閲覧、謄写は行いません。」の項は、上記（1）に明示したとおり、厚労省ガイドラインに違反するので削除すること。
3）同「3　情報提供の方法」では、開示の方法を原則として「口頭説明や要約書等」としていますが、厚労省ガイドラインは、診療情報を、「診療録、処方せん、手術記録、助産録、看護記録、検査所見記録、X線写真、紹介状、サマリー、調剤録等」と規定したうえで、「書面の交付による方法等」を求めているものであり、口頭説明や要約書等による情報説明を一義的にあげた開示規定の表現は適切でないため、表現を変更すること。

　ところで、相手方病院の規定において、このような表現がされている背景には、病院側の説明にある「診療記録の閲覧と説明、もしくは要約の作成と交付が診療記録の開示にあたると考えているため、そもそもカルテ等全てのコピーなどというものは想定していない。」との認識があることは明白ですが、このような認識自体が上記ガイドラインばかりか、個人情報保護法令に違反するものです。

　個人情報保護法施行令6条は「開示の方法は書面の交付による方法とする。」と規定しており、閲覧や口頭の説明だけでコピーを交付しないことや、要約書の交付で開示に代替することは、請求者が同意しない限り違法な取扱いとなります。従って、相手方病院におかれては、こうした違法状態を早急に是正されるとともに、法令により要求されている個人情報の適切な取扱いについての研修を実施されることを要望します。
4）開示規定「4　次のような場合には、診療情報提供をお断りさせていただきます」には、
　（1）診療情報の提供が、患者様本人の心身の状況を著しく損なうおそれのあるとき
　（2）対象となる診療情報の提供が、第三者の利益を害するおそれのあるとき
　（3）上記（1）（2）のほか、診療情報の提供や開示を不適当とする相当の事由があるとき

（4）訴訟等を前提とするときは目的に反しますので、診療情報提供はいたしません。

の4項があげられていますが、（3）（4）の2項は、前述のとおり、厚労省ガイドラインに規定された不開示要件に該当せず、削除すべきです。

厚労省指針は、開示請求手続きに関して、「申立ての方式は書面による申立てとすることが望ましいが、患者等の自由な申立てを阻害しないため、申立ての理由の記載を要求することは不適切である。」と規定して、申立人側の理由による開示制限を厳に戒めています。

相手方病院においては、診療情報開示の「目的」を患者の治療と信頼関係の構築に限定していますが、法令は、すべての国民の自己情報コントロール権を保護するものであり、事業者において特定の目的を設定して診療情報開示を制限すること自体が、法令の意義に反するものであって不当です。

5）開示規定「5　平成12年1月1日（実施日）以前の情報開示は対象外です。」の規定は削除すること。上記（1）に示した通り、法令は現存するすべての個人保有データの開示を求めています。

6）開示規定は書面による請求手続きを規定していますが、患者・家族がだれでも請求手続きを利用できるよう、手続きの周知徹底を図るための対策を講じて下さい。

法令は当該事業者における個人情報の取り扱いに関する手続きや規定を、利用者に広く周知することを求めています。

以上

③第08−2号不開示苦情調査報告書

2009年4月15日
特定非営利活動法人
患者の権利オンブズマン
理事長　池永　満

第08−2号診療記録不開示に関する勧告書

医療機関の名称　　医療法人社団ブックスクリニック
代表者氏名　　　　理事長　藤野武彦医師
住所　　　　　　　福岡県福岡市博多区

　特定非営利活動法人患者の権利オンブズマンは、診療記録不開示に関するA氏の苦情申立に基づき専門的かつ客観的立場から調査を実施した結果、貴クリニックにおける本件診療記録不開示には、特段の正当事由がなく、不当な不開示に相当すると判断しました。
　貴クリニックにおかれては、A氏に対し、速やかに請求された診療記録を開示するよう勧告します。なお、もし2週間経過しても開示がなされない場合は、「違法・不当に診療記録不開示を行っている医療機関等」として、貴クリニックの名称、代表者氏名、所在地を記者発表等により公表いたしますので、ご承知置きください。
　また、この開示勧告を行ったことについては、同時に下記機関に通報していますので、念のため付記いたします。

＜通報先＞
厚生労働省、福岡県知事、日本医師会、福岡県医師会、福岡市医師会

記

1. 診療記録不開示に関する苦情調査に係る事実
　申立者　　患者本人　男性　年齢　75歳
　開示請求年月日　　　2009年　2月12日
　開示されなかった診療記録
　不開示記録の範囲　　2003年　10月（初診）〜　2007年　8月（終診）
　苦情調査年月日　　　2009年　3月25日
　医療機関側当事者　　医師、弁護士

2. 医療機関側の主張する不開示理由
　謄写交付請求の趣旨が、損害賠償請求訴訟提起を含むクレームをつける目的であると推察されるため、不当なクレームから自己を防御する権利を有すると考えるので、謄写の交付は認められない。また、後医への提出が謄写請求目的であるなら、診療情報提供書の作成、及び後医が相手方医療機関に赴いて申立人の診療記録を閲覧することは認めるので、全診療記録の謄写によらなくとも、目的は達成できる。

3. 勧告の理由
　個人情報保護法施行令6条は「開示の方法は書面の交付による方法とする。」と規定しており、閲覧や口頭の説明あるいは要約書の交付だけでコピーを交付しないことは、請求者が同意しない限り違法となる。また診療情報の提供に関する厚労省指針は、個人情報保護法に規定された主務大臣の責務として発令されたものであるが、同指針は、開示申立てに際して「患者等の自由な申立てを阻害しないため、申立ての理由の記載を要求することは不適切である。」として、開示請求の理由を問うこと自体を不当としている。以上のことより、相手方医療機関の主張する不開示理由は、個人情報保護法および同法の施行基準に違反するものであって、不当である。

以上

　　注　勧告から2週間経過しても開示されなかったため、クリニックの実名を公表しています。

第08−2号不開示苦情調査に関する判決

カルテ開示拒否を続けた医療機関に
30万円の慰謝料支払いを命じる判決

〜福岡地裁・平成23年12月20日〜

特定非営利活動法人
患者の権利オンブズマン
理事長・弁護士　池永　満

1．医療法人社団ブックス（理事長・藤野武彦医師）が福岡市内に開設している「ブッククリニック福岡」の患者であったAさんは、クリニック受診期間中（平成15年10月から平成19年8月まで）の薬剤の処方等に疑問を抱き、他の医師にセカンドオピニオンを求めるため、平成20年7月以来3回にわたってクリニックに診療記録の開示を求めたにもかかわらず拒否されたため、平成21年2月患者の権利オンブズマンに対して診療記録の不開示に関する苦情調査を申し立てました。患者の権利オンブズマンは不開示調査を実施し、「クリニックの診療記録の不開示には正当事由がない」として同年4月15日付けで「開示勧告」をしましたが、開示されませんでした。
　その後、Aさんは、患者の権利オンブズマン・タイアップ代理人弁護士の支援を受けて裁判所に証拠保全申立てをして、平成21年8月5日、裁判所による検証が行われましたが、クリニックは①検証の目的物は電子カルテであり改ざんする余地はない、②開示すればAさんに悪用されるので謄写させない、などと主張して裁判所の提示命令も拒否したため検証は不能となりました。

2．以上の経過の後、Aさんは診療記録の開示請求や損害賠償を求める訴訟提起をしたいとして改めて患者の権利オンブズマンに対して支援を要請、

患者の権利オンブズマンにおいても引き続き支援することを決定して、タイアップ代理人弁護士らにより提訴された事件（平成23年（ワ）第1193号診療記録開示等請求事件）の判決が出されたものです。

ところで本件提訴後まもなくして、被告（クリニック）は原告（Aさん）の診療記録の写しを原告代理人弁護士に送付してきて、第1回弁論期日で診療記録の開示請求については「請求の認諾」をしました。（被告は、請求を認諾するに至った理由について、当初原告から開示請求がなされた頃は被告クリニックにおける個人データを保有する患者の数が5,000名に満たなかったが、その後5,000名を超えて個人情報保護法2条3項の個人情報取扱事業者となったため、個人情報取扱事業者になった後でなされた本件提訴による請求を認諾して「開示義務を履行する」ことにしたと説明しています。）

診療記録の開示請求自体については任意の履行と請求の認諾により訴訟が終結したため、以後の裁判は診療記録の開示を拒否してきたことに対する損害賠償請求事件として継続されてきました。

原告側は、被告に診療記録の開示義務が存在する法律的根拠として、①診療契約の付随義務として診療記録を開示する義務がある、②診療契約上の説明・報告義務の一環として診療記録の開示義務がある、③個人情報保護法にもとづく個人情報開示請求権に対応して診療記録の開示義務がある、との3点を主張し、被告におけるこれらの義務違反はいずれも債務不履行責任あるいは不法行為責任を構成するものであって、原告が被告による診療記録の不開示により被った精神的苦痛に対する慰謝料として金100万円の支払いと40万円の弁護士費用を請求しました。

今回の判決で、裁判所は原告が主張した開示義務の法的根拠のうち前述の②「診療契約上の説明・報告義務の一環としての診療記録の開示義務」を認定して、要旨、以下のように判示しました。

3. 診療契約は、患者が医師や医療機関に対して適切な診療を求め、医師等がこれに承諾することにより成立する準委任契約であり、受任者である医師等は、患者に対し、診療が終了したときは、その結果を報告する義務を負う。（民法655条、645条）

医療行為の内容、経過、結果等は、患者にとってその生命、身体等に関わる当然に重大な関心を有する事項であり、患者の自己決定の前提となる自己情報コントロール権の尊重の観点をも合わせ考慮すると、医師等は、報告義務の一環として、少なくとも患者が請求した場合には、その時期に報告するのが相当とはいえない等の特段の事情がない限り、患者に対して医療行為の内容、経過、結果等について説明及び報告すべき義務（てん末報告義務）を負う。

　この医師等の負うてん末報告義務においては、医師等の患者に対する説明及び報告の内容、方法等によっては患者の生命、身体に重大な影響を与える可能性があることから、医師等に説明及び報告の内容、方法等に一定の裁量が認められる。しかしながら、診療録等の診療記録は、診療が行われたときに遅滞なく診療に関する事項等を記載して作成されるものであり（医師法24条1項）、診療の内容、経過等にかかる記録として客観性、信頼性の高いものであり、患者にとっては診療録等の診療記録の開示を受ける利益が大きいということができる一方で、医師等にとっては、事務の負担、自己に対する責任追及の可能性の観点を除くと、診療録等の診療記録を開示することの不利益は直ちに想定し難い。

　そうすると、患者が医師等に対して上記の説明及び報告として診療録等の診療記録の開示を求めた場合には、患者の自己情報コントロール権を尊重する観点からも、医師等は、そのような方法により説明及び報告することが求められているといい得る。

　従って、医師等の説明の内容や方法、診療録等の診療記録の記載の内容等の事情を考慮して、医師等の（患者からの開示請求に応えずに）患者に対する説明及び報告（を行うこと）が合理的であるといえない限り、医師等が（診療記録を開示しないことは）てん末報告義務違反であるとの評価を免れない。

4．判決は、上記認定に続いて、被告の診療記録不開示に合理性があるかという点について論を進め、患者の権利オンブズマンによる開示勧告を受けても交付しなかった等の被告が開示拒否を続けてきた事実経過を認定した上で、「診療記録の開示請求については、これに応じるべき明白な法令上の

根拠がなかったこと、これに応じると原告が根拠のないクレームを出す等、不当な行為を助長または誘発することになりかねないと考えた」とする被告の主張に対して「被告が主張する不開示の理由については、原告の身体等への影響に対する配慮等に基づくものではなく、それが直ちに不開示の合理的な理由になるとはいえない」として排斥し、被告の診療記録不開示は「診療契約上のてん末報告義務違反として債務不履行責任を負う」と断じました。

その上で、「原告は、被告に対し平成20年7月に診療記録の写しの交付を求めたものの、被告が原告代理人に写しを送付するまでの約3年弱の間、被告から診療記録の交付を受けることができなかった結果、被告クリニックにおける診療の内容、経過、結果等について十分に認識することができず、患者の権利オンブズマンに対する苦情の申し立て等の手続きをとることを余儀なくされるなど、原告が自己の身体に対する不安等を抱き、また、相当程度の労力、費用を要したことは容易に想定しうるところである」として原告が被告の債務不履行により被った精神的苦痛に対する慰謝料として金30万円の慰謝料の支払いを命じたものです。

なお、被告はてん末報告義務違反による債務不履行責任を負うものの、不法行為責任を負うとまでは認められないとして弁護士費用の賠償については認めませんでした。また個人情報保護法に基づく請求については、被告が個人情報取扱事業者になって以降に診療記録を開示していることから不法行為責任を負わないと判示しました。

5．今回の判決の意義は、診療契約の終了に伴って受任者（医師等）が委任者（患者）に対して法律（民法）の規定に基づいて行うべき「てん末報告義務」を履行する方法や内容については受任者に裁量が認められるが、患者が診療記録の開示を求めた場合には、不開示とすることに関して特段の合理的理由がない限りてん末報告義務の履行方法として診療記録を開示する義務があるということ、てん末報告義務の履行方法に関して医師等に裁量が認められる根拠は「患者の生命、身体に重大な影響を与える可能性がある」ことにもとづくものであって、自己に対する責任追及の可能性等があ

ることは不開示の合理的理由にならないということ等を明確に判示したところにあると思います。

実は、診療記録の開示に関して生存個人に関する個人情報を対象としている個人情報保護法を適用する場合、遺族からの開示請求には法律が直接適用されないので、これを解決するために私たちが主張してきたのが医師らにはてん末報告義務があり、委任者（患者本人）が死亡している場合には遺族に対して報告すべきものであるから、その義務の履行として診療記録を開示すべきであるということでした。厚労省の「診療情報の提供等に関する指針」はそうした患者側の主張を受け入れ、遺族に対しても患者本人に準じて診療記録を原則として開示することが望ましいと定めました。

今回の判決は、患者本人に対する「てん末報告義務」の一環として原則的に診療記録の開示義務を認めるとともに、裁量により診療記録を開示しない合理的理由となりうるものとして「患者の生命、身体に重大な影響を与える可能性」に限定しており、患者が死亡している場合には「患者の生命、身体等への影響」の考慮は不要ですので、遺族に対するてん末報告義務の履行に際して診療記録の開示を拒否する合理的理由は全く存在しないということにもなります。

その点で、今回の判決自体は診療契約に基づく説明・報告義務（てん末報告義務）の一環として原則的に患者本人に対する診療記録の開示義務を認めたものですが、遺族に対する法律上の開示義務を認める論理を内包している点でも積極的な意義があるといえるでしょう。

以上

④第09－1号不開示苦情調査報告書

2009年8月28日採択
特定非営利活動法人
患者の権利オンブズマン
理事長　池永　満

第09－1号診療記録不開示苦情調査報告書

1．申立事項

申立者　A

患者　　Aの父親（故人）

相手方機関　　○○特別養護老人施設

開示請求年月日　　2009年　4月頃

　診療録、処方せん、看護記録、検査所見記録、紹介状、ケア記録の全部

不開示記録の範囲　　2005年10月21日　～　2005年12月

2．調査経過

調査日　　2009年　6月24日

医療機関側当事者　　施設長他3名

特記事項

　調査時点で、正式な開示請求がなかったと説明され、請求があれば開示するとの回答も得たため、調査後ただちに申立人が開示請求書類を作成し、請求した。

3．医療機関側の主張する不開示理由

　規約に則った正式な開示請求がなかったためとしている。

　2008年9月24日、文書による開示請求を受けたが、その後申立人が家族ととも

に施設を訪れて話し合いの結果、薬の処方に関する開示請求のみでその他の請求を取り下げられたため（同年10月7日付）、10月9日申立人の弟に交付した。その後、弟から開示請求の取下書を作成したとの連絡があり、申立人の署名・捺印のある取下書を弟宅にて受理した。その後、本件について開示を請求されていない。

4．判断
　非開示の経過について、申立人が面談相談時に述べた説明と異なる部分も存在するが、2008年に申立人から相手方へ対して行われた開示請求に対しては、薬剤の処方に関する文書を作成し交付していること、その後当初の開示請求をいったん取り下げ、改めて書面による開示請求をしていないことは、事実として認定される。

5．調査後の経過
　2009年7月15日、申立人へ開示されたことが確認された。

以上

⑤第09-2号不開示苦情調査報告書

2009年8月28日採択
特定非営利活動法人
患者の権利オンブズマン
理事長　池永　満

第09-2号診療記録不開示苦情調査報告書

1．申立事項
申立者　　A
患者　　　Aの親（故人）男性
相手方機関の名称　○○病院
開示請求年月日　　2009年4月頃
開示されなかった診療記録
　　診療録、処方せん、看護記録、検査所見記録、紹介状　の全部
不開示記録の範囲　　2005年10月21日　～　2005年12月

2．調査経過
調査日　　　　　　2009年　6月19日
医療機関側当事者　　院長他4名
特記事項
調査時点で、正式な開示請求がなかったと説明され、請求があれば開示するとの回答も得たため、調査後ただちに申立人が開示請求書類を作成し、請求した。

3．医療機関側の主張する不開示理由
規約に則った正式な開示請求がなかったためとしている。
本件請求以前に、薬の処方に関する記録の開示請求を受けたので、開示の手

続きを説明し、請求書類に記載してもらって処方に関する記録を開示した。本件請求については、申立人がカルテ開示請求を口頭で行った際、開示手続につき説明し、理事長の許可がいると言ったところ、申立人が書面で請求をしなかった。

4．判断
　非開示の経過について、申立人が面談相談時に述べた説明と異なる部分も存在するが、2008年に申立人から相手方へ対して行われた開示請求に対しては、薬剤の処方に関する文書を作成し交付していること、その後書面による正規の開示請求をしていないことは、事実として認定される。

5．調査後の経過
　2009年7月15日、申立人へ開示されたことが確認された。

以上

⑥第09-3号不開示苦情調査報告書

2009年12月6日採択
特定非営利活動法人
患者の権利オンブズマン
理事長　池永　満

第09-3号診療記録不開示苦情調査報告書

1．申立事項

申立者　患者本人　男性
医療機関の名称　○○医院
開示請求年月日　2009年9月9日
開示されなかった診療記録　　診療録、検査所見記録
不開示記録の範囲　2005年8月31日　～　2006年4月13日

2．調査経過

調査日　2009年10月13日
医療機関側当事者　　看護師、院長の妻

開示請求に対するその後の対応
　当初、申立人が弁護士・役所に相談しているとの言があったため、医療機関側は弁護士か再治療する他院の医師からの請求があれば開示に応じると回答してきた。
　もっとも、8月4日には、申立人から他の医院を利用するとの申し出があり、レントゲン写真の原本を貸し出し、後に申立人本人が返却した。
　9月30日に患者の権利オンブズマンから調査の手紙が医療機関へ郵送されてきたために、医師会に対応を相談し、開示請求に対する解釈に関する文書（調

査当日調査員に提示）とともに医師会所定の開示請求書を入手した。

　調査当日に医師会所定の開示請求書による開示請求がなされ、開示が行われた。

3．医療機関側の主張する不開示理由
　医院を開設して一度もこのような事態になったことがなかったために、対応がよく判らなかった。

4．判断
　不開示調査を契機に、申立人の請求した診療記録が医療機関より開示されたため、医療機関に対する勧告は不要であると判断された。なお、医療機関が本件申立に関連して相談をした医師会から提供されたとされる文書（本件調査日に、医療機関よりコピーが提示された）は、個人情報保護法ならびに厚労省ガイドラインに抵触する以下の文言があるため、関係機関に対し、情報提供を行った。

　同文書中、法令等に抵触する文言は次の通り。

　「カルテをはじめ、診察に関する書類、諸検査結果等の開示は、法的には医師の裁量権に委ねられており、患者本人から提示を求められた場合でも"正当な事由"がない場合には開示する必要はなく、カルテ、検査データを見ながら相手が納得するよう、懇切丁寧に説明すれば事足りる。」

　「証拠保全ではなく、法定代理人又は単に患者側の弁護士からのカルテ及び関係書類の提出要請に対しては、要点だけを文書又は口頭で報告すれば良く、コピーでさえも渡す義務はない。」

以上

⑦第11−1号不開示苦情調査報告書

2011年11月7日採択
特定非営利活動法人
患者の権利オンブズマン
理事長　池永　満

第11−1号診療記録不開示苦情調査報告書

1．申立事項
　　申立人　　患者本人　女性　年齢　27歳
　　医療機関の名称　　○○婦人科クリニック
　　開示請求年月日　2011年9月9日
　　開示されなかった診療記録（申立時点）　　全ての診療記録

2．調査経過
　　調査日　　　　　　2011年10月17日
　　医療機関側担当者　院長
　　調査における対応　その場で全て開示された。

3．オンブズマン会議としての判断
　調査担当者の報告書の内容は相当であると判断し、既に相手方医院により申立人に対して診療録が任意に開示されるにいたった本件については、開示勧告をしないことに決定する。

以上

⑧第11－2号不開示苦情調査報告書

2012年4月8日採択
特定非営利活動法人
患者の権利オンブズマン
理事長　池永　満

第11－2号診療記録不開示苦情調査報告書

1．申立事項
　　申立人　　　A
　　患者　　　　Aの親（故人、女性）
　　医療機関の名称　　　○○病院
　　開示請求年月日　　2011年11月21日
　　開示されなかった診療記録　　（申立時点）医療記録一式

2．調査経過
　　調査日　　　　　　2012年2月20日
　　医療機関側担当者　　カルテ開示担当者
　　調査における対応　　不開示

3．調査方法及び不開示理由
　2012年（平成24年）2月20日、調査員が訪問日程の調整目的で相手方医療機関に架電したところ、カルテ開示担当者が対応し「当病院は遺族からのカルテ開示請求に応じているものの、本件においては、診療契約を行ったのは患者の娘であること、相談者からカルテ開示請求を受けた際に患者の娘の了承を得ているか尋ねたところ、『了承は得ていない、妹との間でトラブルになっている』旨の回答を得ていること、当病院が民事不介入の立場をとっていることなどを理由に、開示には応じかねる」との回答であった。また、調査員が面会を求めたが、多忙を理由に拒絶された。

4．正当理由の有無について

　個人情報保護法による保護対象は生存個人であり同法では遺族の開示請求権は保障されてはいないが、厚生労働省「診療情報の提供等に関する指針」では遺族による開示請求にも原則として応じる義務があることが規定されている。ただし、第三者の利益を害するおそれのある場合等拒絶できる特段の事情がある場合には拒否できる旨の規定がある。

　この点、本件では遺族のうち一人が開示請求をしているものの、同じく遺族である娘（診療契約者）の了解がなく、開示によるトラブルも予想されるとのことであった。

　カルテの開示請求に関して共同相続人間の意見の不一致が存在することについては双方に争いがなく、かつ不一致の理由や背景事情については、何ら情報を得ていない。このような状況の中では、相手方医療機関が、厚労省ガイドラインにおける不開示正当事由に該当すると判断をしていることについて、誤りであると断定することも出来ない。

　以上のような状況下にあっては、診療記録の不開示について合理的な理由が存在しないと断ずることも出来ないので、開示勧告をすることは差し控えることが妥当である。

　よって、本件については医療機関に対する開示勧告は実施しない。

以上

⑨第13－1号不開示苦情調査報告書

2013年11月20日採択
特定非営利活動法人
患者の権利オンブズマン
理事長　久保井　摂

第13－1号診療記録不開示苦情調査報告書

1．申立事項

申立者　　　　患者本人　　女性　年齢　66歳
医療機関の名称　　　○○歯科クリニック
開示請求年月日　　2012年11月6日
開示されなかった診療記録　　　診療録

2．調査経過

調査日　　　2013年10月25日
医療機関側当事者　　歯科クリニック院長、アドバイザー

3．医療機関側の主張する不開示理由

カルテ開示義務はないと認識していた。
　法及びガイドラインの趣旨を理解し、カルテ開示には応じるが、顧問弁護士に相談すること、さらに、手書きのカルテを順次電子化する作業をしているため、直ちには応じられない。

4．不開示理由に関する判断

　相手方クリニックは、カルテ開示につき、カルテを電子化するための作業中であるため応じられないとしている。しかし、法令上も厚生労働省の定める診

療情報の提供等に関する指針上も、患者からの請求があれば医療機関は保有個人情報の開示に応じなければならないとされており、例外的に開示を拒むことができる場合を規定しているが、相手方クリニックが主張する上記事情は、カルテ開示を拒むことができる場合にあたらない。よって違法、不当に不開示を行ったと認められる。

5. 勧告

　NPO法人患者の権利オンブズマンは、診療記録不開示に関する申立人の調査申立に基づき専門的かつ客観的立場から調査を実施した結果、相手方クリニックにおける本件診療記録不開示には、特段の正当事由がなく、不当な不開示に相当すると判断した。相手方クリニックにおかれては、申立人に対し、速やかに請求された診療記録を開示するよう勧告する。

　その際、申立人が相手方クリニックに対して開示請求したのは2012年11月6日とのことであるから、その時点で相手方クリニックが保管していた診療記録、すなわち、いわゆる電子カルテではなく、書面の状態で保管されている診療録の写しを開示することを勧告する。

　もし2週間経過しても開示がなされない場合は、「違法・不当に診療記録不開示を行なっている医療機関等」として、相手方クリニックの名称、代表者氏名、所在地を記者発表等により公表するものとする。

　また、この開示勧告を行ったことについては、同時に下記機関に通報するので、念のため付記する。

＜通報先＞
厚生労働省、○○県知事、日本歯科医師会、○○県歯科医師会

以上

＜その後の経過＞
2013年12月4日、相手方クリニックよりNPO法人患者の権利オンブズマン事務局に申立人のカルテコピーが届いたので、申立人へ電話して送付した。

⑩第13−2号不開示苦情調査報告書

2013年11月27日採択
特定非営利活動法人
患者の権利オンブズマン
理事長　久保井　摂

第13−2号診療記録不開示苦情調査報告書

1．申立事項

申立人　　患者本人　男性　　年齢　60歳
医療機関　　　○○医院
開示請求年月日　　平成25年8月頃
開示されなかった診療記録
　診療録，看護記録，検査所見記録，紹介状，その他（MRI画像）

2．調査経過

調査日　　　　　　平成25年10月31日
医療機関側担当者　　医院院長，看護師，受付事務員
請求に対する対応

　申立人及び調査担当者が，平成25年8月頃に申立人が行った開示請求について調査するため当該医院に赴いたところ，院長より，「先日，申立人より，カルテ開示請求に関する書面を受け取り，既に開示に向けて準備を行っていた」との回答があり，まもなく開示できるとのことであった。

　申立人が従前カルテ開示請求をした際，院長が，「画像を開示すると，画像を集めるのを趣味にしている人がいるから，画像は開示できない」「先生を通してでないと開示できない」と言って開示を拒んだと主張している点について，院長は，前半の言葉については確かにそういう人がいて，そういうことを言っ

たと認めた。

　後半については，仮に申立人のカルテ開示請求が，現在通院している医療機関からであれば，診療報酬請求という形で保険請求可能になるので，そういう趣旨か，それとも単なるカルテ請求かと確認したに過ぎず，申立人主張の様に述べたことはないとのことであった。

3．勧告の要否等について

　本件で、医療機関がカルテ開示を拒否した事実は認められなかった。

　画像については不開示の事実が認められ、これについて正当事由は認められない。

　もっとも、本件では、その後の経過で申立人が開示を求める意思はないと述べていることから、現時点では勧告の必要性は認められない。

以上

⑪第14-1号不開示苦情調査報告書

2015年4月12日採択
特定非営利活動法人
患者の権利オンブズマン
理事長　久保井　摂

第14-1号診療記録不開示苦情調査報告書

1．申立事項
　申立者　　　患者本人　　女性　年齢　74歳
　医療機関の名称　　　○○歯科医院
　開示請求年月日　　2014年12月18日
　開示されなかった診療記録　　　診療記録

2．調査経過
　調査日　　2015年3月31日
　医療機関側当事者　　公表しない

3．医療機関側の主張する不開示理由
　○○県歯科医師会から、カルテ等の開示は開示請求の内容を患者本人と医師が面談して確認した後になすべきと指導されているところ、面談未了であるため開示できない。

4．不開示理由に関する判断
　相手方医院は、カルテ開示につき、患者本人との面談未了であるため応じられないとしている。しかし、法令上も厚生労働省の定める「診療情報の提供等に関する指針」上も、患者からの請求があれば医療機関は保有個人情報の開示に応じなければならないとされており、例外的に開示を拒むことができる場合

を規定しているが、相手方医院が主張する上記事情は、カルテ開示を拒むことができる場合にあたらない。よって違法、不当に不開示を行ったと認められる。

5．勧告

特定非営利活動法人患者の権利オンブズマンは、診療記録不開示に関する申立人の調査申立に基づき、専門的かつ客観的立場から調査を実施した結果、相手方医院における本件診療記録不開示には、特段の正当事由がなく、不当な不開示に相当すると判断した。

相手方医院におかれては、申立人に対し、速やかに請求された診療記録を開示するよう勧告する。

もし2週間経過しても開示がなされない場合は、「違法・不当に診療記録不開示を行っている医療機関」として、相手方医院の名称、代表者氏名、所在地を記者発表等により公表するものとする。

また、この開示勧告を行ったことについては、同時に下記機関に連絡するので、念のため付記する。

＜通報先＞
厚生労働省、○○県知事、日本歯科医師会、○○県歯科医師会

以上

注
その後、申立人より開示されたとの連絡がありました。

⑫第15-1号不開示苦情調査報告書

2016年6月6日
特定非営利活動法人
患者の権利オンブズマン
理事長　久保井　摂

第15-1診療記録不開示苦情調査報告書

1．申立事項
　　申立人　　　　　患者本人　女性　　年齢59歳
　　医院の名称　　　医療法人　　○○歯科医院
　　代表者氏名　　　院長
　　開示請求年月日　2014年5月12日
　　開示されなかった診療記録　　　　診療録

2．調査経過
　2016年3月26日　調査員が申立人と共に相手方医院を訪問するも休診。
　同年4月15日　調査員が申立人と共に相手方医院を再度訪問し、医療記録開示の責任者である院長との面談を申し入れるが、多忙を理由に5月13日を面談日に指定される。
　同年5月11日　相手方医院から調査員に対して電話で、5月13日は差し支えるので6月13日以降に再度日程調整したいとの要請あり。その際、相手方医院から候補日が示されたため、調査員から相手方医院に対し、候補日のうち訪問可能な日を複数回答する。
　同年5月27日　相手方医院から面談日程の回答がないため、相談員から相手方医院に対して督促を行う（対応は窓口職員）も、回答なし。
　同年6月6日　その後も相手方医院から回答がないため、調査拒否と判断し、調査終了。

3．医院側の主張する不開示理由

面談未了であるため不明。

4．不開示理由に関する判断

上記のように、相手方医院が言を左右にして調査に応じず、その経過において申立人からカルテ開示請求があったことを争ったことがないという調査経過、及び申立人からの申立内容からすれば、カルテ不開示の事実が認定できる。

カルテの不開示につき理由が示されないため、不開示につき正当事由の存在は認定できず、相手方医院は違法、不当に不開示を行ったと認められる。

5．勧告

特定非営利活動法人患者の権利オンブズマンは、診療記録不開示に関する申立人の調査申立に基づき専門的かつ客観的立場から調査を実施した結果、相手方医院における本件診療記録不開示には、特段の正当事由がなく、不当な不開示に相当すると判断した。相手方医院におかれては、申立人に対し、速やかに請求された診療記録を開示するよう勧告する。

もし2週間経過しても開示がなされない場合は、「違法・不当に診療記録不開示を行っている医療機関」として、相手方医院の名称、代表者氏名、所在地を記者発表等により公表するものとする。

また、この開示勧告を行ったことについては、同時に下記機関に通報するので、念のため付記する。

＜通報先＞
厚生労働省、〇〇県知事、日本歯科医師会、〇〇県歯科医師会

以上

注
後日、開示されたとの連絡がありました。

オンブズマン会議メンバー名簿

① NPO法人 患者の権利オンブズマン

◎はオンブズマン会議議長

第5期オンブズマン会議メンバー（2006年度・2007年度）

赤木　健利（精神科医師、熊本）
阿部　和光（久留米大学法学部教授、福岡）
五十川直行（九州大学法学研究院教授、福岡）
武藤　糾明（弁護士、福岡）
竹之下玲子（薬剤師、福岡）
谷田　憲俊（内科医師、山口大学医学部医療環境学教授、山口）
徳永智恵美（看護師、佐賀女子短期大学助教授、福岡）
戸丸　敦子（社会福祉士、福岡）
平尾伊佐雄（福岡県患者同盟本部事務局長、福岡）
平野　　互（大分県立看護科学大学准教授、大分）
福山美音子（市民、福岡）
丸山マサ美（九州大学医学部保健学科講師、福岡）
山本　裕子（西南学院大学社会福祉学科准教授、福岡）
◎横田　　晟（歯科医師、福岡県歯科保険医協会顧問、福岡）
吉原　幸子（看護師、福岡）

第6期オンブズマン会議メンバー（2008年度・2009年度）

赤木　健利（精神科医師、熊本）
阿部　和光（久留米大学法学部教授、福岡）
五十川直行（九州大学法学研究院教授、福岡）
小林　洋二（弁護士、患者の権利法をつくる会事務局長、福岡）
竹之下玲子（薬剤師、福岡）
谷田　憲俊（内科医、山口大学医学部医療環境学教授、山口）

徳永智恵美（看護師、久留米大学認定看護師教育センター専任教員、福岡）
　　戸丸　敦子（社会福祉士、福岡）
　　平尾伊佐雄（福岡県患者同盟本部事務局長、福岡）
　　平野　　亙（大分県立看護科学大学准教授、大分）
　　福山美音子（市民、福岡）
　　丸山マサ美（九州大学医学部保健学科講師、福岡）
　　山本　裕子（西南学院大学社会福祉学科准教授、福岡）
◎横田　　晟（歯科医師、福岡県歯科保険医協会顧問、福岡）
　　吉原　幸子（看護師、福岡）

第7期オンブズマン会議メンバー（2010年度・2011年度）
　　赤木　健利（精神科医師、熊本）
　　稲津佳世子（心療内科医師、福岡）
　　小林　洋二（弁護士、患者の権利法をつくる会事務局長、福岡）
　　竹之下玲子（薬剤師、福岡）
◎谷田　憲俊（内科医、山口大学医学部医療環境学教授、山口）
　　徳永智恵美（看護師、久留米大学認定看護師教育センター専任教員、福岡）
　　橋本　良美（弁護士、福岡）
　　平野　　亙（大分県立看護科学大学准教授、大分）
　　福山美音子（市民、福岡）
　　平田　　孝（薬剤師、福岡）
　　別府　孝弘（歯科医師、久留米）
　　前田　勝子（看護師、福岡）
　　丸山マサ美（九州大学医学部保健学科講師、福岡）
　　山本　裕子（西南学院大学社会福祉学科准教授、福岡）
　　吉岡　忠行（社会福祉士、福岡）

第8期オンブズマン会議メンバー（2012年度・2013年度）
◎赤木　健利（精神科医師、熊本）
　　稲津佳世子（心療内科医、福岡）
　　江越　正嘉（弁護士、社会福祉士、佐賀）

小野富士雄（神経内科医師、福岡）
木元　康介（泌尿器科医師、福岡）
小林　洋二（弁護士、患者の権利法をつくる会事務局長、福岡）
中尾　久子（九州大学医学研究院保健学部看護学分野教授、福岡）
平野　　互（大分県立看護科学大学准教授、大分）
福山美音子（市民、福岡）
平田　　孝（薬剤師、福岡）
別府　孝弘（歯科医師、久留米）
前田　勝子（看護師、福岡）
丸山マサ美（九州大学医学部保健学科講師、福岡）
山本　裕子（西南学院大学社会福祉学科准教授、福岡）
吉岡　忠行（社会福祉士、福岡）

第9期オンブズマン会議メンバー（2014年度・2015年度）

◎赤木　健利（精神科医師、熊本）
　稲津佳世子（心療内科医師、福岡）
　江越　正嘉（弁護士、社会福祉士、佐賀）
　小野富士雄（神経内科医師、福岡）
　木元　康介（泌尿器科医師、福岡）
　小林　洋二（弁護士、患者の権利法をつくる会事務局長、福岡）
　佐藤　香代（福岡県立大学看護学部教授、田川）
　徳永三和子（看護師、福岡）
　平野　　互（大分県立看護科学大学准教授、大分）
　福山美音子（市民、福岡）
　平田　　孝（薬剤師、福岡）
　別府　孝弘（歯科医師、久留米）
　前田　勝子（看護師、福岡）
　吉岡　忠行（社会福祉士、福岡）

第10期オンブズマン会議メンバー（2016年7月1日現在）

◎赤木　健利（精神科医師、熊本）

稲津佳世子（心療内科医師、福岡）
　　江越　正嘉（弁護士、社会福祉士、佐賀）
　　小野富士雄（神経内科医師、福岡）
　　木元　康介（泌尿器科医師、福岡）
　　小林　洋二（弁護士、患者の権利法をつくる会事務局長、福岡）
　　佐藤　香代（福岡県立大学看護学部教授、田川）
　　徳永三和子（看護師、福岡）
　　平野　　亙（大分県立看護科学大学准教授、大分）
　　福山美音子（市民、福岡）
　　平田　　孝（薬剤師、福岡）
　　別府　孝弘（歯科医師、久留米）
　　前田　勝子（看護師、福岡）
　　吉岡　忠行（社会福祉士、福岡）

②患者の権利オンブズマン東京

2009年度
　　谷　　直樹（弁護士）
　　飯塚　和之（茨城大学教授・医事法）
　　大山　正夫（医療政策研究者）
　　川嶋みどり（日本赤十字看護大学学部長・教授）
　　武田　文和（埼玉医科大学客員教授）
　　高梨　滋雄（弁護士）
　　堤　　　寛（藤田保健衛生大学教授・病理学）
　　中村　道子（乳がん患者会ソレイユ会長）

2011年度
　　谷　　直樹（弁護士）
　　飯塚　和之（茨城大学教授・医事法）
　　大山　正夫（医療政策研究者）
　　川嶋みどり（日本赤十字看護大学教授）

武田　文和（埼玉医科大学客員教授）
堤　　寛（藤田保健衛生大学教授・病理学）
中村　道子（乳がん患者会ソレイユ会長）
高梨　滋雄（弁護士）

2014年度

谷　　直樹（弁護士）
大山　正夫（医療政策研究者）
川嶋 みどり（日本赤十字看護大学名誉教授）
堤　　寛（藤田保健衛生大学教授・病理学）
中村　道子（乳がん患者会ソレイユ会長）
高梨　滋雄（弁護士）
大熊由紀子（国際医療福祉大学大学院教授）

2016年度

谷　　直樹（弁護士）
大山　正夫（医療政策研究者）
川嶋みどり（日本赤十字看護大学名誉教授）
堤　　寛（藤田保健衛生大学教授・病理学）
中村　道子（乳がん患者会ソレイユ会長）
高梨　滋雄（弁護士）
大熊由紀子（国際医療福祉大学大学院教授）

全国の患者の権利オンブズマン組織紹介

患者の権利オンブズマン全国連絡委員会

共同代表：鈴木利廣（弁護士）　　久保井 摂（弁護士）
事 務 局：特定非営利活動法人 患者の権利オンブズマン

特定非営利活動法人　患者の権利オンブズマン

理 事 長：久保井　摂
事 務 局：〒812-0054 福岡市東区馬出 2-1-22　五十蔵ビル
　　　　　TEL 092-643-7579　　　FAX 092-643-7578
　　　　　ホームページ　http://www.patient-rights.or.jp

〈福岡相談室〉
面談予約専用電話　092-643-7577
受付時間　月、金曜日　12 時〜 15 時
面談場所　福岡市内　北九州市内

〈熊本相談室〉
面談予約専用電話　096-366-1102
受付時間　　月〜金曜日 11 時〜 16 時
面談場所　　熊本市内

患者の権利オンブズマン東京

幹 事 長：谷　直樹
事 務 局：〒160-0003 東京都新宿区本塩町7-6 四谷ワイズビル1階
　　　　　　谷　直樹法律事務所
　　　　TEL　03-5363-2052
　　　　ホームページ　　　http://www.kanja-kenri.com

面談予約専用電話	080-7700-1626
受付時間	第2、第4 木曜日 13時～15時
面談場所	東京　横浜

患者の権利オンブズマン全国連絡委員会
事務局　NPO法人患者の権利オンブズマン
〒812-0054　福岡市東区馬出2-1-22　五十蔵ビル
TEL 092-643-7579
FAX 092-643-7578
共同代表　　鈴木 利廣、久保井 摂

新版　患者の権利オンブズマン勧告集
――最新事例で検証する患者の権利の現状

2017年1月5日　初　版　第1刷発行

　　　　編　者　患者の権利オンブズマン全国連絡委員会
　　　　発行者　　石　井　昭　男
　　　　発行所　　株式会社 明石書店
　　　　〒101-0021 東京都千代田区外神田 6-9-5
　　　　　　　　　電話 03（5818）1171
　　　　　　　　　FAX 03（5818）1174
　　　　　　　　　振替　00100-7-24505
　　　　　　　　　http://www.akashi.co.jp/

　　　　進　行　　寺澤正好
　　　　組　版　　デルタネットデザイン
　　　　装　丁　　明石書店デザイン室
　　　　印刷・製本　モリモト印刷株式会社

（定価はカバーに表示してあります）　ISBN978-4-7503-4462-1

JCOPY　〈(社)出版者著作権管理機構　委託出版物〉
本書の無断複写は著作権法上での例外を除き禁じられています。複写される場合は、そのつど事前に、(社)出版者著作権管理機構（電話 03-3513-6969、FAX03-3513-6979、e-mail: info@jcopy.or.jp）の許諾を得てください。

患者の権利オンブズマン勧告集
苦情から学ぶ医療・福祉を目指して

患者の権利オンブズマン全国連絡委員会 編

A5判／並製／244頁 ◎2500円

日本の医療現場における権利侵害・医療過誤事例の調査・勧告に取り組む患者の権利オンブズマン全国連絡委員会が、1999年から2007年までに出した患者の苦情事案の全調査報告書を一冊にまとめた。医療関係者、患者、法律家・支援者必携の貴重な資料。

内容構成

- 序文
- ケース1 脳外科〈1998年11月手術〉
- ケース2 精神科〈1999年8月退院〉
- ケース3 精神科〈2000年11月モニター監視〉
- ケース4 心療内科〈2000年11月初診〉
- ケース5 産婦人科〈2001年3月初診〉
- ケース6 外科〈1999年11月手術、2002年4月苦情発生〉
- ケース7 内科〈1999年6月死亡、2003年4月遺族がカルテ開示請求〉
- ケース8 脳外科〈2003年5月手術〉
- ケース9 産婦人科〈2003年7月出産〉
- ケース10 精神科〈2003年8月医療保護入院〉
- ケース11 内科〈2004年3月死亡〉
- ケース12 内科〈2004年8月死亡〉
- ケース13 脳外科〈2004年9月死亡、2004年12月凍結製剤返却〉
- ケース14 病院内科・院外薬局〈2006年1月〉
- ケース15 内科・泌尿器科〈2006年9月副腎摘出〉

医療事故・カルテ開示・患者の権利【第2版】

特定非営利活動法人 患者の権利オンブズマン 編

四六判／並製 ◎2500円

交通事故をはるかに凌ぐ医療事故死。医の安全と信頼をめざす現場従事者の取組みと、医療機関による情報開示のシステムづくり、苦情申立等裁判外手続による医療紛争解決の事例をレポートし、さらにカルテ開示が法的義務となった現在の状況に即した課題を追究。

内容構成

- 第1章 医療事故防止と安全な医療
  医療事故被害の救済／心理学的立場からみた医療事故防止対策の確立／医療事故と患者の権利——共同の営みの視点から

- 第2章 こうして防ごう医療事故
  当院における最近一〇年間の医療事故から／ニアミス・薬剤過誤への取り組み／転倒による骨折事故0（ゼロ）を目指して／医療事故と患者の苦情から学ぶ

- 第3章 カルテ開示と信頼の医療
  インフォームド・コンセントを保障するカルテ開示／正確で客観性のある診療録を作成する意義／カルテ開示後の患者さんの変化／いち患者さん、いちID・いちデータベース／情報開示の推進と透明性の確保

- 第4章 個人情報保護法と診療情報
  医療記録開示の法制化を求める意見書／個人情報保護法の成立で法的義務となった「カルテ開示」／オンブズマン会議におけるカルテ開示関連の苦情調査報告書

- 第5章 資料編
  医療事故防止のための安全管理体制の確立に向けて／診療録記載のガイドライン／医療記録法要綱案／診療情報の提供等に関する指針

〈価格は本体価格です〉

患者の権利

患者本位で安全な医療の実現のために

ジョージ・J・アナス 著
谷田憲俊 監訳
NPO法人 患者の権利オンブズマン 翻訳・編集協力

A5判／上製／492頁 ◎7600円

患者の権利についての第一人者ジョージ・J・アナスが著した、本テーマのバイブル・最新版（3版、待望の邦訳完訳）。最新版ではこの間の医療状況の変化を反映し、「患者の権利擁護者」「米国の医療改革」「自殺幇助」等について大幅に加筆されている。日本においても患者、家族、擁護者、医療関係者がともに、安全で質の高い医療実現のために参照したい、必携の一冊といえよう。

内容項目

1 患者の権利　2 患者の権利擁護者　3 アメリカの医療改革　4 病院　5 救急医療　6 インフォームド・チョイス　7 手術と子どもの治療についての選択　8 生殖に関する保健医療　9 研究　10 医療記録　11 プライバシーと秘密保持　12 死にゆく人々のケア　13 苦しみ、痛み、自死　14 死、臓器提供、解剖　15 患者の安全と医療過誤　付録A インターネットの情報源　付録B ヨーロッパ人権および生物学・医学に関する協定　付録C 出産する患者の権利章典

新・患者の権利オンブズマン

特定非営利活動法人 患者の権利オンブズマン

四六判／並製 ◎2000円

病院や医師に対する不満や不信、医療事故などに個人として対処するのはきわめてむずかしい。「苦情から学ぶ医療を目指して」をスローガンに、福岡を中心に各地で活動するボランティア組織「患者の権利オンブズマン」の事業と実績を紹介するレポート。

内容構成

第一章　苦情から学んで患者中心の医療——患者の権利の今日的意味について／新ミレニアムにおける医師の責務／すべてのがん患者に、痛みから解放する医療を——日本をがんの痛み治療の先進国にしよう／院長の理念を貫く「患者の権利オンブズマン」の活動／患者の権利と私たちの医療活動／急性期から在宅までの連続性ある医療継続における第三者機関の役割／大分の医療に問われるもの

第二章　患者の行動を促進するオンブズマンの活動（実践編）相談支援活動の果たす役割／データが語る相談支援事業と調査点検事業の実際／苦情手続の発展のために

第三章　患者の苦情を受け止め、共に歩む　苦情は期待の裏返し——相談業務を通して教えられたこと／裁判外苦情手続

第四章　患者の権利オンブズマンの展望とボランティアの活動（資料編）五年間の総括・到達点とこれからの五年の展望／NPO法人患者の権利オンブズマン第六回定期総会特別決議／患者の権利オンブズマンとボランティアの組織および行動の基準／個人情報保護方針と個人情報保護団体／対象事業者としての登録の呼びかけ／特定個人情報取扱いに関する規約／医療機関・福祉施設への「認定個人情報保護団体」対象事業者としての登録の呼びかけ／特定非営利活動法人患者の権利オンブズマン定款

〈価格は本体価格です〉

書籍一覧

Q&A 医療・福祉と患者の権利【第2版】
特定非営利活動法人 患者の権利オンブズマン編
●2000円

いのちの格差社会「医療制度改革」と患者の権利
特定非営利活動法人 患者の権利オンブズマン編著
●2200円

提言 患者の権利法 大綱案 いのちと人間の尊厳を守る医療のために
日本弁護士連合会人権擁護委員会編
●2800円

医療における子どもの人権
栃木県弁護士会「医療における子どもの人権を考えるシンポジウム」実行委員会編
●2000円

医療事故被害者の人権と救済
日本弁護士連合会人権擁護委員会
●2000円

医療保障法 医療制度改革の新たなフレームワーク
井原辰雄
●3300円

現代医療の民族誌
近藤英俊・浮ケ谷幸代編著
●3200円

病とかかわる思想【第二版】 看護学・生活学から〈もうひとつの臨床教育学〉へ
森本芳生
●2800円

図表でみる世界の保健医療 オールカラー版
OECDインディケータ（2013年版）
OECD編著 鐘ヶ江葉子訳
●5500円

OECD医療政策白書 費用対効果を考慮した質の高い医療をめざして
第2回OECD保健大臣会合背景文書
OECD編著 小林大高、坂巻弘之訳
●3800円

医療の質 国際指標2 OECD医療の質指標プロジェクト報告書
OECD編 児玉知子、岡本悦司訳
●2800円

図表でみる世界の医薬品政策 グローバル市場で医薬品の価格はどのように決められるのか
OECD編著 坂巻弘之訳
●3800円

パブリックヘルス 市民が変える医療社会 アメリカ医療改革の現場から
細田満和子
●2600円

児童青年の地域精神保健ハンドブック
米国におけるシステム・オブ・ケアの理論と実践
アンドレス・J・プマリエガ、ナンシー・C・ウィンターズ編 小野善郎監訳
●8000円

世界自殺統計 研究・臨床・施策の国際比較
マシュー・K・ノック、ギリェルメ・ボルヘス、大野 裕編
坂本律訳 大野裕解説
●16000円

自殺予防マニュアル【第3版】 地域医療を担う医師へのうつ状態・うつ病の早期発見と早期治療のために
日本医師会編集 西島英利監修
●1000円

〈価格は本体価格です〉